中医名著临证解读丛书

《脾胃论》临证解读

编著　贾海忠

整理

赖敏强　张　楠　武世豪　贾岱琳　钱丽丽　付灵韵
刘浩敏　周海玲　杨延冰　都亚军　马　锐　王佳敏
田欣姝　李雯晖　刘鑫源　赵翘楚　马　杰　管　红
宗晨钟　易　娜　范颖玲　戴小明　朱宇婷　孙雪彬
聂　景　赵　奎　饶文娟　杨丰民　刘嘉煊

人民卫生出版社

图书在版编目（CIP）数据

《脾胃论》临证解读 / 贾海忠编著 . —北京：人民卫生出版社，2020

（中医名著临证解读丛书）

ISBN 978-7-117-30034-6

Ⅰ．①脾… Ⅱ．①贾… Ⅲ．①脾胃学说②《脾胃论》– 研究 Ⅳ．①R256.3

中国版本图书馆 CIP 数据核字（2020）第 082284 号

人卫智网	www.ipmph.com	医学教育、学术、考试、健康，购书智慧智能综合服务平台
人卫官网	www.pmph.com	人卫官方资讯发布平台

中医名著临证解读丛书

《脾胃论》临证解读

编　　著：贾海忠

出版发行：人民卫生出版社（中继线 010-59780011）

地　　址：北京市朝阳区潘家园南里 19 号

邮　　编：100021

E－mail：pmph @ pmph.com

购书热线：010-59787592　010-59787584　010-65264830

印　　刷：保定市中画美凯印刷有限公司

经　　销：新华书店

开　　本：710×1000　1/16　印张：20

字　　数：297 千字

版　　次：2020 年 6 月第 1 版　2022 年 6 月第 1 版第 4 次印刷

标准书号：ISBN 978-7-117-30034-6

定　　价：55.00 元

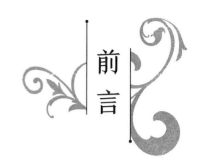

前言

青年中医是振兴中医事业的关键,只有会看病才能站稳脚跟,才能振兴中医。

2016 年 7 月 31 日,在中日友好医院最后一次门诊结束后,我决然辞去公职,按照"慈悲为本、方便为门"的愿望,怀揣弘扬中医、造福苍生的梦想,以培养会看病的年轻中医为己任,以建立中医连锁医馆为载体,创办了北京慈方中医馆,并于 2016 年 10 月 9 日正式开业。医馆成败的关键在于疗效,疗效的关键在于医生,而医馆的生机则在优秀的青年中医。

我学习、应用中医已经 40 年了,走过很多弯路,回头看,快速学好中医还是有一定捷径的。不想让新学中医的人重复我走过的弯路,帮助他们直接走到捷径上来,所以决定将我的经验体会讲出来。首先讲给慈方中医馆愿意快速成才的年轻医生,让他们的临床疗效迅速获得患者的认可。

中医书籍汗牛充栋,中医理论丰富多彩,临床疾病复杂众多,如何才能迅速提高临床疗效、取得患者认可就成了首要问题。人体任何脏腑经络组织都离不开气血,气血调畅则人体健康,在历代中医临床家中,王清任是比较善于调气血的医家,其代表著作《医林改错》给我们留下宝贵的经验,临床使用非常有效,所以先讲《医林改错》,作为第一阶。

中医讲"脾胃为后天之本",只有脾胃健壮,气血才能充足,疾病才易康复。在历代医家中,最善调脾胃的医家就数李东垣了,其晚年著作《脾胃论》是其毕生经验的精华,用药轻灵效捷,屡试屡验。只是因为语言表达古奥难明,年轻医生不易读懂,所以作为第二阶讲解。

学完用好前两阶,你会发现还有一部分错综复杂的病得不到很好解决,原因就是还没有掌握"肾为先天之本"的理论和诊治技巧。历代对此研究精深,运用娴熟的医家就数赵献可了,其代表作《医贯》是一部难得的好书,但受后世医家徐大椿《医贯砭》的误导,研读应用《医贯》的人越来越少。由于《医贯》切实具有解决复杂疑难病的理论和方法,所以,我把《医贯》作为第三阶来讲。

医圣张仲景的《金匮要略》以讲杂病为主、《伤寒论》以讲外感病为主,两书方药的有效性备受历代医家的推崇,但是对被现代医学洗脑的年轻中医来讲,学好、用好绝非易事,因此我觉得有必要将自己中西医结合研读应用 30 多年的体会讲出来。《金匮要略》作为第四阶,《伤寒论》作为第五阶。

相信经过这五阶的循序渐进,边学边用,再参学诸家,青年中医就一定能够做到临床思路清晰、疗效优异。

出版之际,对为本套丛书付出辛勤劳动的人民卫生出版社编辑们深表谢意,对负责文字整理的弟子们一并致谢。

由于时间仓促,本书整理中疏漏和不足之处在所难免,敬请同道批评指正。

贾海忠

2020 年春节于北京

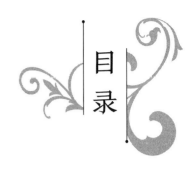

目 录

开　　篇……………………………………………………… 1

第 一 讲　脾胃虚实传变论…………………………………… 3

第 二 讲　脏气法时升降浮沉补泻之图……………………… 21

第 三 讲　脾胃胜衰论………………………………………… 25

第 四 讲　肺之脾胃虚论……………………………………… 64

第 五 讲　君臣佐使法………………………………………… 68

第 六 讲　分经随病制方……………………………………… 79

第 七 讲　用药宜禁论………………………………………… 86

第 八 讲　《内经》仲景所说脾胃…………………………… 92

第 九 讲　气运衰旺图说……………………………………… 103

第 十 讲　饮食劳倦所伤始为热中论………………………… 108

第十一讲　脾胃虚弱随时为病随病制方……………………… 121

第十二讲　长夏湿热胃困尤甚用清暑益气汤论……………… 139

第十三讲　随时加减用药法…………………………………… 150

第十四讲　肠澼下血论………………………………………… 160

第十五讲　脾胃虚不可妄用吐药论…………………………… 166

第十六讲　安养心神调治脾胃论……………………………… 172

第十七讲　凡治病当问其所便………………………………… 176

第十八讲　胃气下溜五脏气皆乱其为病互相出见论………… 179

第十九讲　阴病治阳阳病治阴………………………………… 187

第二十讲　三焦元气衰旺……………………………………… 193

第二十一讲　大肠小肠五脏皆属于胃　胃虚则俱病论……………… 194

第二十二讲　脾胃虚则九窍不通论……………………………………… 198

第二十三讲　胃虚脏腑经络皆无所受气而俱病论……………………… 208

第二十四讲　胃虚元气不足诸病所生论………………………………… 218

第二十五讲　忽肥忽瘦论………………………………………………… 220

第二十六讲　天地阴阳生杀之理在升降浮沉之间论…………………… 223

第二十七讲　阴阳寿夭论………………………………………………… 228

第二十八讲　五脏之气交变论…………………………………………… 231

第二十九讲　阴阳升降论………………………………………………… 235

第 三 十 讲　调理脾胃治验　治法用药若不明　升降浮沉差互反
　　　　　　损论………………………………………………………… 240

第三十一讲　阳明病湿胜自汗论………………………………………… 254

第三十二讲　湿热成痿肺金受邪论……………………………………… 257

第三十三讲　饮食伤脾论………………………………………………… 265

第三十四讲　论饮酒过伤………………………………………………… 268

第三十五讲　脾胃损在调饮食适寒温…………………………………… 285

第三十六讲　脾胃将理法………………………………………………… 300

第三十七讲　摄养………………………………………………………… 303

第三十八讲　远欲………………………………………………………… 306

第三十九讲　省言箴……………………………………………………… 307

方 剂 索 引………………………………………………………………… 308

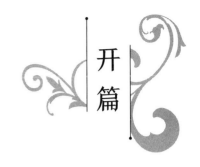

开篇

学习中医，一定要学《脾胃论》！因为这本书在中医史上有着非常重要的地位，是金元四大家之一李东垣的代表作。李东垣的书很多，有《内外伤辨惑论》《脾胃论》《兰室秘藏》《医学发明》《东垣试效方》《活法机要》等。但是为什么我一直在读《脾胃论》？因为这是李东垣在70岁写成的，他一共也就只活了70多岁，所以这本书应该是他一生医学精华的总结。而且我读了以后，觉得这本书要真正读懂还是比较难的，它不像别的书那么容易懂，内容看上去也比较零散，很难静下心来读进去。

我工作很久以后才发现李东垣《脾胃论》中的方子相对于《伤寒杂病论》的方子，药味多一些，但是药量要少得多。补中益气汤剂量很小，但是效果又很好，然而我们在临床中开方子一般药量都很大。有人说现在的药都不是野生的，质量不行，但我觉得这不是主要原因，主要还是因为我们医学功底不够。李东垣功底足，就能四两拨千斤。

凉血地黄汤在《脾胃论·肠澼下血论》里面，黄柏、知母各一钱，青皮、槐子、熟地黄、当归各五分。整个方子加起来才十几克，却给我留下了深刻的印象。我妹妹有溃疡性结肠炎，她吃了很多药，我也曾给她开了很多方，但疗效一般。当我看到《脾胃论》里面讲肠澼大便带血、消瘦、大便次数多，就用凉血地黄汤。原方原量，一剂药才一块多钱，但疗效极其显著，十多天病情就控制了，到现在两年多也没有复发。

古书上讲怎么用就该怎么用，尤其是用量，还有用法、煎服法，这些都很重要。比如大黄先煎，就不会有泄下作用。如果用大黄粉冲服，就肯定能通便。我们学习方剂，一般只满足于药物组成，而不具体看煎法、用法，这都是没有学到家。李东垣在《脾胃论》中讲得很细致，我们一定要仔细看。如果想做一个好大夫，就一定要一个字一个字地读《脾胃论》。

先人不保守,我们作为新一代的中医也不应保守,我会把《脾胃论》从头到尾毫无保留地讲一遍。这本书比较薄,我会结合自己临床体会仔细讲。在所有古代的医学家当中,我最认可的就是李东垣四两拨千斤的功夫。怎么才能做到四两拨千斤?首先认证要认得准,然后看病要看得透,直接找到关键所在。如果做不到就只能加大剂量,比如闹火灾,把煤气一关,简简单单就把火给灭了。如果没有关煤气,光靠水灭火,可能一会儿灭一会儿又着了,就要用大量的水才能灭火。临床上的好大夫,不是看你敢不敢用大量,敢不敢用毒药,关键是你辨证准不准,李东垣看病就非常准。

《脾胃论》认为"脾胃衰败,百病由生",脾胃功能失调是许许多多疾病的根源。要想治好那么多的病,就必须把脾胃调理好,这样才能解决其他疑难问题。

另外需要说明两点:①本次讲解所依据的版本是人民卫生出版社中医临床必读丛书《脾胃论》2005 年 8 月出版,并参照天津科学技术出版社金元四大家医学全书《脾胃论》做了极少量改动;②讲解中以克为单位的药物剂量是根据原著的剂量换算过来的,换算关系如下:1 斤≈500g;1 两≈30g;1 钱≈3.3g;1 分≈0.33g。以个数为剂量单位的是按照实际称量结果换算的。

编者

2020 年 3 月

第一讲 | 脾胃虚实传变论

《脾胃虚实传变论》是《脾胃论》的第一篇,首先是引经据典,引用的是《黄帝内经》内容。说明李东垣的论点不是凭空想象来的,都是有理有据的。

【原文】

《五脏别论》云:胃、大肠、小肠、三焦、膀胱,此五者,天气之所生也。其气象天,故泻而不藏。此受五脏浊气,名曰传化之府,此不能久留,输泻者也。所谓五脏者,藏精气而不泻也,故满而不能实;六腑者,传化物而不藏,故实而不能满。所以然者,水谷入口,则胃实而肠虚,食下则肠实而胃虚,故曰实而不满,满而不实也。

【讲解】

在本段文字之前还有一句话:"脑、髓、骨、脉、胆、女子胞,此六者,地气之所生也,皆藏于阴而象于地,故藏而不泻,名曰奇恒之府"。这里的地气就是阴气的意思,阴气的特性是聚敛收藏而不发散,由于脑、髓、骨、脉、胆、女子胞居于人体之内又聚敛收藏六腑吸收进来的水谷精微物质,所以说是"地气之所生"。

"胃、大肠、小肠、三焦、膀胱,此五者,天气之所生也。其气象天,故泻而不藏。"这里的天气是阳气的意思,阳气的特征是发散向外而不内聚收藏,胃、大肠、小肠、三焦、膀胱直接与外界相通,吃进去的水谷等食物被消化吸收后疏散到其他内脏组织,具有阳气发散的特性,所以说是"天气之所生","其气象天"。所谓"泻而不藏"指进去的东西形成水谷精气迅速吸收布散而不收藏。

"此受五脏浊气，名曰传化之府，此不能久留，输泻者也"，是讲营养五脏的稠厚物质也是在这里被接受。"传"是传导，从这儿经过的意思。"化"，是要变成精微物质，要变成像西医学讲的氨基酸、维生素、脂肪酸类物质被吸收。从上往下是"传"，从食物变成精微物质就是"化"。"此不能久留"，只是暂时的，不可以长时间停留。如果停留时间长，就表现为腹胀、尿不出来。"输泻者也"，"输"是运输，把东西从一处运到另一处。"泻"是发散水谷精微到内脏组织。

"所谓五脏者，藏精气而不泻也"，五脏主动存贮水谷精微之气而不使其丢失。"故满而不能实"，是讲五脏可以主动存储足够的水谷精微之气（满）但不能被动充填过多的水谷精微之气（实）。

"六腑者，传化物而不藏，故实而不能满"，是讲六腑传导运输转化其内容物但不能储存久留其内容物，因此其功能特点是：可以被动充填内容物但不可以过多充填内容物，需要保持"虚位以待"的状态。

"所以然者，水谷入口，则胃实而肠虚"，刚吃饭，胃被充填起来了，但肠道还是空的。"食下则肠实而胃虚"，是讲吃进去到胃的食物被向下推挤出去，肠就被充实了，胃就空了。"故曰实而不满"，是讲胃可以被动地填充食物但不能过度地饮食，始终要保持其"虚位以待"的状态。

由上可知，六腑对其充填物是被动性充满和主动性排空（实而不满），对于精气则是发散而不存贮（泻而不藏），五脏对其充填物是主动性贮藏而不被动性充满（满而不实），对于精气则是收藏而不丢失（藏而不泻）。由于五脏始终处于主动的状态，六腑处于先被动后主动状态，所以人体内五脏居于核心主导地位，其重要性必须给予足够的重视。

【原文】

《阴阳应象大论》云：谷气通于脾。六经为川，肠胃为海，九窍为水注之气。九窍者，五脏主之。五脏皆得胃气，乃能通利。

【讲解】

"谷气通于脾",水谷之气跟脾相通。"六经为川,肠胃为海",六经是脏腑与组织之间相互联系的通道。"川"在人体就是六经,在自然界就是河流。"肠胃为海",肠胃就像自然界的大海,容纳承受人体所需要的一切。"九窍为水注之气",眼、耳、鼻、口、前后二阴都要受到水谷精微的滋养。"九窍者,五脏主之",就是说九窍的滋润需要五脏六腑经络通畅的保证。"五脏皆得胃气",是讲五脏也都必须得到胃气的帮助,"乃能通利",才能维持脏腑的正常功能。全身脏腑离开了胃,就不通利了,气滞血瘀、水停等各种问题都出来了,这时候就容易生病。

【原文】

《通评虚实论》云:头痛,耳鸣,九窍不利,肠胃之所生也。胃气一虚,耳目口鼻,俱为之病。

【讲解】

"头痛,耳鸣,九窍不利,肠胃之所生也",是强调头痛,耳鸣,九窍不通利,是由于胃肠出了问题。所以要想治好头痛,耳鸣,九窍不利,还得从胃肠着手。"胃气一虚,耳目口鼻,俱为之病",胃不好,耳目口鼻等九窍就生病了。胃不好的人,都比较瘦弱,不只耳目口鼻生病,是全身上下都容易生病。

【原文】

《经脉别论》云:食气入胃,散精于肝,淫气于筋。食气入胃,浊气归心,淫精于脉。脉气流经,经气归于肺。肺朝百脉,输精于皮毛。毛脉合精,行气于腑。腑精神明,留于四脏。气归于权衡,权衡以平。气口成寸,以决死生。饮入于胃,游溢精气,上输于脾。脾气散精,上归于肺,通调水道,下输膀胱。水精四布,五经并行,合于四时五脏阴阳,揆度以为常也。

【讲解】

"食气入胃,散精于肝,淫气于筋","食气"就是食物,"淫"在古代是"多"的意思,多了以后就会影响到身体相关地方。这句话是讲食物进入胃经过消化吸收,把精微物质布散到肝,再进一步养筋。肝在体为筋,肝精不足,筋就会有病。

"食气入胃,浊气归心,淫精于脉",《黄帝内经》所讲浊气和现在所讲不一样,"浊"与"精"相对应。"精"是细小,"浊"是相对粗大。在人体内,脂类的东西属于"浊"。淀粉转化成葡萄糖,蛋白质转化成氨基酸,这些是"精"。"浊气归心",心主神志,其实是脑主神志。在脑里面,从化学组成来讲,主要成分就是脂类物质如胆固醇、磷脂等。"淫精于脉",充盛的精微物质流动于血脉之中。古人对有形的心脏与主神志的心(脑)是混为一谈的,之所以这样,是因为二者之间联系太紧密了。

"脉气流经,经气归于肺",这里的"脉气"指脉管内流动的血液,"经"指的是大的血管。这句话是讲全身血液逐步汇聚在大的血管之中流归到肺。"肺朝百脉,输精于皮毛"是讲汇聚到肺全身血脉的血液中的精微物质还要靠肺输布到全身的皮肤毛发。"毛脉合精,行气于腑""毛脉"是指皮毛之处的微细血脉(微循环)。"腑"是血脉,《黄帝内经》讲脉为血府。这里是讲微循环内的血液再次汇合,运行于血脉之中。"腑精神明,留于四脏","腑"还是血脉,"腑精"就是血脉中的精微物质,"神"是指人们察觉不到的变化,"明"就是人们可以察觉到的变化。这句话是讲血液内的精微物质经过各种变化,输送到心肝脾肾。

"气归于权衡",秤砣是"权",秤杆是"衡",合起来就是"权衡","气归于权衡"是讲人体内一切物质都要被调节到平衡协调状态,这个权衡就是主一身之气的"肺"。"气口成寸,以决死生","气口"就是气的内在变化能够体现出来的地方,这里是指肺经的寸口脉,从寸口脉可以测知肺气权衡调节功能的盛衰,因此可以判断生死。

吃的所有固体的东西是"食"。喝的是"饮",饮是米汤、或成品饮料如酒,这些是津液精微物质。"饮入于胃,游溢精气,上输于脾",是讲这些津液精微物质喝到胃里不用消化,直接就进入到脾。"脾气散精,上归于肺",是讲脾脏把这些津液精微物质直接输布到肺。"通调水道,下输膀胱","水道"其实还是血脉,这里是讲水液通过血脉,直接下输到膀胱变成尿液。"水精四布,五经并行",是讲津液和精微物质通过五脏经脉同时往全身各处布散。"合于四时五脏阴阳",是讲水谷精微的布散与一年四季冷暖燥湿变化、脏腑阴阳变化保持协调一致。夏天天热,喝水以后要往体表走而多汗。阴气盛的地方水气多,阳气盛的地方就表现为干燥。"揆度以为常也","揆度"指合于法度,这句话是讲机体是具有根据具体情况自动调节津液精微物质合理分布能力的。

【原文】

又云:阴之所生,本在五味;阴之五官,伤在五味。至于五味,口嗜而欲食之,必自裁制,勿使过焉,过则伤其正也。谨和五味,骨正筋柔,气血以流,腠理以密,如是则骨气以精。谨道如法,长有天命。

【讲解】

"阴之所生,本在五味;阴之五官,伤在五味",体内的阴是由饮食来的,根在饮食。与阴相关的五脏,伤在五味。生也在五味,伤也在五味,与水能载舟也能覆舟一样。

"至于五味,口嗜而欲食之,必自裁制,勿使过焉,过则伤其正也"是对上一句的解释。"至于五味"指不同味道的饮食,"口嗜而欲食之",即喜欢吃,"必自裁制",指必须要控制,不能想吃什么就吃什么,想吃多少就吃多少。"勿使过焉",不要过度,"过则伤其正也",过量就伤正气了。

"谨和五味,骨正筋柔,气血以流","五味"是酸苦甘辛咸是指所有的味道。"谨和五味"就是要很谨慎地把五味调和,合理膳食。"骨正筋柔",骨头正,筋柔软,是正常的状态。比如说,按照五行相克规律,你多吃甜味(土),就伤骨(水),多吃辛味(金),就易伤筋(木)。"气血以流",气血因此通畅。

"腠理以密",腠理因此而固密。人体是一个细胞一个细胞结合起来的,细胞与细胞的间隙才是古人讲的腠理。"凑"是互相挨在一起。不同的细胞凑在一起组成相对独立器官,不同的器官必须要有纹理隔离开。细胞间不能太松散,要保持致密。"如是则骨气以精"是讲只有这样,骨骼才能健壮。"谨道如法,长有天命",是讲只有你做事谨慎,符合道理,有适当的方法,才能活到天命,就是最长的寿命。这段还是在强调五味的重要性,也在强调脾胃的重要性。

【原文】

《平人气象论》云:人以水谷为本,故人绝水谷则死,脉无胃气亦死。所谓无胃气者,非肝不弦,肾不石也。

【讲解】

"人以水谷为本",水谷就是饮食,"水"是饮,"谷"是食。"故人绝水谷则死",如果人水谷不沾就要死了,"绝"是隔开的意思。"脉无胃气亦死",摸脉里面没有胃气也死。中医讲四诊望闻问切,最后归结为有没有胃气。"有胃气"就是水谷之气表现为脉动很和谐。胃气是胃的气、神、根,所有的望诊最后都要归到这儿。"有胃气"说明饮食正常,"有神"说明是和谐的,"有根"则脏腑功能健康。吃完饭脉是有力的,没有吃饭脉就没有力气。"所谓无胃气者,非肝不弦,肾不石也",是讲肝脉弦甚、肾脉沉甚都是无胃气的脉象,这些脉象都是真脏脉,没有胃气的脉象。

【原文】

历观诸篇而参考之,则元气之充足,皆由脾胃之气无所伤,而后能滋养元气;若胃气之本弱,饮食自倍,则脾胃之气既伤,而元气亦不能充,而诸病之所由生也。

【讲解】

"参"是研究、思考,"考"就是比较、找联系。"则元气之充足,皆由脾胃之气无所伤",元气充足不充足,全部依赖于胃气有没有损伤。李东垣把脾胃之气等同于元气,在后面的文章里还会讲到多次。"若胃气之本弱,饮食自倍,则脾胃之气既伤,而元气亦不能充,而诸病之所由生也",如果你吃多了,脾胃就伤了,元气不充足,就会生很多病。

【原文】

《内经》之旨,皎如日星,犹恐后人有所未达,故《灵枢经》中复申其说。

【讲解】　　.

"《内经》之旨",《黄帝内经》讲的非常重要的东西。"皎如日星",像太阳、星星一样清楚。"犹恐后人有所未达,故《灵枢经》中复申其说",害怕后人不能非常明白,又在《灵枢经》里面讲。

【原文】

经云:水谷入口,其味有五,各注其海,津液各走其道。胃者,水谷之海,其输上在气街下至三里。水谷之海有余,则腹满;水谷之海不足,则饥不受谷食。人之所受气者,谷也;谷之所注者,胃也。胃者,水谷气血之海也。海之所行云气者,天下也。胃之所出气血者,经隧也。经隧者,五脏六腑之大络也。

【讲解】

"水谷入口",饮食进去后。"其味有五",实际上指所有的味道。"各注其海",各种味道都聚集在它应该聚集的地方。"津液各走其道",津液有两种,清稀的为"津",稠厚的为"液"。"胃者,水谷之海,其输上在气街下至三里",足阳明胃经上有一个称为气街的穴位,实际就是气冲穴,在股动脉搏动的附近,下面到足三里,认为从气冲穴到足三里穴这是胃气输出的部位。

"水谷之海有余,则腹满",胃里面东西多了,就腹满。"水谷之海不足,则饥不受谷食",如果说脾胃虚弱,感觉到饥饿,但是又不能吃东西,吃进去感觉胀,不受水谷。"人之所受气者,谷也",人的力气、元气是从水谷(主要是谷)里面来的。"谷之所注者,胃也",饮食所进入的地方是胃。"胃者,水谷气血之海也",由于水谷充填在胃并从这里开始化生水谷精微,所以称为"水谷气血之海"。"海之所行云气者,天下也",海上面形成的云气是布在天底下的。"胃之所出气血者,经隧也",胃里面所形成的水谷精微则是通过经隧输出。经隧实际上就是经脉,经络和血脉。"经隧者,五脏六腑之大络也",经隧是联系五脏六腑比较大的血管。

【原文】

又云:五谷入于胃也,其糟粕、津液、宗气,分为三隧。故宗气积于胸中,出于喉咙,以贯心肺,而行呼吸焉。荣气者,泌其津液,注之于脉,化而为血,以荣四末,内注五脏六腑,以应刻数焉。卫者,出其悍气之慓疾,而行于四末分肉、皮肤之间,而不休者也。

【讲解】

"五谷入于胃也,其糟粕、津液、宗气,分为三隧",我们吃进去的东西由三部分组成。糟粕是有形的东西,津液是液体的东西,宗气是能量的东西,维持我们生命活动的是宗气。"故宗气积于胸中,出于喉咙,以贯心肺,而行呼吸焉",宗气聚积在胸中,但不是我们吸进来的空气。中医教材讲,吃进来的水谷精微之气和自然界的清气混合成为宗气。不是的,宗气是你吃进去的东西形成的,不是呼吸进去的。宗气往上走,"出于喉咙",为呼吸提供能量。"贯心肺",充满整个心肺。"而行呼吸焉",宗气的功能之一是维持呼吸,使气体从呼吸道里面出入,为呼吸提供所需的能量。

"荣气者,泌其津液,注之于脉,化而为血,以荣四末,内注五脏六腑,以应刻数焉",荣气是滋养形体的部分。"泌其津液",是将具有濡润和滋养作用的津和液合在一起,注之于脉变成血,这样才能营养四肢和五脏六腑。古代计时一个是水漏,一个是沙漏,不同的刻度表示不同的时间。"以应刻数焉",是讲荣气生成津液、变成血,然后到五脏六腑,都是有一定的时间规律的。

后面的"卫"是什么?"出其悍气之慓疾",剽悍是指有力量的,这与前面的宗气有类似之处。但是这种宗气一分为二,分为荣气与卫气。荣气是滋养身体的,卫气是"行于四末分肉、皮肤之间,而不休者也",卫气变化非常迅速,在四末分肉(肉和肉之间)、皮和肤之间,不停地工作。医学中只有神经符合这个特点,所以说卫气似是神经的功能。

【原文】

又云:中焦之所出,亦并胃中,出上焦之后,此所受气者,泌糟粕,蒸津液,化为精微,上注于肺脉,乃化而为血,以奉生身,莫贵于此。

【讲解】

这和前面的意思基本一致。

【原文】

圣人谆复其辞而不惮其烦者,仁天下后世之心亦惓惓矣。

【讲解】

"圣人谆复其辞","谆"是诚恳的意思,一句谎话都没有。"复",重复。"而不惮其烦者","惮"指怕。圣人不厌其烦地讲了很多次,就怕你不理解。"仁天下后世之心亦惓惓矣","仁"指对天下所有的人真诚地关心。"惓"指诚,非常真诚。

【原文】

故夫饮食失节,寒温不适,脾胃乃伤。喜怒忧恐,损耗元气,资助心火。火与元气不两立,火胜则乘其土位,此所以病也。

【讲解】

"故夫饮食失节,寒温不适,脾胃乃伤","节"是度。"饮食失节",要么少,要么多,要么吃了不该吃的,失去了节制,或者吃得太凉、太热。总之,吃的不合适。饮食失节,或者不洁,以及寒温不适,这是导致脾胃疾病的原因。"喜怒忧恐,损耗元气,资助心火","喜怒忧恐"其实不止这四个,实际上指的是人的所有情志。情志的每一个方面过度,都会损耗人体的元气。元气是什么?有人说元气就是真气。李少波老师说,元气就是人体的能量,所有的活动都会消耗人体的能量。在人体内部以能量形式存在的这部分物质就叫元气,元气消耗就像煤燃烧会变成火一样资助心火。"火与元气不两立,火胜则乘其土位,此所以病也",元气是燃烧的油的话,燃烧以后变成火,两者一定是要么这个多,要么那个多,所以说火与元气不两立。人体内火气胜,伤的是土。五行来讲,火过胜就会影响到土,这就叫"乘其土位"。

这段是讲,饮食不节、寒温不适、七情过度都可以造成脾胃损伤!

【原文】

《调经篇》云:病生阴者,得之饮食居处,阴阳喜怒。

【讲解】

李东垣一直讲阴火,什么是阴火?中医教材里面最少有六种以上解释,然而《脾胃论》里也没有专门讲。这里讲,感受阴邪所患疾病的病因有两种来源,一种是饮食和居住失宜,一种是阴阳情绪失调,由这些病因导致的火就是阴火。阴火是内生的火,不是外感的。可能李东垣写书的时候觉得这些我们都应该明白,所以没有专门交代。这句话前面本来是"病生阳者,得之风雨寒暑",就是讲六淫致病。对比分析就会明白,李东垣的"阴火"就是特指由饮食居处和阴阳情志失调导致的火。

【原文】

又云:阴虚则内热,有所劳倦,形气衰少,谷气不盛,上焦不行,下脘不通,胃气热,热气熏胸中,故为内热。

【讲解】

"阴虚则内热",这里的阴是指"内","阴虚则内热"是说内虚产生内热。"阴虚"也就是体内虚弱,气血阴阳俱不足,产生的热就是内热。如果按照"阴虚则热,阳虚则寒"理解,就读不懂《脾胃论》了。过度劳倦可以导致消瘦乏力,饮食减少,进一步导致"上焦不行"的心肺不足变化,下脘不通指胃有问题不能蠕动,通降失职,吃的东西就会淤积在里面生热,热气再往上冲,这就是"热气熏胸中",形成胸中内热。临床所见多发生于胃炎、食管炎病人。

【原文】

脾胃一伤,五乱互作,其始病遍身壮热,头痛目眩,肢体沉重,四肢不收,怠惰嗜卧,为热所伤,元气不能运用,故四肢困怠如此。圣人著之于经,谓人以胃土为本,成文演义,互相发明,不一而止,粗工不解读,妄意使用,本以活人,反以害人。

【讲解】

在读《黄帝内经》的时候,看到"五",不能认为就是五个,它是涵盖所有的。各种脏器功能紊乱,内在的和谐就没有了。起始病就是"遍身壮热",内伤也可以导致39~40℃的高热、壮热。"头痛目眩,肢体沉重,四肢不收,怠惰嗜卧,为热所伤",看起来像是外感发热的症状,但李东垣认为这是内伤。因为"元气不能运用,故四肢困怠如此",就像开车油门加不上油,所以四肢就没劲儿。

"圣人著之于经",圣人写在经书上。"谓人以胃土为本,成文演义,互相发明,不一而止",反复告诉大家人以胃土为本,强调脾胃的重要性。"粗工不解读,妄意使用",不仔细研究经典的人,完全按照自己错误的观念来理解古人的东西。"本以活人,反以害人",本来想救人,结果反而害了人。

【原文】

今举经中言病从脾胃所生,及养生当实元气者条陈之。

【讲解】

现在拿出《黄帝内经》里有关脾胃失调导致疾病,以及补益元气养生的相关论述,一条一条陈列出来给大家。

【原文】

《生气通天论》云:苍天之气,清净则志意治,顺之则阳气固,虽有贼邪,弗能害也,此因时之序。

【讲解】

"苍天之气,清净则志意治",干净的天气没有雾霾,空气很好,人就志意治。"治",和顺、调和。"意治",人的精神正常。在《黄帝内经》里"志"与"意"不同。"志""意""思""谋""虑"都是有特指的,与现代心理学里面讲的都是有对应关系的。"意"讲的是知觉、认知。比如被东西扎一下感觉疼,摸一下这个东西有多长,摸上去是凉的,综合起来就能判断是被针扎了,这就是"意"。"志",记忆。

"顺之则阳气固",养生时顺应四时自然,则人体的阳气就坚固。"虽有贼邪,弗能害也","贼邪"就是强烈的六淫之邪外邪来了也伤害不了你,因为阳气是固密的。"此因时之序",这是顺应了时节变化的缘故。

【原文】

故圣人抟精神,服天气,而通神明。失之内闭九窍,外壅肌肉,卫气散解。此谓自伤,气之削也。阳气者,烦劳则张,精绝,辟积于夏,使人煎厥。目盲耳闭,溃溃乎若坏都。故苍天之气贵清净,阳气恶烦劳。病从脾胃生者一也。

【讲解】

"抟",抱团,精神不能分散,要聚集在一起。"服",顺服,要顺应天气。

水土不服，就是指不能适应新的环境。"而通神明"，和各种变化有机地自然地保持和谐。"神"，看不见的变化；"明"，看得见的变化，"变化莫测谓之神"。太阳早上出来，夜里落下，在夜里就叫"神"，早上一出来就是"明"。所以一天里面只有在早上才用"黎明"，中午晚上都没有叫"明"的。所以，"明"是看得见的变化，"神"就是看不见的变化。很多人把"神"解释成神灵，这是错误的。古人说得很清楚，看得见、看不见的一切变化，圣人都能够与之相通，能够聚精会神，能够顺应天气的变化，就能通神明。

"失之内闭九窍"，没有做到就会"内闭九窍"，九窍是指眼、耳、鼻、口、舌、二阴，是人体与外界相通的孔窍。"外壅肌肉"，肌肉的气血不流畅。"卫气散解"，卫气就耗散了。"此谓自伤"，这叫作伤害自己。"气之削也"，气变少了。一个粗的东西要变成细的，就要用刀削它。"肖"，本义是由大变小。比如"肖"加个"刂"，就是"削"，加一个雨字头是"霄"，消失的"消"本意指水越变越少了。

"阳气者，烦劳则张，精绝，辟积于夏，使人煎厥"，阳气处于过劳的状态，张扬出来，就容易耗散。同时，人体的精气也耗散。"辟积于夏"，就是阳气精气不能在先天得到培养聚集。"煎"，热。"厥"，气机紊乱。内热导致人气机紊乱，出现"煎厥"这一类疾病。

"目盲耳闭，溃溃乎若坏都"，眼睛看不见，耳朵听不到。这是什么病呢？夏天的低血压，严重就"溃溃乎若坏都"。国家最聚集的地方是首都或大都市，在人体就是头，如果出现问题，头脑不清醒了。"故苍天之气贵清净"，空气以清净为好。"阳气恶烦劳"，阳气害怕烦劳，一烦劳就生病。

"阳气不足"是脾胃失调导致的第一类疾病。

【原文】

《五常政大论》云：阴精所奉其人寿，阳精所降其人夭。阴精所奉，谓脾胃既和，谷气上升，春夏令行，故其人寿。阳精所降，谓脾胃不和，谷气下流，收藏令行，病从脾胃生者二也。

【讲解】

"阴精所奉其人寿,阳精所降其人夭",李东垣的解释是"阴精所奉,谓脾胃既和,谷气上升,春夏令行,故其人寿"。"脾胃既和,谷气上升",是讲吃进去的水谷变成精微之气,可以奉养人身,可以使人长寿。"阴精",谷气里面的水谷精微。"春夏令行",生长茂盛。水谷精微充足,人体的脏腑组织才能生生不息,才能长大、强壮。"阳精所降,谓脾胃不和,谷气下流",脾胃不和,吃进去的都没有消化,都排出去了。

"收藏过度"是脾胃失调导致的第二类疾病。

【原文】

《六节脏象论》云:脾、胃、大肠、小肠、三焦、膀胱者,仓廪之本,荣之居也,名曰器,能化糟粕,转味而入出者也。其华在唇四白,其充在肌,其味甘,其色黄。此至阴之类,通于土气,凡十一脏,皆取决于胆也。胆者,少阳春生之气,春气升则万化安。故胆气春升,则余脏从之;胆气不升,则飧泄肠澼,不一而起矣。病从脾胃生者三也。

【讲解】

"仓廪",仓库。"荣之居也",营养物质所在的地方。"器",放东西的地方。"能化糟粕,转味而入出者也",吃进去的东西,全部在脾胃里面转化完成。"其华在唇四白",外在的表现在口唇周围。"其充在肌",脾主肌肉。"其味甘,其色黄",味道是甜的,颜色是黄的。"此至阴之类,通于土气",所有的这些至阴之类,都是和脾胃相关的。后面的这句话"凡十一脏,皆取决于胆也"一直错传错解至今。《黄帝内经》这段内容上下都通,但是这句话像扎进来的一根刺。张景岳讲五脏六腑是十一,加胆是十二。有一天我一下就明白了,前面都讲通于土气,这个地方应该是"凡土脏,皆取决于胆"。古人都是竖着写的,那么土拆分开来就是十一,这样才讲得通。"胆者,少阳春生之气,春气升则万化安",生长化收藏,在四季从春天开始,在人体从胆开始。春天生机勃勃,胆气相当于春天的生气。"故胆气春升,则余脏从之",只要胆气、木气旺盛,其他的都跟着运转了。"胆气不升,则飧泄肠澼,不一而起矣",如果胆气不升发,人体吃进去的营养不能吸收,吃进去的东西都拉出来,就会表现出各种各样的病状。

"生发不及"是脾胃失调导致的第三类疾病。

【原文】

经云:天食人以五气,地食人以五味。五气入鼻,藏于心肺,上使五色修明,音声能彰。五味入口,藏于肠胃,味有所藏,以养五气,气和而生,津液相成,神乃自生。此谓之气者,上焦开发,宣五谷味,熏肤充身泽毛,若雾露之溉。气或乖错,人何以生,病从脾胃生者四也。

【讲解】

"食",读 sì,义同"饲"。天给人五气,地给人五味。"五气",所有的气味,不是指寒热温凉。"五味",所有吃的东西。"五气入鼻,藏于心肺,上使五色修明,音声能彰",所有的气味先进鼻,藏在心肺,使人的气色表现得明润,使人的声音响亮。"五味入口,藏于肠胃,味有所藏,以养五气,气和而生,津液相成,神乃自生",五味从口进入,五味到体内也变成了体内五脏之气的营养。"和",本字"龢",是一种编管吹奏乐器,是后来笙的前身。要想达到"和",必须保持"通",万一有了矛盾,要沟通后才能化解。另外还要"调",古人用乐器演奏出美妙的音乐,要调整乐器。"气和而生",使各种气达到协调和统一的状态。五气进入体内以后,保持最佳配比,才能气和而生。"津液相成,"津和液也是相辅相成,互相转化的。"神乃自生",只有气和,津液相成,各种变化才会产生,这种变化就是生命。

"此谓之气者,上焦开发,宣五谷味,熏肤充身泽毛,若雾露之溉",吃进去的东西,把它布散出去是"宣"。"宣五谷味",把五谷所化的气,布散到皮肤和毛发。"溉",浇灌,滋润万物。"气或乖错,人何以生,病从脾胃生者四也",是讲气机紊乱人就会生病。

"水谷精微不足"是脾胃失调导致的第四类疾病。

【原文】

岂特四者,至于经论天地之邪气,感则害人五脏六腑。及形气俱虚,乃受外邪。不因虚邪,贼邪不能独伤人,诸病从脾胃而生明矣。

圣人旨意,重见叠出,详尽如此,且垂戒云,法于阴阳,和于术数,食饮有节,起居有常,不妄作劳,故能形与神俱,而尽终其天年,度百岁乃去。由是言之,饮食起居之际,可不慎哉。

【讲解】

"岂特四者",哪只有四种啊。"至于经论天地之邪气,感则害人五脏六腑"是讲经典里面有天地的邪气害人五脏六腑的说法。"及形气俱虚,乃受外邪"是讲人体瘦弱就易感外邪。"不因虚邪,贼邪不能独伤人","虚邪"是指反季节病邪(指冬天出现短暂气温升高、夏天出现短暂气温低等),"贼邪"是指严重的当季病邪(例如冬天严寒、夏天炎热等)。这是讲虚邪是感受贼邪的基础。脾胃虚弱则不耐寒热失调,所以更易生病,因此李东垣认为"诸病从脾胃而生明矣"。

"不耐寒热等"也是脾胃失调导致的又一类疾病。

"圣人旨意,重见叠出",前面这些圣人的旨意,不是一处见到,很多地方都有出现。"叠出"就是层出不穷,到处可见。"详尽如此,且垂戒云",讲得非常详细,还提出很多戒律。"法于阴阳",以阴阳为法,遵循阴阳的变化规律。"和于术数",通过术数达到和。"食饮有节",不要暴饮暴食。"起居有常",生活要有规律。"不妄作劳",不过度劳作。"故能形与神俱",一般解释成形体和精神保持统一。如果《黄帝内经》的"神"指变化莫测,那么形体与内在的变化保持和谐统一才是"形与神俱"。"而尽终其天年","尽"指到头，"终"就是终止，"天年"就是最大寿命。如汽车出厂的使用寿命是十年，汽车的"天年"就是十年。如果使了五年就报废了，就是夭折。"天年"就是我们能活的最长的期限。"度百岁乃去"，天年就是 100 岁左右。"由是言之，饮食起居之际，可不慎哉"，饮食起居怎么能不谨慎呢！

第二讲 | 脏气法时升降浮沉补泻之图

"脏气",脏腑之气。"法时",按照年周期和日周期的变化而变化。"升降浮沉"是气的运行形式。李东垣画了一张图,我们先看看前面的文字。

【原文】

五行相生,木、火、土、金、水,循环无端,惟脾无正行,于四季之末各旺一十八日,以生四脏。四季者,辰、戌、丑、未是也。人身形以应九野,左足主立春,丑位是也;左手主立夏,辰位是也;右手主立秋,未位是也;右足主立冬,戌位是也。

戌湿,其本气平,其兼气温、凉、寒、热,在人以胃应之;己土,其本味咸,其兼味辛、甘、酸、苦,在人以脾应之。脾胃兼化,其病治之,各从其宜,不可定体。肝肺之病,在水火之间,顺逆传变不同,温凉不定,当求责耳。

【讲解】

"五行相生"的顺序是木生火,火生土,土生金,金生水,水生木,循环无端。

一年四季,木应春天,火应夏天,金应秋天,水冬天,土应夏天和秋天之间的长夏。因为土是生长收藏的根本,后来有人认为土加在夏秋之间的长夏也不合适,应该加在一年四季里面最后十八天,其实这也不符合事实。具体到五脏,发现脾没法与生长收藏的四行中任何一个对应,因此认为"惟脾无正行",于是把脾对应到四季中每个季节的后十八日,来影响其他四脏,这么讲也是不太靠谱。

四季与地支的对应关系是辰对应立夏、戌对应立冬、丑对应立春、未对应立秋,这就是"四季者,辰、戌、丑、未是也"。

"人身形以应九野",人体各个部位对应自然界九个方位。古人在描述方位时,是基于描述者面向南、背朝北来进行的,这样左手足向东,右手足向西。古人在描述十二地支与人体各部位关系时,规定左足对应丑、左手对应辰、右手对应未、右足对应戌。在描述一年四季变化与十二地支的关系时,规定丑对应立春、辰对应立夏、未对应立秋、戌对应立冬,这样就有了"左足主立春,丑位是也;左手主立夏,辰位是也;右手主立秋,未位是也;右足主立冬,戌位是也"的说法。

"戌湿,其本气平,其兼气温、凉、寒、热,在人以胃应之"这句文字不易读明白,我们看看李东垣的《药类法象·五方之正气味》就明白了。该篇讲"人乃万物中之一也,独阳不生,独阴不长,须禀两仪之气而生化也",这是告诉大家阴阳交互才可化生万物。众所周知,阴阳互根,阴从阳来,阳从阴生。按照五方与四气的关系,其东方应肝气温,西方应肺气凉,南方应心气热,北方应肾气寒。戌土属阳居中央应胃,其气平。天干与六气的对应关系是:甲乙风木,丙丁热火,戊己湿土,庚辛燥金,壬癸寒水。这里的"戌湿"等同于"戊土"。

"己土,其本味咸,其兼味辛、甘、酸、苦,在人以脾应之,脾胃兼化"这句文字也不易读明白,李东垣的《药类法象·五方之正气味》有明确的记载。按照五行五味与五脏的对应关系,五行的相克关系实际就是一对对立的阴阳,其相应的五味也就是对立统一的阴阳关系。木(酸)克土(甘)、土(甘)克水(咸)、水(咸)克火(苦)、火(苦)克金(辛)、金(辛)克木(酸)。这种对立关系提示,它们彼此也是互根关系,这就派生出:酸以甘为本,甘以咸为本,咸以苦为本,苦以辛为本,辛以酸为本。己土属阴居中央应脾,这就明白了"其本味咸"的由来了。根据五行相生关系,水(咸)生木(酸),木(酸)生火(苦),火(苦)生土(甘),土(甘)生金(辛),金(辛)生水(咸),就明白了咸味不但是甘味的本味,也是酸味的来源,在此基础上化生出其他味道,这就明白了"己土,其本味咸,其兼味辛、甘、酸、苦"的来源了。

"脾胃兼化,其病治之,各从其宜,不可定体"是告诉我们,脾胃互相影响,这样就会成为人体生生不息的源泉,反之百病丛生,治疗疾病就要选择与之相应的方法,不可以不变应万变。

"肝肺之病,在水火之间,顺逆传变不同,温凉不定,当求责耳"是讲肝肺的疾病都是心肾水火阴阳失调导致的,由于顺逆传变各不相同,药物温凉的选择也不可一成不变,应当仔细分析具体情况来确定。

具体关于五脏、十二地支、四季特征、节气转化的描述方式、脏腑病变脉象、四气五味补泻的整体关系,李东垣用图1清晰地展示了出来。

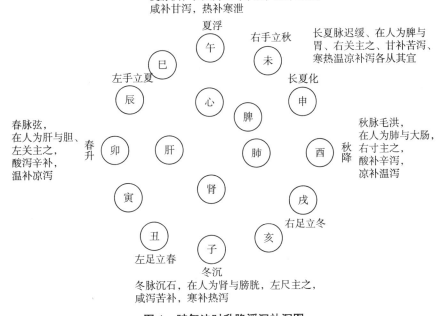

图1 脏气法时升降浮沉补泻图

图1中李东垣把脾插在心肺之间,我觉得不是那么严谨,应该放在中间,这样的话,上面是阳,下面是阴。春天阳气开始升,升到极点下降,最后到极阴,圆圈的顺时针走向就是生长收藏的顺序,化则是贯穿于生长收藏的始终。

李东垣将人体的手足与十二地支对应起来,是为了形象地描述二十四节气与十二地支的关系,左足对丑位应立春;左手对辰位应立夏;右手对未位应立秋;右足对戌位应立冬。

对于每一个脏腑出现病变的时候,应该怎么诊治,图1也给出了明确的指导,具体如下:

春天脉弦,与肝胆相应,酸味药泻肝胆,辛味补肝胆,温药补肝胆,凉药泻肝胆。夏天脉洪,与心和小肠相应,咸味药补益心和小肠,甘味药泻心与小肠,热药补心与小肠,寒药泻心与小肠。长夏脉迟缓,与脾胃相应,甘味药补脾胃,苦味药泻脾胃,寒热温凉的补泻作用需要根据具体病变的寒热属性来确定。秋天脉软大,与肺和大肠相应,酸味药补肺与大肠,辛味药泻肺与大肠,凉药补肺与大肠,热药泻肺与大肠。冬天脉沉伏,与肾和膀胱相应,咸味药泻肾与膀胱,苦味药补肾与膀胱,寒药补肾与膀胱,热药泻肾与膀胱。至于寸关尺与脏腑的对应关系,我一直没法找到说服自己的理由。

注:2005年版临床中医必读丛书《脾胃论》"脏气法时升降浮沉补泻之图"中文字有误,已经据理修改。

第三讲｜脾胃胜衰论

【原文】

胃中元气盛,则能食而不伤,过时而不饥。脾胃俱旺,则能食而肥。脾胃俱虚,则不能食而瘦。或少食而肥,虽肥而四肢不举,盖脾实而邪气盛也。又有善食而瘦者,胃伏火邪于气分则能食,脾虚则肌肉削,即食㑊也。叔和云:多食亦肌虚,此之谓也。

【讲解】

"胃中元气盛,则能食而不伤,过时而不饥",胃里阳气盛,胃的功能好,就能吃,而且吃进去还不会伤食,吃多少都能消化得了。

"脾胃俱旺,则能食而肥",脾和胃都很健壮,就不仅能吃,而且还胖。

"脾胃俱虚,则不能食而瘦",胃虚不能吃,脾虚不能运化,吃进去不消化,首先表现为不能吃,然后是不能吸收,所以不能长肉,就会瘦。

"或少食而肥,虽肥而四肢不举,盖脾实而邪气盛也",吃得少,还很胖,喝凉水都胖,虽胖但是四肢没有力气。这是因为湿气盛,湿困脾胃,痰湿困阻,或者是寒邪伤脾,都可表现为吃得少而且胖,还乏力。临床上在甲状腺功能减退的病人中很常见,吃得不多还挺胖,浑身没劲儿,懒得不行。

"又有善食而瘦者",还有能吃但是老不长肉的,甲亢病人很常见。"胃伏火邪于气分则能食,脾虚则肌肉削",胃里有火邪,所以消化能力强,表现为能吃,"伏火"指的就是胃火。这邪气是内生的,不是外来的,就是胃火旺。脾虚则不能够消化吸收,表现为"肌肉削,即食㑊也"。"食㑊"是《黄帝内经》里面的病名,指的是能吃还很消瘦,糖尿病后期经常能看到吃得多、喝得多、人很消瘦,这就是王叔和所讲的"多食亦肌虚"。

【原文】

夫饮食不节则胃病,胃病则气短精神少而生大热,有时而显火上行,独燎其面,《黄帝针经》云:"面热者,足阳明病"。胃既病,则脾无所禀受,脾为死阴,不主时也,故亦从而病焉。形体劳役则脾病,脾病则怠惰嗜卧,四肢不收,大便泄泻。脾既病,则其胃不能独行津液,故亦从而病焉。

【讲解】

饮食不节是胃病常见原因,所有的胃病几乎都是吃出来的,饮食不节制、不干净。胃病表现为气短、精神差、神疲、高热。有时"显火上行","显火"就是能看得见的热象,表现为"独燎其面",面红目赤。"面热者,足阳明病",《黄帝针经》说的足阳明就是胃。"胃既病,则脾无所禀受",胃主受纳,吃不进东西,则脾也没有可运化的东西。"脾为死阴,不主时也",脾为太阴,不独立与某一季节相应,而是与各季节主时的脏腑共同相应某一具体节气的变化。

"形体劳役则脾病",因为脾主四肢,过度劳作则伤脾。"脾病则怠惰嗜卧",脾病则神疲不想动。"四肢不收",没有力气。因为不能吸收水谷精微,表现为泄泻。脾和胃之间互相协调配合才能完成饮食物的消化吸收,脾病了则胃也不能"独行津液"。

脏腑的命名其实是蛮有深意的,只要有"月"字边儿,都跟肉相关。"脾"的左边是"月",右边是"卑",地位卑微,在最底层,脾代表的就是人体阴气最盛,最没有生机的地方,但也是生机之根本。"肝",左边是"月",右边是"干",树有树根、树叶、树干,肝就像树的主干一样承上启下。如果肝有了问题,就出现瘀滞,上下不交通。"肺",右边是"市",市场是交流交换的地方,人体所吸收的水谷精微,要通过血液循环到肺,呼吸进去的气体,也要到肺会合,就像赶集一样。"肾"的繁体字上半部分是臤(qiān),是驾驭控制的意思,肾则是控制人的生长发育的根本。但"心"是没有"月"字边儿的,因为心是可以想到但是抓不着的,就像圆心一样,圆心多大多小是没法说的,但核心是可以影响到全身各处。也可以把它理解成圆心,心是五脏六腑之大主,就因为它无所不到,所以哪儿都管。

【原文】

大抵脾胃虚弱,阳气不能生长,是春夏之令不行,五脏之气不生。脾病则下流乘肾,土克水,则骨乏无力,是为骨蚀,令人骨髓空虚,足不能履地,是阴气重叠,此阴盛阳虚之证。大法云,汗之则愈,下之则死。若用辛甘之药滋胃,当升当浮,使生长之气旺。言其汗者,非正发汗也,为助阳也。

【讲解】

"大抵脾胃虚弱,阳气不能生长,是春夏之令不行,五脏之气不生",一旦脾胃虚弱,阳气就不能生长。人体的阳气不足,春夏之令就不行,就是机体生机不旺。人体不能维持生机勃勃,就会表现为五脏之气虚弱。

"脾病则下流乘肾,土克水,则骨乏无力,是为骨蚀,令人骨髓空虚,足不能履地,是阴气重叠,此阴盛阳虚之证",脾病了以后,吃进去的东西不能够被脾运化走,就会向下走,"下流"指饮食水谷没有被消化吸收反而腹泻出去了。土克水,脾病即土病,就会影响到肾导致肾虚。肾主骨生髓,肾虚则骨头不强壮,现代理解就是骨质疏松。"令人骨髓空虚",骨髓是造血的,脾胃不足,营养物质少,造血功能也降低。骨质疏松加上气血不足,所以就会出现"足不能履地"。"阴气重叠"是指阳虚加上感受寒邪。

"汗之则愈,下之则死",汗法解表,但拿到这儿好像不对。"若用辛甘之药滋胃,当升当浮,使生长之气旺。言其汗者,非正发汗也,为助阳也",汗并非解表,而是用发汗的药来助阳,辛温药发汗,"汗之则愈"。脾胃虚弱时不能用下法,不能用苦寒泻下的药,而要用辛温的药。辛味药和甘味药联用,甘味药补脾胃,辛味药往往是温的,辛温才有生机。冬天往往特别冷,等到春天天气一暖和,这时候就生机勃勃,生长之气开始旺盛,所以脾胃虚要用辛甘温的药来治疗。这里的汗不是医生用逼汗导致的,是通过辛甘助益胃阳使气血津液充足后实现的,所以说"非正发汗也"。

【原文】

夫胃病其脉缓,脾病其脉迟,且其人当脐有动气,按之牢若痛。若火乘土位,其脉洪缓,更有身热心中不便之证。此阳气衰弱,不能生发,不当于五脏中用药法治之,当从《脏气法时论》中升降浮沉补泻法用药耳。

【讲解】

胃病的脉是缓脉,病人大中午或者是早上八点半来看病,一摸脉没有力气,一定要问吃饭没有,如果说吃饭了脉还没有力气,这一定是缓脉,没吃饭与有了胃病不能吃饭表现出来的脉象是类似的。

"脾病其脉迟",消化吸收不足,人体的代谢就低下,水谷精微不足就会出现脉迟。脾胃俱病,不能吃还瘦,瘦了以后就会表现为"当脐有动气",在肚脐处有跳动感。因为特别瘦弱,脂肪少,可以摸到腹主动脉的跳动。骨瘦如柴,肚子塌陷。"按之牢若痛","牢"就是坚固,按到了脊柱的椎体,就会有不舒服疼痛的感觉。

"若火乘土位,其脉洪缓,更有身热心中不便之证",火乘土位,心火旺则影响到土。脾胃虚弱,则火乘土,脉表现为大。饥饿时脑子就发指令了,但脾胃弱还不能吃,于是出现洪缓的脉,是大而无力还缓慢的脉,更有身上觉得发烧。一般来说脾胃虚弱是怕冷的,身热是外感以后引起的体温升高。"心中不便",胸口处不舒服,因为脾胃病往往表现为上腹部剑突下的不适。"此阳气衰弱,不能生发",脾胃虚弱后阳气衰弱,生机不旺。"不当于五脏中用药法治之,当从《脏气法时论》中升降浮沉补泻法用药耳",不能只按五脏虚实寒热选方用药,应当遵照《脏气法时论》中关于升降浮沉补泻的方法用药治疗。这在前面详细讲过了。

【原文】

如脉缓,病怠惰嗜卧,四肢不收,或大便泄泻,此湿胜,从平胃散。

若脉弦,气弱自汗,四肢发热,或大便泄泻,或皮毛枯槁,发脱落,从黄芪建中汤。

脉虚而血弱,于四物汤中摘一味或二味,以本显证中加之。

或真气虚弱,及气短脉弱,从四君子汤。

或渴,或小便闭涩,赤黄多少,从五苓散去桂,摘一二味加正药中。

【讲解】

这段讲的是李东垣看病常用的五张方子,非常好用,而且使用指征很明确。

如果脉缓,"怠惰嗜卧,四肢不收,或大便泄泻",湿气太胜,应该用平胃散。

脾病脉迟,胃病脉缓,脉弦说明肝气旺,"气弱自汗,四肢发热,或大便泄泻,或皮毛枯槁,发脱落",用黄芪建中汤。脉弦、乏力、出汗、发热,或者是泄泻,或者有皮肤枯槁、发落,在《伤寒论》里是虚劳,脾虚不能运化水谷精微导致全身多处虚弱,肝气偏旺就出现了弦脉,应该是弦而无力,不是弦紧有力,就要选择黄芪建中汤,建中就是使中焦脾胃健壮。

"脉虚而血弱",血虚。"于四物汤中摘一味或二味,以本显证中加之",有血虚的征象,如唇舌色淡,就在治疗主证的处方中,选一两味四物汤里的药加进去。

"或真气虚弱,及气短脉弱,从四君子汤",真气不足就是人体的能量不足,表现为气短、脉弱,用四君子汤为主。

"或渴,或小便闭涩",口渴,小便量少。"赤黄多少",小便可以黄赤,尿量或多或少,用五苓散去桂。"摘一二味加正药中",就是从中选一两味药加到主方当中。

这一段是必须背下来的,要不然你都不知道李东垣在用古代名方时是怎么用的。

【原文】

　　以上五药,当于本证中随所兼见证加减。假令表虚自汗,春夏加黄芪,秋冬加桂。

【讲解】

　　"以上五药",实际是五方。在这五张方子基础上,看看还有什么其他的兼证,再加减用药。"假令表虚自汗,春夏加黄芪,秋冬加桂",如果是表虚自汗,春夏季节加黄芪,秋冬季节加桂枝,李东垣讲得非常明确。

【原文】

　　如腹中急缩,或脉弦,加防风,急甚加甘草,腹中窄狭,或气短者,亦加之。腹满气不转者,勿加。虽气不转,而脾胃中气不和者,勿去,但加厚朴以破滞气,然亦不可多用,于甘草五分中加一分可也。腹中夯闷,此非腹胀,乃散而不收,可加芍药收之。

【讲解】

　　"如腹中急缩,或脉弦,加防风,急甚加甘草,腹中窄狭,或气短者,亦加之",见到腹中痉挛隐痛,或脉弦,就在主方内加防风,严重了再加甘草,腹部消瘦伴饮食减少、气短也可以这样加味。"腹满气不转者",肚子胀但没有肠鸣,就不能加防风和甘草,尤其是甘草。"虽气不转,而脾胃中气不和者,勿去",虽然没有肠鸣,只要有脾胃不和,也可以用防风和甘草,但需要再加少量厚朴行气破滞,甘草厚朴比例5:1。"腹中夯闷,此非腹胀,乃散而不收,可加芍药收之",感觉肚子里被堵塞不通,肚子并不大,李东垣认为是"散而

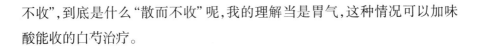

不收"，到底是什么"散而不收"呢，我的理解当是胃气，这种情况可以加味酸能收的白芍治疗。

【原文】

如肺气短促，或不足者，加人参、白芍药。中焦用白芍药，则脾中升阳，使肝胆之邪不敢犯也。腹中窄狭及缩急者，去之，及诸酸涩药亦不可用。

【讲解】

"如肺气短促"，气短，"或不足者"，气虚、无力。"加人参、白芍药"，参、芍合用治疗气短、乏力。"中焦用白芍药，则脾中升阳，使肝胆之邪不敢犯也"，白芍能升脾中之阳，又能收肝胆之邪。"腹中窄狭及缩急者，去之，及诸酸涩药亦不可用"，肚子里觉得狭窄，腹胀，这时候就不用了，这和我的临床经验是不一致的。我认为即便觉得肚子里胀，芍药还是可以用的。李东垣的理论性极强，多是按照古人的理论去实践总结出来一部分经验。但古人的理论还是有欠缺的，像腹中缩急难受，白芍、乌梅还都是很好用的。

【原文】

腹中痛者，加甘草、白芍药，稼穑作甘，甘者己也；曲直作酸，酸者甲也。甲己化土，此仲景妙法也。

【讲解】

《尚书·洪范》讲五行"木曰曲直，火曰炎上，土爰稼穑，金曰从革，水曰润下"，唯独土用"爰"。木的属性是曲直，古人在认识自然界时候，从一分为二来看，可以分成阴阳，阴阳也是属性划分，但是认识和解决自然界的问题不够用。因为它不能讲清楚两件事情之间的关系，以及所有事情之间的联系,所以在阴阳的基础上又出现了五行。

植物在生长过程中,如果压着它,它拐个弯儿还会往上长,木性表现就是生,所以把这一类现象都归属于木。

火都是往上走的,能代表热,用火来代表炎上的特征。

"金曰从革","从"就是两个人一前一后走路,"革"是僵硬的动物皮革。古人知道金加热后就化了,化了就变成液体,但是一旦降温,又变成硬邦邦了,金就能够表现出"就范"的"从"性和坚硬的"革"性两个特点。没有水就没有生命,水蒸发之后可以让自然界保持湿润,水往低处流,所以就用水来表示润和下的特点。

"土爱稼穑","稼"就是让庄稼长好了,长好了再收回来就叫"穑"。大地以土为主,万物土中生,万物复归于土。"爱"本义是给予和支持,如"援",给予帮助,"煖"和"暖",给予火和阳光。土居于中,木火金水必须以它为基础,谁也离不开它,所以李东垣这么重视脾胃。

"腹中痛者,加甘草、白芍药",稼穑即土,土味为甘,土属己;曲直就是木,木其味为酸,木属甲;甲己化土,所以酸甘合用补益脾胃,这是张仲景用药的妙法。

【原文】

腹痛兼发热,加黄芩;恶寒或腹中觉寒,加桂。

【讲解】

腹痛伴有发热,加黄芩,腹痛、腹泻张仲景会用黄芩汤。恶寒、腹中凉感,加肉桂。

【原文】

怠惰嗜卧,有湿,胃虚不能食,或沉困,或泄泻,加苍术;自汗,加白术。

【讲解】

"怠惰嗜卧,有湿",湿气胜就怠惰嗜卧。胃虚不能吃,或者感觉沉困、四肢无力,或者泄泻,加苍术,因为苍术是化湿的主要药物。自汗,加白术。前面讲自汗加黄芪、肉桂,这里因为"湿导致的自汗"就加白术。

【原文】

小便不利,加茯苓,渴亦加之。

【讲解】

小便不利或者口渴,加茯苓。

大家都认为茯苓利小便,我在《中医体悟》里专门讲过五苓散不是利尿药,恰恰是生津药。小便不利和口渴是因为体内津液不足。津液不足有两种原因,一种是脾胃虚弱,吸收不了导致津液不足,这时用茯苓健脾;还有一种是感受寒湿导致霍乱吐泻,这种情况下就用五苓散。五苓散对内伤的泄泻和外感的泄泻都能够有效,所以只要有腹泻都可以用。津液不足,循环血量不足,肾脏灌注少,小便就少了。血容量不足表现为口渴,所以说五苓散是自输液的药,把分散在血管外面的水分转入到血管中来。

【原文】

气弱者,加白茯苓、人参;气盛者,加赤茯苓、缩砂仁;气复不能转运,有热者,微加黄连;心烦乱亦加之。

【讲解】

气弱就是气短乏力,加用白茯苓、人参;气盛就是气力充足,加用赤茯苓、缩砂仁。气复不能转运有热就是热壅气滞的意思,是湿热困遏脾胃,就要加少量的黄连。心烦躁不安也加黄连。

【原文】

小便少者,加猪苓、泽泻;汗多津液竭于上,勿加之,是津液还入胃中,欲自行也。不渴而小便闭塞不通,加炒黄柏、知母。

【讲解】

"小便少者,加猪苓、泽泻",五苓散里面有猪苓、泽泻。茯苓不仅是自输液(将胃肠内的积聚液体吸收入血液)的药,还是驱邪的良药。"汗多津液竭于上,勿加之,是津液还入胃中,欲自行也",自汗说明津液充足。有一次我在急诊接诊一个40多岁的病人,看起来像个老头,家属说因为拉肚子年轻人变成了个老头样。吐泻,无尿,皮肤干,这是因为霍乱导致津液不足。我赶紧上报疾控中心,一查果然是霍乱。如果有汗,那就是津液已经足够。

"不渴而小便闭塞不通,加炒黄柏、知母",在《伤寒论》里出现口不渴而小便少时用理中汤,不伴随泄泻就不是理中汤证。津液丢失有两种,一种是高渗性脱水,口渴很厉害;一种是低渗性脱水,口不渴。口不渴说明全身不缺水,小便量少说明肾脏血脉瘀滞,最常见的是瘀热所致,这时就要用黄柏和知母。在李东垣看来,黄柏和知母是治疗瘀热的绝配。

【原文】

小便涩者,加炒滑石;小便淋涩者,加泽泻。且五苓散治渴而小便不利,无恶寒者不得用桂。

【讲解】

"小便涩者,加炒滑石",泌尿系统感染,尿涩严重了就会尿痛,用滑石,还可加用黄柏、知母。"小便淋涩者,加泽泻",指尿频、尿急、尿痛,可加泽泻清利湿热通淋。"且五苓散治渴而小便不利,无恶寒者不得用桂",治疗口渴小便不利使用五苓散,如果没有怕冷,五苓散去掉桂枝。

【原文】

不渴而小便自利,妄见妄闻,乃瘀血证,用炒黄柏、知母,以除肾中燥热。

【讲解】

"不渴而小便自利",这是正常人。但是出现"妄见妄闻",本来没有的却看见了,本来没有的却听见了,即幻视幻听,这是精神分裂症。李东垣认为是瘀血证,用黄柏、知母。知母、黄柏祛除肾中燥热后就能祛瘀血,不知道他的逻辑是什么,可能是从心肾水火的关系来考虑的吧。

【原文】

窍不利而淋,加泽泻、炒滑石。只治窍不利者,六一散中加木通亦可。心脏热者,用钱氏方中导赤散。

【讲解】

"窍不利而淋",尿涩、尿频、尿急、尿痛,加泽泻、滑石清利下焦湿热。"只治窍不利者,六一散中加木通亦可",滑石、甘草是治疗淋证的代表性药物。"心脏热者,用钱氏方中导赤散",导赤散泻心火,心与小肠相表里,小便赤涩淋痛用导赤散。

【原文】

中满或但腹胀者,加厚朴;气不顺,加橘皮;气滞,加青皮一、橘皮三。

【讲解】

"中满或但腹胀者,加厚朴",厚朴除腹满极好。"气不顺,加橘皮",《脾胃论》里很少谈嗳气,气顺就是往下走,不顺就是往上反,反上来了就是打饱嗝,所以"气不顺"指的应该是嗳气。"气滞者,加青皮一、橘皮三",青皮、陈皮理气。

【原文】

气短小便利者,四君子汤中去茯苓,加黄芪以补之;如腹中气不转者,更加甘草一半。

【讲解】

"气短小便利者,四君子汤中去茯苓,加黄芪以补之",其实不需要去茯苓,直接加黄芪即可。"如腹中气不转者,更加甘草一半",腹胀加甘草。

【原文】

腹中刺痛,或周身刺痛者;或里急者,腹中不宽快是也;或虚坐而大便不得者,皆血虚也,血虚则里急;或血气虚弱而目睛痛者,皆加当归身。

【讲解】

由血虚导致的腹中刺痛、或周身刺痛、或腹部痉挛不适等、或蹲在厕所拉不出来;由血气虚弱导致眼珠疼痛的,都可以加用当归身。这里提示我们,当归是养血圣药,是化瘀良药,对全身任何部位的血虚血瘀均可使用。我的临床经验与李东垣的认识非常契合。

【原文】

头痛者,加川芎;苦头痛,加细辛,此少阴头痛也。

【讲解】

川芎确实是治疗头痛的圣药,细辛治疗寒凝少阴血脉的头痛疗效很好。

【原文】

发脱落及脐下痛,加熟地黄。

【讲解】

脱发多由血虚肾亏,脐下疼痛也多为血虚肾亏,需要加用熟地黄。

【原文】

予平昔调理脾胃虚弱,于此五药中加减,如五脏证中互显一二证,各对证加药,无不验,然终不能使人完复。后或有因而再至者,亦由督、任、冲三脉为邪,皆胃气虚弱之所致也。法虽依证加减,执方料病,不依《素问》法度耳。是以检讨《素问》《难经》及《黄帝针经》中说脾胃不足之源，乃阳气不足，阴气有余，当从六气不足，升降浮沉法，随证用药治之。盖脾胃不足，不同余脏，无定体故也。其治肝、心、肺、肾，有余不足，或补或泻，惟益脾胃之药为切。

【讲解】

"予平昔调理脾胃虚弱，于此五药中加减，如五脏证中互显一二证，各对证加药，无不验，然终不能使人完复"，是讲李东垣调理脾胃虚弱，都是用平胃散、黄芪建中汤、四君子汤、五苓散、四物汤这五张处方，根据前面所讲加减使用，基本都有效果，但是不能使人彻底恢复。

"后或有因而再至者，亦由督、任、冲三脉为邪，皆胃气虚弱之所致也"，是讲治好后由于某些原因又出现复发者，也有由于督脉、任脉、冲脉病变引发者，但归根到底都是胃气虚弱导致的。"法虽依证加减，执方料病，不依《素问》法度耳"，是讲原则上是辨证加减、方随证转，但不是依照《素问》所确立的原则。

"是以检讨《素问》《难经》及《黄帝针经》中说脾胃不足之源，乃阳气不足，阴气有余，当从六气不足，升降浮沉法，随证用药治之"，"检"就是检索，"讨"就是讨论。之所以不以《素问》的原则，是因为研究了《素问》《难经》及《黄帝针经》中关于脾胃不足的原因，发现是阳气不足、阴气有余导致的，治疗上应当按照三阴三阳不足、遵循升降浮沉法则的基础上，再辨证用药治疗。

"盖脾胃不足，不同余脏，无定体故也"是讲脾胃不足的表现与肝心肺肾不同，没有固定的表现，各种各样。"其治肝、心、肺、肾，有余不足，或补或泻，惟益脾胃之药为切"，是强调治疗肝心肺肾的虚证实证时采用的补泻治疗，都必须在补益脾胃的基础上进行，这充分体现了李东垣脾胃中心论的学术思想。

【原文】

经云：至而不至，是为不及。

【讲解】

夏天来了，该热不热，冬天来了，该冷不冷，春天来了，该暖和不暖和，秋天来了，该凉不凉，这都叫"至而不至"。

【原文】

所胜妄行，所生受病，所不胜乘之也。

【讲解】

"所胜"就是"克我者"。脾土之"所胜"是肝木。土气不及脾胃虚弱时，"所胜妄行"，木气妄行就是肝气旺盛。

"所生"就是"我生者"。脾土之"所生"是肺金。土气不及脾胃虚弱时，"所生受病"，金气受病就是肺气虚弱。

"所不胜"就是"我克者"。脾土之"所不胜"是肾水。土气不及脾胃虚弱时，"所不胜乘之"，李东垣的意思"水乘木侮土"。

【原文】

至而不至者，谓从后来者为虚邪，心与小肠来乘脾胃也。

【讲解】

"至而不至"是讲到某个节气时该来的气候还没出现。"从后来者为虚邪"是讲本来应该消失的气候没有消失就会变成致病的邪气,这种邪气即是"虚邪"。土气不及也就是脾胃虚弱。火气还未退去也就是心与小肠有余。当脾胃虚弱时,心与小肠就会过度影响脾胃。

【原文】

脾胃脉中见浮大而弦,其病或烦躁闷乱,或四肢发热,或口干舌干咽干。盖心主火,小肠主热,火热来乘土位,乃湿热相合,故烦躁闷乱也。

【讲解】

"脾胃脉中见浮大而弦,其病或烦躁闷乱,或四肢发热,或口干舌干咽干",脾胃脉就是右关脉,脉弦浮大,说明阳热较重,临床所见烦躁胸闷,或见四肢发热,或口干舌干咽干,均为阳热表现。阳热是如何产生的? 李东垣说"盖心主火,小肠主热,火热来乘土位,乃湿热相合,故烦躁闷乱也",明确告诉我们是心与小肠来的火热导致的,这就是虚邪。脾胃虚弱脉却"浮大而弦",一定有心火,心火影响到脾胃,湿热相合导致的一派热象,统统泻火治疗,那就错了。

【原文】

四肢者,脾胃也,火乘之,故四肢发热也。

【讲解】

脾主四肢,火热乘土位,故见四肢发热。

【原文】

饮食不节,劳役所伤,以致脾胃虚弱,乃血所生病,主口中津液不行,故口干咽干也。

【讲解】

饮食不节伤胃,劳役伤脾,导致脾胃虚弱。"乃血所生病",后天气血津液生化不足就生病了。"主口中津液不行,故口干咽干也",津液不能布散则口干咽干。

【原文】

病人自以为渴,医者治以五苓散,谓止渴燥,而反加渴燥,乃重竭津液,以至危亡。

【讲解】

"病人自以为渴",病人老觉得渴,医生用五苓散,因为《伤寒论》讲过口渴小便不利使用五苓散治疗。"而反加渴燥,乃重竭津液,以至危亡",这是说用五苓散后反而加重渴燥,伤了津液,以至出现生命危险。李东垣把五苓散当作了利尿药方来对待的,其实是不对的,五苓散不是利尿药。即使出现渴燥,那也只是桂枝(肉桂)的问题,因为其他药都是调理脾胃的,所以病人虚弱用五苓散也未必像李东垣所讲出现什么危险。

【原文】

经云:虚则补其母。当于心与小肠中以补脾胃之根蒂者。

【讲解】

火生土,脾胃虚弱导致火热虚邪来乘,治疗需要遵循"虚则补其母",土之母为火,在人体应心与小肠,补心与小肠就是补脾胃之根本,对于脾胃阳虚尤其如此。

【原文】

甘温之药为之主,以苦寒之药为之使,以酸味为之臣佐。

【讲解】

真正要使脾胃强壮,要用甘温药为主,不能以去火药为主。由于与常理有别,所以经常看不懂李东垣的方子。疾病的根本是脾胃虚弱,所以补益脾胃就是治疗的重点。甘温药就是温补脾胃的良药,故为主药。苦寒药则是泻火药,不可为主,只能做使药,因为火是虚火。酸味药能够补益肺金,补子实母,所以可以作为臣药佐药。

甘温药补益脾胃容易理解,酸味药开胃进食也是不争的事实,少量苦味药的开胃作用也是极佳的,这些在我的临床中是屡试不爽的。

【原文】

以其心苦缓,急食酸以收之。

【讲解】

一年四季当中,心应夏季,夏季炎热,万物舒缓柔韧。“心苦缓”则是指心火亢。酸味药可以补肺,增强肺的肃降功能,从而平息心火,所以在“心苦缓”时,“急食酸以收之”,使心火平息。

众所周知“望梅止渴”,乌梅味道极酸,吃乌梅或喝乌梅汤,可以迅速口生津液,解决酷渴难耐导致的烦躁不安。在临床中我们酸味药物对火旺产生的烦渴确实有效。

【原文】

心火旺则肺金受邪,金虚则以酸补之,次以甘温及甘寒之剂,于脾胃中泻心火之亢盛,是治其本也。

【讲解】

"心火旺则肺金受邪",火刑金,心火旺肺金就会出现问题。酸味药补肺虚,像五味子、白芍、乌梅、山萸肉等都能补肺。对于心火伤肺的病证,应该以酸味药作为主药。"次以甘温及甘寒之剂,于脾胃中泻心火之亢盛",然后选用甘温补脾胃药和甘寒养阴药,寒药亦能泻心火。李东垣谆谆告诫"于脾胃中泻心火之亢盛",强调调理脾胃是养生治病的第一要务,泻心火也必须在此基础之上。

【原文】

所胜妄行者,言心火旺能令母实,母者,肝木也,肝木旺则挟火势,无所畏惧而妄行也。故脾胃先受之。或身体沉重,走疰疼痛,盖湿热相搏,而风热郁而不得伸,附著于有形也。

【讲解】

"所胜妄行者,言心火旺能令母实",木生火,心火旺能让肝气旺,肝气旺则首先克制脾土,导致脾胃功能紊乱。

"或身体沉重,走疰疼痛","走疰疼痛",一会儿这疼,过一段时间另外一个地方疼,但不是一瞬间的刺痛。"盖湿热相搏","搏"指交融到一起,"搏斗"就是互相抱在一起才能搏斗,湿热相合,纠结在一起。"而风热郁而不得伸",湿热裹在一起,风热就散不出去了。"附著于有形也",湿热固定在某一个部位。

【原文】

或多怒者,风热下陷于地中也。

【讲解】

风热郁陷于地中,地中不是地下,"地中"就是土,也就是肝脾郁热或肝胃郁热就会多怒。

【原文】

或目病而生内障者,脾裹血,胃主血,心主脉,脉者,血之腑也,或云心主血,又云肝主血,肝之窍开于目也。

【讲解】

角膜上有白斑就叫外障,如果病变在里面导致看不见的都叫内障。如果整个瞳孔不黑,里面发白了就叫白内障。飞蚊症就是最轻的内障,眼底出血或者是其他的原因导致的看不见都叫作内障。"或目病而生内障者"是讲肝火旺盛,会导致内障眼病。

"脾裹血",脾统血。"胃主血",血液的来源在胃。"心主脉",心主血脉。"脉者,血之腑也",脉为血府。"或云心主血,又云肝主血,肝之窍开于目也",《黄帝内经》里还说心主血,血的运行除了要有胃气还要有心的推动,肝主血实际上是肝藏血,肝气机的调畅有助于血液的运行,肝病与眼睛的视力密切相关。李东垣之所以罗列这些,是想告诉我们,脾胃心肝异常都会导致内障眼病。

【原文】

或妄见妄闻,起妄心,夜梦亡人,四肢满闭,转筋,皆肝木火盛而为邪也。

【讲解】

"妄"是虚妄,本来不存在,妄见就是幻视,妄闻也就是幻听。妄心就是你想的东西跟实际完全就不一致。"夜梦亡人",梦到死人。"四肢满闭",四肢胀。"转筋",抽筋。肝藏血、藏魂、主筋,所以肝火旺则血脉瘀热出现四肢胀满、神魂颠倒、筋肉痉挛。

【原文】

或生痿,或生痹,或生厥,或中风,或生恶疮,或作肾痿,或为上热下寒,为邪不一,皆风热不得升长,而木火遏于有形中也。

【讲解】

脾胃虚弱,肝火旺盛,会导致"痿",因为脾主肌肉、四肢。"生痹",关节四肢疼痛。"生厥",四肢凉,里面热外面凉。或者是中风,半身不遂,或者是长恶疮,或者是肾痿,即阳痿。"上热下寒",上半身热,手热,面红目赤,腰以下怕凉、脚凉。"为邪不一",表现都不尽相同。"皆风热不得升长,而木火遏于有形中也",以上诸多异常,都是肝脾郁热或肝胃郁热所致。

【原文】

所生受病者,言肺受土火木之邪,而清肃之气伤。或胸满少气短气者,肺主诸气,五脏之气皆不足,而阳道不行也。或咳嗽寒热者,湿热乘其内也。

【讲解】

"所生受病者,言肺受土火木之邪",土生金,"所生"是肺。脾胃功能虚弱,木火旺盛会影响到肺。"而清肃之气伤",肺清肃功能下降,表现为"胸满少气短气",胸满即是胸闷,少气即是气弱,短气是呼吸急促。"肺主诸气,五脏之气皆不足,而阳道不行也",肺主一身之气,肺气虚则全身之气都不足,进一步就是人体生机不旺,这就是阳道不行。"咳嗽寒热者,湿热乘其内也"是讲肺病常见咳嗽、恶寒发热,这是脾胃虚弱的湿邪和心肝火旺的热邪共同导致的肺部疾病。

【原文】

所不胜乘之者,水乘木之妄行而反来侮土,故肾入心为汗,入肝为泣,入脾为涎,入肺为痰。为嗽、为涕、为嚏,为水出鼻也。

【讲解】

"所不胜乘之者,水乘木之妄行而反来侮土",是讲脾胃虚弱后,肝和肾也会相继来影响脾胃,这就是"所不胜乘之"和"水反克土",这样就形成了水木合邪影响土的局面,临床上就是脾肝肾俱病。

"肾入心为汗"是讲肾水肾阴到心就形成汗液,肾水充足汗就多;"入肝为泣"是讲肾水肾阴到肝就形成泪液;"入脾为涎"是讲肾水肾阴到脾就变成了涎液、口水;"入肺为痰"是讲肾水肾阴到肺就变成了痰液。当出现痰、涎、泪、汗病变的时候,一定不要光看是皮肤、肝、肺的问题,一定要把它们归纳一下,考虑是否有肾水不足,或者是肾水泛滥的问题,更进一步是要考虑是否存在脾胃虚弱。

【原文】

一说，下元土盛克水，致督、任、冲三脉盛，火旺煎熬，令水沸腾，而乘脾肺，故痰涎唾出于口也。下行为阴汗，为外肾冷，为足不任身，为脚下隐痛。或水附木势而上为眼涩，为眵，为冷泪，此皆由肺金之虚而寡于畏也。

【讲解】

另有一种说法认为，下元（肾）由于土盛（外邪伤脾）克水，导致督脉、任脉、冲脉邪盛火旺，反过来影响脾肺，导致痰涎量多，"痰涎唾出于口"，影响到肺就是嗽痰涕多，影响到脾就出现痰涎量多，影响到肾就见唾液多。"下行为阴汗"，是外阴部位出汗。"为外肾冷"，外肾就是睾丸、阴囊。身体里面有个肾，外面还有个外肾，睾丸长得也像肾，在胚胎早期睾丸本来也是在腰部的，到了后期才到腹腔外，外肾冷就是睾丸冷。"足不任身"，两腿没劲，站不住。"脚下隐痛"，脚底痛。

"水附木势而上为眼涩"，肾病影响到肝，会出现"眼涩，为眵，为冷泪"。这都是金不制木、肺虚肝旺的表现。

脾胃的病变，一定会影响到全身的，但是我们平时在临床上看到咳嗽只会想到肺，看到眼睛的病只想到是肝，很少跟脾胃联系到一起，这就是缺少系统论思想的表现。

【原文】

夫脾胃不足，皆为血病，是阳气不足，阴气有余，故九窍不通。诸阳气根于阴血中，阴血受火邪则阴盛，阴盛则上乘阳分，而阳道不行，无生发升腾之气也。夫阳气走空窍者也，阴气附形质者也。如阴气附于土，阳气上于天，则各安其分也。

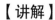

【讲解】

"夫脾胃不足,皆为血病,是阳气不足,阴气有余,故九窍不通",是讲脾胃虚弱都是血分病变,更具体讲就是阳气虚弱、阴气过盛。九窍不通的总根源就在于此,之后有详细论述。

"诸阳气根于阴血中,阴血受火邪则阴盛,阴盛则上乘阳分,而阳道不行,无生发升腾之气也",是讲人体各部位的阳气都是阴血化生而来的,火邪伤及阴血则血热(阴盛),血热上乘则人体生机受损,看不到勃勃生机了。

"夫阳气走空窍者也,阴气附形质者也。如阴气附于土,阳气上于天,则各安其分也",阳气是温暖人体孔窍的,阴气是依附在形体上的。在自然界,阴气附着在土地中,阳气上行于空气中,各在各的位置叫"各安其分"。在人体,阴气依赖于脾胃,阳气温阳全身孔窍。

【原文】

今所立方中,有辛甘温药者,非独用也;复有甘苦大寒之剂,亦非独用也,以火、酒二制为之使,引苦甘寒药至顶,而复入于肾肝之下,此所谓升降浮沉之道,自耦而奇,奇而至耦者也。阳分奇,阴分偶。泻阴火以诸风药,升发阳气以滋肝胆之用,是令阳气生,上出于阴分,末用辛甘温药接其升药,使大发散于阳分,而令走九窍也。

【讲解】

李东垣的方子看起来很杂,但章法分明。

"今所立方中,有辛甘温药者,非独用也",是讲李东垣自己所创立方剂,使用了辛甘温药,但不是只有这些药,他还用了很多甘苦大寒的药,因此说"复有甘苦大寒之剂,亦非独用也"。但对这些甘苦大寒药要给予合理的炮制才可以使用,具体就是"以火、酒二制为之使",用火和酒炮制过后,就能起到"引苦甘寒药至顶，而复入于肾肝之下"的作用，至于上则去上炎之火，再下降至肝肾补肝肾真阴，这就是李东垣所依据的阴阳"升降浮沉之道"，"自耦而奇，奇而至耦者也"就是从阴到阳，再从阳到阴"。

苦甘大寒伤脾胃，"以火、酒二制为之使"，用酒制或者火制，能把大寒变成微寒就不损伤脾胃。"引苦甘寒药至顶"，把苦甘寒药引到头面部，就可以治疗虚火导致的九窍不利。李东垣的老师张元素最早提出引经理论，从引经药可以看出李东垣完整继承了张元素的学术思想。

"泻阴火以诸风药，升发阳气以滋肝胆之用，是令阳气生，上出于阴分"，是讲使用风药泻阴火。这里的风药是什么药呢？根据李东垣诸书所言，就是祛风药，例如防风、羌活、升麻、柴胡、威灵仙等等。李东垣认为风药可以升发阳气助肝胆疏泄，使体内阳气由下出上行到阳位。

"末用辛甘温药接其升药，使大发散于阳分，而令走九窍也"，是讲在用风药升发阳气的基础上，再用辛甘温药与其配合，使阳气更加充盛发散到人体的九窍部位，九窍通利则人体升降出入恢复正常，疾病消失。

这就跟下棋一样，下棋最少要看三步，李东垣的处方从阴阳五行来看，最少是五步，所以学起来就费劲。

【原文】

经云："食入于胃，散精于肝，淫气于筋。食入于胃，浊气归心，淫精于脉，脉气流经，经气归于肺，肺朝百脉，输精于皮毛，毛脉合精，行气于腑"。且饮食入胃，先行阳道，而阳气升浮也。浮者，阳气散满皮毛；升者，充塞头顶，则九窍通利也。

【讲解】

《黄帝内经》讲"食入于胃，散精于肝，淫气于筋"，这句话是讲食物进入胃经过消化吸收，把精微物质布散到肝，再进一步养筋。"食入于胃，浊气归心，淫精于脉"，"浊"与"精"相对应。"精"是细小，"浊"是相对粗大。在人体内,脂类的东西属于"浊"。淀粉转化成葡萄糖,蛋白质转化成氨基酸,这些是"精"。"浊气归心",心主神志,其实是脑主神志。在脑里面,从化学组成来讲,主要成分就是脂类物质如胆固醇、磷脂等组成。"淫精于脉",充盛的精微物质流动于血脉之中。古人对有形的心脏与主神志的心(脑)是混为一谈的,之所以这样,是因为二者之间联系太紧密了。"脉气流经,经气归于肺",这里的"脉气"指脉管内流动的血液,"经"指的是大的血管。这句话是讲全身血液逐步汇聚在大的血管之中流归到肺。"肺朝百脉,输精于皮毛"是讲汇聚到肺全身血脉的血液中的精微物质还要靠肺输布到全身的皮肤毛发。"毛脉合精,行气于腑","毛脉"是指皮毛之处的微细血脉(微循环)。"腑"是血脉,《黄帝内经》讲脉为血府。这里是讲微循环内的血液再次汇合,运行于血脉之中。

"且饮食入胃,先行阳道,而阳气升浮也。浮者,阳气散满皮毛;升者,充塞头顶,则九窍通利也",饮是液态的食物,富含水分,吃进胃中后,首先"入于阳道",这里的阳道就是肝胆,肝胆阳气升发,这些营养物质就随阳气布满到皮毛和头面,使九窍保持通利。饮食入胃,先行阳道确实符合临床实际,比如喝了热饮以后头面部先出汗。

【原文】

若饮食不节,损其胃气,不能克化,散于肝,归于心,溢于肺,食入则昏冒欲睡,得卧则食在一边,气暂得舒,是知升发之气不行者此也。经云:饮入于胃,游溢精气,上输于脾,脾气散精,上归于肺。病人饮入胃,遽觉至脐下,便欲小便,由精气不输于脾,不归于肺,则心火上攻,使口燥咽干,是阴气大盛,其理甚易知也。况脾胃病则当脐有动气,按之牢若痛,有是者乃脾胃虚,无是则非也,亦可作明辨矣。

【讲解】

"若饮食不节,损其胃气,不能克化,散于肝,归于心,溢于肺,食入则昏胃欲睡"，长期严重饮食不规律不节制，就会损伤胃气，导致饮食不能消化，不能散于肝，不能归于心，不能溢于肺。没有到心到脑，所以就昏昏欲睡。

"得卧则食在一边，气暂得舒，是知升发之气不行者此也"，是讲吃饭后昏昏欲睡，平卧时饮食在一边（实际是左侧），右侧气机暂时就会舒畅，因此就知道饭后昏昏欲睡是肝胆升发之气不行导致的。我在临床也发现，吃得撑了躺下气机就会顺畅一些。胖子吃得多，本来血脂高，吃完东西血液里的乳糜微粒就多，血液流动变慢，氧气供给就少了，头部供血不足就会昏昏欲睡。人瘦，吃进去的东西不能转化，也昏睡。肥胖是湿气盛，消瘦是脾气虚。

"病人饮入胃，遽觉至脐下，便欲小便，由精气不输于脾，不归于肺，则心火上攻，使口燥咽干，是阴气大盛，其理甚易知也。况脾胃病则当脐有动气，按之牢若痛，有是者乃脾胃虚，无是则非也，亦可作明辨矣"，是讲刚喝了东西，马上就觉得到了小肚子里，急着上厕所，李东垣认为是由于精气不输于脾，不经过肺，直接到了膀胱。从现代生理学看这是错误的认识。"心火上攻，使口燥咽干"，当胃和脾都有病，心火亢盛了，表现为口燥咽干。既有口燥咽干于上，又有尿液速成于下，这是中焦"阴气大盛"不能蒸腾气化的表现，单独凭此还不足以判定中焦阴寒大盛，还必须有脾胃虚弱的特异性表现"脐部跳动疼痛拒按"。

【原文】

脾胃不足，是火不能生土，而反抗拒，此至而不至，是为不及也。
白术君　人参臣　甘草佐　芍药佐　黄连使　黄芪臣　桑白皮佐
诸风药皆是风能胜湿也，及诸甘温药亦可。

【讲解】

火生土，心阳不足则脾胃虚寒，这就是"脾胃不足，是火不能生土"，但是临床所见心火炎上的口燥咽干表明心阳不虚，心阳不虚也不能改变"脾胃阳虚、阴寒大盛"的饮食后尿量骤多，表现为火不生土，这就是"而反抗拒"。

原因就是"此至而不至，是为不及也"，是土气本身不足，不是由于火气不旺，治疗就应选甘温为主补益脾胃，兼调心肺肝肾。

纯粹的脾胃虚弱，应该如何用药呢？李东垣的书里面在所有的药名后都标示出来君臣佐使。白术能补益脾胃为君。补益药应该区分开，缺什么给什么，叫"益"，"补"是使功能增强并纠正虚弱。比如：血糖低打葡萄糖，那不是补益，是补充。真正的补益，没有给糖，但是吃完了血糖不低。白术，不想吃饭用上它就想吃了，大便稀用上它就可以止泻。白术健脾燥湿，大量白术还能通便，就是补益了脾胃。从胚胎学上来讲，胃肠道和我们的呼吸道实际上都来源于内胚层，能强化胃肠，那么对肺也有补益作用。中医讲，脾为生痰之源，肺为贮痰之器。白术不光能调理脾胃，同时对肺也有补益作用。据文献统计，白术是中药里面使用频率较高的药物之一。人参是臣药，人参用多了不良反应还是很多的，人参吃多了会上火、出血。黄芪也是臣药，这味药也非常好，尤其是生黄芪，不容易上火。治疗感染性疾病，对于体质虚弱的人，黄芪是好药。

佐药里面的芍药，到底是白芍还是赤芍，没有说清楚。实际使用的时候，阴津不足用白芍，火盛用赤芍化瘀去热。桑白皮去心火、肝火、肺火都好。急躁易怒，可以用桑白皮，痰多、咳嗽、嗓子堵也可以用桑白皮。甘草是生甘草，既能清热又能化痰，还可以治疗脾胃不足的心火。李东垣在治疗脾胃虚弱有火的时候，黄连是基本用药，但用量都很少。以上是治疗脾胃不足有火的时候用的方子。

"诸风药皆是风能胜湿也，及诸甘温药亦可"，所有的风药都能够胜湿。比如地上都是水，单纯加热蒸发比较慢，如果有风的话，蒸发就比较快。取类比象，风药可以胜湿。中医好多知识就是这样被启发出来的，然后经实际验证有效，就记录下来，把原来的设想当成正确的理论。其实这不是科学理论，只是一个线索。风药确实能胜湿，人体的湿疹渗出明显，用祛风的药就能好得快。抗过敏药，同时也能祛风湿。风药胜湿作为一个成熟的经验是可行的，但是作为一个基本原理还不够科学。

"诸甘温药亦可"是说脾胃不足用甘温药本身就可以胜湿。

以上这是讲脾胃虚弱的基本用药方法。如果兼有心火亢盛、肝木妄行、肺金受邪、肾水侮土又该如何处理呢？且往下看。

【原文】

心火亢盛，乘于脾胃之位，亦至而不至，是为不及也。

黄连君 黄柏臣 生地黄臣 芍药佐 石膏佐 知母佐 黄芩佐 甘草佐

【讲解】

在脾胃虚弱的基础上，出现心火亢盛突出时，也是"至而不至，是为不及也"，如何治疗呢？

黄连，君药能清火。臣药是黄柏、生地黄。黄柏清相火，治肾阴虚的虚热，现代多见于神经功能紊乱，更年期整个功能紊乱就能见到的那种虚火。涉及大脑会烦躁、睡不着觉，在四肢的神经就出现痿证。中医里有一个治疗痿证的方子叫二妙散（黄柏、苍术），还有治疗四肢麻木也会用黄柏。好多病人四肢凉但皮肤温度不低，感觉膝盖以下凉，用附子、干姜、细辛等大量的热药治几年都不好，脉象没有寒象，脉滑，舌红，一用黄柏迅速得到改善。地黄也是这样，偏于补阴。这样配合，火很容易被灭掉。佐的芍药，一般是赤芍。石膏也是泻火的药。烦躁、肢体麻木，只要有热，就用知母和黄柏。黄芩、甘草都是泻火药。

以上药多是苦甘大寒药，泻心火治疗心火亢盛为主的脾胃虚弱最好，具体药物剂量要根据具体程度确定，一般都是小剂量。

【原文】

肝木妄行，胸胁痛，口苦舌干，往来寒热而呕，多怒，四肢满闭，淋溲便难，转筋，腹中急痛，此所不胜乘之也。

羌活佐 防风臣 升麻使 柴胡君 独活佐 芍药臣 甘草臣 白术佐 茯苓佐 猪苓 泽泻佐 肉桂臣 藁本 川芎 细辛 蔓荆子 白芷 石

膏　黄柏佐　知母　滑石

【讲解】

木克土，脾胃虚弱时，就会出现肝脾不和、肝木妄行，表现为胸胁疼痛，口苦，舌干，往来寒热，呕吐，易怒，四肢胀满，尿频尿急尿痛，大便困难，肌肉痉挛，腹部痉挛疼痛。治疗选药如下：

柴胡入肝经，舒肝解郁理气，还可以疏散风热解毒，入肝调肝气可以减轻胃肠积滞，为君药。臣药是防风、芍药、甘草、肉桂。经常用芍药调肝，用白芍酸苦养阴，和甘草配伍酸甘化阴。肝出现郁滞，肉桂、防风辛散郁火，"木郁达之，火郁发之"。羌活、茯苓、泽泻祛湿，淡渗利湿。藁本、川芎、细辛、蔓荆子、白芷、石膏、黄柏、知母、滑石都可以根据具体症状的不同加减使用。滑石安全无毒，祛除湿热极好，无论是小便湿热下注，还是肠道湿热都能治。《医林改错》治痢疾、腹泻就用滑石。

【原文】

肺金受邪，由脾胃虚弱，不能生肺，乃所生受病也。故咳嗽气短、气上，皮毛不能御寒，精神少而渴，情惨惨而不乐，皆阳气不足，阴气有余，是体有余而用不足也。

人参君　白术佐　白芍药佐　橘皮臣　青皮以破滞气　黄芪臣　桂枝佐桔梗引用　桑白皮佐　甘草诸酸之药皆可　木香佐　槟榔　五味子佐，此三味除客气

【讲解】

脾胃失调也会影响到肺，因为土生金，"乃所生受病也"。"咳嗽气短、气上，皮毛不能御寒"，咳嗽、气短、怕风。"精神少而渴"，神疲口渴。"情惨惨而不乐"，精神萎靡抑郁。

肺脾两虚首选人参,人参补脾胃、补肺气、益气生津、填精补髓、补肾。臣药是橘皮、黄芪,黄芪补肺气、补脾气,橘皮健脾、化痰湿、清热。中药教材后面都附有现代药理研究,治乳痈用陈皮,热毒郁结型的痈脓也可用。

佐药有白术、白芍药,这里面明确是白芍。青皮,破气的效果比陈皮强。另外还有佐药桂枝、桑白皮、木香、槟榔、五味子。"客气",外来的邪气。五味子收敛、解渴还能祛邪,有人认为五味子容易敛邪入内、闭门留寇,这个说法太牵强。只有罂粟壳和那些西药镇咳药才是这样子的,五味子、乌梅不是这种药。桔梗引经,它能清肺、化痰、止渴、消痈排脓。我们在用药的时候,一定要有君臣佐使的思路。

【原文】

肾水反来侮土,所胜者妄行也。作涎及清涕,唾多,溺多,而恶寒者是也。土火复之,及三脉为邪,则足不任身,足下痛,不能践地,骨乏无力,喜睡,两丸冷,腹阴阴而痛,妄闻妄见,腰脊背胛皆痛。

干姜君　白术臣　苍术佐　附子佐炮,少许　肉桂佐去皮,少许　川乌头臣　茯苓佐　泽泻使　猪苓佐

【讲解】

肾水侮土,症见涎多、清涕、唾多、尿量多、恶寒者等一派水寒征象。土代表脾胃,火代表心,肾为水,土火病变影响到水就是脾心病变影响到肾。三脉指督脉、任脉、冲脉。当脾心肾及督脉任脉冲脉都病时就会出现站立无力、脚底疼痛不敢走路、神疲乏力、唾液多、睾丸冷、腹痛隐隐、幻听、幻视、腰背肩胛疼痛。心藏神,肾藏志,前面讲过李东垣见到妄闻妄见用知柏。前面讲的有热象用知柏,现在寒象用干姜、白术、茯苓,加一味甘草就是干姜苓术汤。张仲景《金匮要略·五脏风寒积聚病脉证并治》篇"肾着之病,其人身体重,腰中冷,如坐水中,形如水状,反不渴"用肾着汤,就是甘姜苓术汤。

干姜入脾胃。因为脾胃虚弱,又有肾水泛滥,以干姜为主药,以白术为

臣药。寒气重,用川乌头、附子和肉桂。苍术健脾燥湿除痹为佐药,加茯苓、泽泻、猪苓利水。

【原文】

夫饮食入胃,阳气上行,津液与气,入于心,贯于肺,充实皮毛,散于百脉。脾禀气于胃,而灌溉四旁,荣养气血者也。今饮食损胃,劳倦伤脾,脾胃虚则火邪乘之,而生大热,当先于心分补脾之源,盖土生于火,兼于脾胃中泻火之亢甚,是先治其标,后治其本也。

【讲解】

吃进去的饮食进入胃以后,随着阳气上行,津液和气走到心,再到肺,通过肺到全身的皮毛,散于百脉。脾是从胃这儿得到精微之气,再向周围布散,脾协助胃运化水谷精微。吃坏了容易损伤胃,过度劳倦损伤脾,脾胃虚之后外来的火邪容易侵害人体,就会发热。心属火,火生土,补心火就是补益脾土,在补益脾胃的基础上加祛除火邪的药物,要先治标再治本。

【原文】

且湿热相合,阳气日以虚,阳气虚则不能上升,而脾胃之气下流,并于肾肝,是有秋冬而无春夏。春主升,夏主浮,在人则肝心应之。弱则阴气盛,故阳气不得经营。

【讲解】

湿热为患,容易损伤人体阳气,阳气逐渐虚损则阳气不能上升。"脾胃之气下流,并于肾肝"就是中气下陷合并肝肾阳虚,表现出生机萎靡的有秋冬无春夏状态,春升夏浮,春与肝对,夏与心对。心肝阳气虚弱,阳气的功能就会不足,所以生机不旺。

【原文】

经云:阳本根于阴,惟泻阴中之火,味薄风药升发以伸阳气,则阴气不病,阳气生矣。传云:履端于始,序则不愆,正谓此也。

【讲解】

阴阳互根,阳气以阴为根本,只有泻阴中之火,用味薄的祛风药升散阳气,阴气才会恢复,阳气才能生长。

"履端于始,序则不愆"是说如果一开始就做对了,一步一步下来就不会出错。

【原文】

《四气调神大论》云:"天明则日月不明,邪害空窍,阳气者闭塞,地气者冒明,云雾不精,则上应白露不下"。在人则缘胃虚,以火乘之。脾为劳倦所伤,劳则气耗,而心火炽动,血脉沸腾,则血病,而阳气不治,阴火乃独炎上,而走于空窍,以至燎于周身,反用热药以燥脾胃,则谬之谬也。

【讲解】

"天明",指雾蒙蒙的天、阴霾天,只有雾蒙蒙的天才看不到日月。"明",左日右月,早晨太阳在左边,月亮在右边,所以明是黎明时候的状态。邪气像阴霾一样把天空笼罩了,阳光不能透照下来,地之湿气往上冒,云雾更重。白露节气水汽形成水滴,如果天气不够冷,就不能形成水滴,而成迷雾。在人体内是因为胃虚导致九窍出现问题。劳倦伤脾,劳倦伤气,心火妄动,血脉热壅,则血分生病,阳气不能发挥正常作用,阴火就上炎,引起头面孔窍的火热症状,严重时全身都有火热的病状。如果用热药来除湿这就是严重的错误。

【原文】

胃乃脾之刚,脾乃胃之柔,表里之谓也。饮食不节,则胃先病,脾无所禀而后病;劳倦则脾先病,不能为胃行气而后病。其所生病之先后虽异,所受邪则一也。胃为十二经之海,十二经皆禀血气,滋养于身,脾受胃之禀,行其气血也。脾胃既虚,十二经之邪,不一而出。假令不能食而肌肉削,乃本病也。其右关脉缓而弱,本脉也。

【讲解】

胃是阳脏,脾是阴脏,脾胃互为表里。胃病因饮食不节,胃病之后脾也病。劳倦伤脾,脾病后胃也病。脾胃生病有先后,但外受病邪都是一样的。十二经所需的营养物质都是由胃提供的,饮食进入胃化生水谷精微由脾再到十二经。脾胃虚弱,十二经感受的外邪都会先后出现。不能吃、肌肉消瘦这是脾胃的病,右侧关脉弱是脾胃病的本脉。

【原文】

而本部本证脉中兼见弦脉,或见四肢满闭,淋溲便难,转筋一二证,此肝之脾胃病也。当于本经药中,加风药以泻之。本部本证脉中兼见洪大,或见肌热,烦热,面赤而不能食,肌肉消一二证,此心之脾胃病也。当于本经药中,加泻心火之药。本部本证脉中兼见浮涩,或见气短、气上,喘咳、痰盛,皮涩一二证,此肺之脾胃病也。当于本经药中,兼泻肺之体,及补气之药。本部本证脉中兼见沉细,或见善恐欠之证,此肾之脾胃病也,当于本经药中,加泻肾水之浮,及泻阴火伏炽之药。

【讲解】

弦脉,四肢肿胀,小便淋漓不畅,大便困难,或者转筋,肝主筋,脾胃病兼有肝病,是肝病突出的脾胃病,在补益脾胃的方子里加用风药泻肝。

脉洪大,发热,面红,不能食,脾胃病兼有心火旺,需要在补益脾胃方药中加用泻心火的药。

脉浮脉涩,或气短、咳嗽、喘、痰多、皮肤干涩,这是脾胃病兼肺病,需要在补益脾胃方药中加用泻肺邪及补肺正气的药。

脉细、脉沉,容易害怕,打哈欠多,这是脾胃病兼有肾病,需要在补益脾胃的方中加用调肾的药,或补肾利水、或泻阴火。

【原文】

经云:病有逆从,治有反正,除四反治法,不须论之。其下云:惟有阳明、厥阴,不从标本,从乎中也。其注者,以阳明在上,中见太阴,厥阴在上,中见少阳为说,予独谓不然,此中,非中外之中也,亦非上中之中也,乃不定之辞,盖欲人临病消息,酌中用药耳。

以手足阳明、厥阴者,中气也,在卯酉之分,天地之门户也。春分、秋分,以分阴阳也,中有水火之异者也。况手厥阴为十二经之领袖,主生化之源;足阳明为十二经之海,主经营之气,诸经皆禀之。言阳明、厥阴与何经相并而为病,酌中以用药,如权之在衡,在两,则有在两之中;在斤,则有在斤之中也。所以言此者,发明脾胃之病,不可一例而推之,不可一途而取之,欲人知百病皆由脾胃衰而生也,毫厘之失,则灾害立生。假如时在长夏,于长夏之令中立方,谓正当主气衰而客气旺之时也。后之处方者,当从此法,加时令药,名曰补脾胃泻阴火升阳汤。

【讲解】

"病有逆从",人生病以后的临床表现有的和疾病本质一致,有的和疾病本质不一致。比如有热证表现出热象,寒证表现出寒象,这是"从"。如果热证表现出寒象,或者寒证表现出热象,这是"逆"。"治有反正",当疾病本质属性与症状属性不同时采用"从者反治",即选择与症状相同属性的药物治疗叫反治,例如热证寒象用寒凉药、寒证热象用温热药、虚证实象用补益药、实证虚象用泻药。当疾病本质属性与症状属性相同时采用"逆者正治",即选择与症状不同属性的药物治疗叫正治,例如热证热象用寒凉药、寒证寒象用温热药、虚证虚象用补益药、实证实象用泻药。可见,无论正治也好,反治也罢,本质上都是辨证施治。"除四反治法,不须论之",四种反治法需要说明一下,四种正治法不须详细解释。

"惟有阳明、厥阴,不从标本,从乎中也",前面讲的"逆从"都是相对于"标"来讲的,只有阳明、厥阴在治疗时不按标本逆从,要用"遵中"的原则来治疗。

"其注者,以阳明在上,中见太阴,厥阴在上,中见少阳为说,予独谓不然",历代注解者认为,阳明病要从太阴治疗、厥阴病要从少阳治疗,但李东垣不认可这种解释。"此中,非中外之中也,亦非上中之中也,乃不定之辞,盖欲人临病消息,酌中用药耳",李东垣认为这里讲的"中"既不是里外的里(中),也不是上中下的中,"中"不是固定的,是要诊治疾病时仔细斟酌用药,做到无偏。中国文化的核心就是"中和",不管是寒者热之、热者寒之、虚者补之、实者泻之,最终要达到的目标就是"和"。

"以手足阳明、厥阴者,中气也,在卯酉之分,天地之门户也",手足阳明和厥阴本身就是中,厥阴对应卯时,阳明对应酉时,卯时天要亮了,酉时天要黑了,这两个时辰像开启天地的门户,都是日夜转化的"中"间时辰。"春分、秋分,以分阴阳也,中有水火之异者也",春分、秋分是一年四季的阴阳分界点(中),这两天白天黑夜一样长,这"中"里也有阴阳的不同,春分是由阴转阳变暖,秋分是由阳转阴变凉。

"况手厥阴为十二经之领袖,主生化之源;足阳明为十二经之海,主经营之气,诸经皆禀之",是讲手厥阴心包经统领十二经,主宰人体一切生长变化。足阳明胃经为十二经之气血津液的来源,主宰人体营养的来源,十二经脉之气血全部源于足阳明胃。

"言阳明、厥阴与何经相并而为病,酌中以用药,如权之在衡,在两,则有在两之中;在斤,则有在斤之中也"。这句话是讲,如果阳明经、厥阴经与其他经一起生病,就要全面考虑权衡,斟酌用药到合适。"权"是秤砣,"衡"是秤杆,权衡调整平衡。

"所以言此者,发明脾胃之病,不可一例而推之,不可一途而取之",之所以谈以上这些,就是要明白地告诉大家,脾胃病也不都是一样的,所以也不可以用一种办法全部解决。"欲人知百病皆由脾胃衰而生也,毫厘之失,则灾害立生",李东垣是想让大家明白,百病都是由脾胃衰弱导致的,如果不仔细辨识治疗脾胃虚弱,疾病就会越治越糟。脾胃一病百病由生,这是李东垣的主要医学思想。

"假如时在长夏,于长夏之令中立方,谓正当主气衰而客气旺之时也。后之处方者,当从此法,加时令药,名曰补脾胃泻阴火升阳汤",脾土应长夏湿热,长夏时节脾胃虚弱遭遇外来湿热应该怎样遣方用药,李东垣针对这种情况,拟定了补脾胃泻阴火升阳汤。以后治疗脾胃虚弱导致的各种疾病,都要按照这个原则,根据不同时令加减。这就提示我们:补脾胃泻阴火升阳汤是李东垣脾胃论的核心处方,必须给予足够的重视。

【原文】

补脾胃泻阴火升阳汤

柴胡一两五钱　甘草炙　黄芪臣　苍术泔浸,去黑皮,切作片子,日曝干,锉碎炒　羌活以上各一两　升麻八钱　人参臣　黄芩以上各七钱　黄连去须,酒制,五钱炒,为臣为佐　石膏少许,长夏微用,过时去之,从权

【讲解】

需要注意的是柴胡是该方中剂量最大的!

李东垣的方子里一般有君臣佐使,这里面没有标识,根据前面讲过脾胃本病主药为白术。我觉得苍术当为君药,因为苍术、白术健脾化湿,苍术化

湿的能力更强,长夏湿气最重。

黄芪、人参补脾胃,黄连泻阴火,三药为臣药。

炙甘草补脾胃。

黄芩、黄连、石膏泻阴火。

柴胡、升麻、羌活升阳。

"石膏少许,长夏微用,过时去之,从权",石膏清热,夏天加入,不是夏天就不用。"从权",要根据具体情况调整用量。

我的临床体会,脾胃虚弱外受湿热,不管是人体上中下哪个部位,都可以使用补脾胃泻阴火升清阳汤。

【原文】

上件哎咀,每服三钱,水二盏,煎至一盏,去粗,大温服。早饭后、午饭前,间日服。服药之时,宜减食,宜美食。服药讫,忌语话一二时辰许,及酒、湿面、大料物之类,恐大湿热之物,复助火邪而愈损元气也。亦忌冷水及寒凉淡渗之物及诸果,恐阳气不能生旺也。宜温食及薄滋味,以助阳气。大抵此法此药,欲令阳气升浮耳,若渗泄淡味,皆为滋阴之味,为大禁也。虽然,亦有从权而用之者。如见肾火旺及督、任、冲三脉盛,则用黄柏、知母,酒洗讫,火炒制加之,若分两则临病斟酌,不可久服,恐助阴气而为害也。小便赤或涩,当利之,大便涩,当行之,此亦从权也,得利,则勿再服。此虽立食禁法,若可食之物,一切禁之,则胃气失所养也,亦当从权而食之,以滋胃也。

【讲解】

"上件哎咀"就是以上各药弄碎。

"每服三钱"每次服用的生药量10g,水煎,趁热服。"盏",浅碗。

"早饭后、午饭前,间日服",早饭后服药一次,午饭前服药一次,两次剂量也就20g。而且要求隔日用药,实际平均一天用药才10g。这正是李东垣四两拨千斤的体现。

"服药之时，宜减食，宜美食"，喝药期间食量要减少，还要吃精致的饮食。

"服药讫，忌语话一二时辰许，及酒、湿面、大料物之类，恐大湿热之物，复助火邪而愈损元气也"，服完药，要两到四个小时禁语，并且禁酒、湿面（汤面）和大料等物，因为湿热的东西会助火邪伤元气。

"亦忌冷水及寒凉淡渗之物及诸果，恐阳气不能生旺也"，生冷损伤阳气，所以忌冷水、寒凉利尿的药物和食物（如苦瓜、冬瓜等）。

"宜温食及薄滋味，以助阳气"，宜吃温热的清淡饮食，帮助阳气升发。

"大抵此法此药，欲令阳气升浮耳"，该方的治疗目的就是促进阳气升腾、向外布散。大地温暖，植物才可以生长，阳气发动人才能生机勃勃。

"若渗泄淡味，皆为滋阴之味，为大禁也"，渗泄淡味都是助阴抑阳的药物，对于脾胃虚弱是大忌。"虽然，亦有从权而用之者"，临床也需根据具体情况，需要时也可以用。

"如见肾火旺及督、任、冲三脉盛，则用黄柏、知母，酒洗讫，火炒制加之"，肾虚火旺可以加用酒洗火炒炮制过的黄柏、知母。"若分两则临病斟酌"，用量要根据病情考虑。"不可久服"，不可久用，"恐助阴气而为害也"，使用时间不可以太长，否则助阴寒伤阳气。

"小便赤或涩，当利之，大便涩，当行之，此亦从权也"，小便黄赤、尿道涩痛，要加利尿药。大便不通可用通便药，这都是从权的变法。"得利，则勿再服"，只要大小便通畅了，这些药就不要再服。

"此虽立食禁法，若可食之物，一切禁之，则胃气失所养也，亦当从权而食之，以滋胃也"，这里讲了饮食禁忌，但不可以禁食过严，否则胃也会失去饮食的滋养，亦可以从权使用某些饮食。

以上都是补脾胃泻阴火升阳汤的使用细节，必须给予足够重视。否则，即便药物用对了，临床疗效也不一定好。

第四讲 | 肺之脾胃虚论

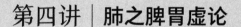

【原文】

脾胃之虚,怠惰嗜卧,四肢不收,时值秋燥令行,湿热少退,体重节痛,口苦舌干,食无味,大便不调,小便频数,不嗜食,食不消。兼见肺病,洒淅恶寒,惨惨不乐,面色恶而不和。乃阳气不伸故也,当升阳益胃,名之升阳益胃汤。

【讲解】

"脾胃之虚"表现为神疲乏力,老想躺着,四肢没劲儿。正当秋燥时节,湿热最盛的长夏季节刚刚过去,身体觉得沉重,关节疼痛,口苦舌干,口腔干燥,唾液减少,口腔的抵抗力降低的,细菌、病毒就容易侵入,出现口苦。味觉减退,吃饭没有味道。大便有时干有时稀。秋天容易腹泻,吃得不好容易拉肚子,秋燥时也会便秘。天一冷不出汗尿就多,小便频数。不思饮食,消化不良。

"兼见肺病"表现有:像往身上洒了水一样觉得冷,精神抑郁,脸色黄黯。

"乃阳气不伸故也"是讲阳气不能布散到皮肤体表。治疗应当升阳益胃,用"升阳益胃汤"。

【原文】

升阳益胃汤

黄芪二两　半夏汤洗,此一味脉涩者宜用　人参去芦　甘草炙,以上各一两防风以其秋旺,故以辛温泻之　白芍药　羌活　独活以上各五钱　橘皮连瓤,四钱　茯苓小便利、不渴者勿用　泽泻不淋勿用　柴胡　白术以上各三钱　黄连二钱

【讲解】

该方黄芪的剂量最大,黄芪应该是生黄芪。

"半夏汤洗",用热水洗一下。脉涩作为半夏的适应证,这点在任何的中药书里面都没谈,半夏祛痰,多认为脉滑苔腻才应该使用。

"人参去芦",人参的芦头要去掉,吃完后可能恶心,现在的研究认为芦头不去影响也不大。

"防风以其秋旺,故以辛温泻之",秋天收气较旺,防风辛温发散,泻秋凉之气

"茯苓,小便利、不渴者勿用",小便通畅、没有口渴,不用茯苓,因为李东垣认为茯苓是一个利尿药。这一点我不同意李东垣,因为茯苓不是利尿药,健脾之后体内多余的水分才能尿出去。如果体内没有多余水分,吃上茯苓也利不出尿。

"泽泻,不淋勿用",说明泽泻是治淋专药,升阳益胃汤适应证有尿痛。泽泻不仅治疗淋证,其他内伤疾病用得也多。《神农本草经》中泽泻主消渴,口渴多饮用泽泻。

黄芪、白术、人参、茯苓、炙甘草、陈皮、芍药:补脾胃肺气;

防风、羌活、独活、柴胡:升阳气;

黄连、泽泻、白芍:泻阴火。

【原文】

何故秋旺用人参、白术、芍药之类反补肺,为脾胃虚则肺最受病,故因时而补,易为力也。

【讲解】

"何故秋旺用人参、白术、芍药之类反补肺",秋旺肺脾两虚,要用人参、白术、芍药补肺。秋旺,金气旺,肺气也旺,怎么还要补肺呢?因为脾胃虚了,肺最容易得病,土生金,所以要补肺和补脾。"故因时而补,易为力也",就是顺势而为,容易起效。

【原文】

上㕮咀,每服三钱,生姜五片,枣二枚,去核,水三盏,同煎至一盏,去粗,温服,早饭、午饭之间服之,禁忌如前。其药渐加至五钱止。服药后,如小便罢而病增剧,是不宜利小便,当少去茯苓、泽泻。

【讲解】

以上药物粉碎,每次10g左右,生姜五片,大枣两个,水煎温服,温服有利于把阳气发散出来。

服药时间为早饭和午饭之间,当为借助一天之内阳气上升之力来升阳。

禁忌同前。禁忌如补脾胃泻阴火升阳汤。

药物剂量逐渐增加至15g左右。服药后,如果小便罢而病增剧(恶寒加重),李东垣认为是茯苓泽泻利尿导致的,应当减少茯苓泽泻的用量。

【原文】

若喜食,初一二日不可饱食,恐胃再伤,以药力尚少,胃气不得转运升发也,须薄滋味之食,或美食,助其药力,益升浮之气,而滋其胃气也。慎不可淡食,以损药力,而助邪气之降沉也。可以小役形体,使胃与药得转运升发,慎勿大劳役,使气复伤。若脾胃得安静尤佳。若胃气少觉强壮,少食果,以助谷药之力。经云:五谷为养,五果为助者也。

【讲解】

在药物作用还未充分表现出来之前,胃的转运升发功能还不行,即便是食欲好转,服药头一两天也不可以饱食,以免再伤胃气。必须清淡饮食,或饮食要精细一些,这样可以使药力增强,加强升浮阳气、滋养胃气。切记不能吃淡的,没盐的,减低药物效力,帮助寒邪沉降。应该稍微干点活,让身体活动活动,帮助胃气恢复,促进药物转运,但不可以干重活以免造成脾胃之气再伤。少吃少劳累保持脾胃安静最好。

如果胃气感觉稍微好一些,就可以吃点水果,但是不能多吃。吃点水果可以帮助水谷和药物的作用。"谷"是饭,药是升阳益胃汤。这是《黄帝内经》"五谷为养,五果为助者"的具体应用。

我曾经在临床上遇到过一个很特殊的病人,他整个食管蠕动都有问题,蠕动很弱,没有节律。刚开始按照经典的中医辨证用了好多药,效果都不明显。食管是肺系和胃之间的器官,蠕动减弱而且不协调,补肺又补脾胃就能使中间的异常得到纠正。于是用上升阳益胃汤,一周之后,他告诉我这次的药特别管事儿。所以在临床用方的时候,遇到一些疾病要找思路,就要搞清楚方子的真正机制。

我给升阳益胃汤编了一个方歌"升阳益胃用四君,芪夏柴泽连姜参,羌独橘芍枣防风,秋燥肺脾两虚珍",供大家参考。

第五讲 │ 君臣佐使法

《君臣佐使法》这篇文章非常重要,里面讲了李东垣好多用药经验,还有君臣佐使的确定原则。如果这些东西能背下来,临床看病疗效就会好很多。

【原文】

《至真要大论》云:"有毒无毒,所治为主"。主病者为君,佐君者为臣,应臣者为使。一法,力大者为君。凡药之所用,皆以气味为主,补泻在味,随时换气。气薄者,为阳中之阴,气厚者,为阳中之阳;味薄者,为阴中之阳,味厚者,为阴中之阴。辛、甘、淡中热者,为阳中之阳,辛、甘、淡中寒者,为阳中之阴;酸、苦、咸之寒者,为阴中之阴,酸、苦、咸之热者,为阴中之阳。夫辛、甘、淡、酸、苦、咸,乃味之阴阳,又为地之阴阳也;温、凉、寒、热,乃气之阴阳,又为天之阴阳也。气味生成,而阴阳造化之机存焉。一物之内,气味兼有,一药之中,理性具焉,主对治疗,由是而出。假令治表实,麻黄、葛根;表虚,桂枝、黄芪。里实,枳实、大黄;里虚,人参、芍药。热者,黄芩、黄连;寒者,干姜、附子之类为君。

【讲解】

《至真要大论》"有毒无毒,所治为主","毒"指药物的偏性,"有毒"的药指有严重偏性的药。"无毒"的药是指没有偏性的药。药性指药物的寒热温凉四气、酸苦甘辛咸五味。"所治"就是药物的适应证。在遣方用药时,根据各种药物将要发挥的治疗作用,确定哪味药为主药。

"主病者为君,佐君者为臣,应臣者为使",是讲治疗主要疾病的药(主药)就是君药,帮助君药治病的就是臣药;帮助臣药发挥作用的就是使药。还有一种讲法"力大者为君",就是说作用强的是君药。由于药物作用强弱与剂量相关,所以我认为"主病者为君"才最恰当。

"凡药之所用,皆以气味为主,补泻在味,随时换气",是讲药物的作用是由其寒热温凉四气和酸苦甘辛咸五味决定的。药物的补泻作用是由药物的味道来定的。临床用药时,不但要选择味道适宜的药物,还要随着节气选择药性适宜的药物,这就是"随时换气","时"指时令、节气。

"气薄者,为阳中之阴,气厚者,为阳中之阳;味薄者,为阴中之阳,味厚者,为阴中之阴。"在《黄帝内经》里讲气味,能够闻到嗅到的是"气",属阳,能够尝到的是"味",属阴。与《中药学》讲"气"是寒热温凉有所不同。嗅起来气味不浓烈的是阳中之阴,气味浓烈的是阳中之阳。

"辛、甘、淡中热者,为阳中之阳,辛、甘、淡中寒者,为阳中之阴;酸、苦、咸之寒者,为阴中之阴,酸、苦、咸之热者,为阴中之阳。"热性辛、甘、淡药为阳中之阳,因为"辛甘发散为阳",热又为阳。寒性辛、甘、淡药为阳中之阴。寒性酸、苦、咸药是阴中之阴,热性酸、苦、咸药就是阴中之阳。

"辛、甘、淡、酸、苦、咸,乃味之阴阳,又为地之阴阳也",辛、甘、淡为阳,酸、苦、咸为阴,是地气阴阳化生的。"温、凉、寒、热,乃气之阴阳,又为天之阴阳",温凉寒热是气的阴阳,由天气阴阳所化生。"气味生成,而阴阳造化之机存焉",每一个药物的寒热温凉都是天地阴阳造化形成的。"一物之内,气味兼有",每一物之内,既有寒热温凉的药性,又酸苦甘辛咸五味。"一药之中,理性具焉,主对治疗,由是而出",每一药物的治疗原理和四气五味都是完整统一的,其适应证也都是以此为依据的。如果选做君药,表实证用麻黄、葛根,表虚用桂枝、黄芪,里实用枳实、大黄,里虚用人参、芍药,热证用黄芩、黄连,寒证用干姜、附子。

【原文】

君药,分两最多,臣药次之,使药又次之,不可令臣过于君,君臣有序,相与宣摄,则可以御邪除病矣。如《伤寒论》云:阳脉涩,阴脉弦,法当腹中急痛。以芍药之酸,于土中泻木为君;饴糖、炙甘草甘温补脾养胃为臣。水挟木势亦来侮土,故脉弦而腹痛,肉桂大辛热,佐芍药以退寒水。姜、枣甘辛温,发散阳气,行于经脉皮毛为使。建中之名,于此见焉。

有缓、急、收、散、升、降、浮、沉、涩、滑之类非一,从权立法于后。

【讲解】

君药的分量最大,臣药分量次之,使药就更少,不可以让臣药超过君药,君臣有序,相互制衡,就可以抗邪除病。关于君药分量最多,我觉得值得商榷,如果用砒霜作为主药,量不可能多,所以君药不一定量最大,但一定是主病的药,而且在它的剂量范围内你可以选择一个偏大的剂量。

李东垣拿《伤寒论》小建中汤举例说明药物的君臣佐使配伍。"阳脉涩,阴脉弦",阳脉指的是寸脉,阴脉指的是尺脉。"法当腹中急痛",肚子痉挛疼痛。"以芍药之酸",白芍"于土中泻木为君"泻木即是泻肝,白芍是君药。"饴糖、炙甘草甘温补脾养胃为臣",甘草、饴糖甘温补养为臣药。"水挟木势亦来侮土,故脉弦而腹痛",阴寒内盛的腹痛要用肉桂,肉桂大辛大热,通过温肾散寒减轻寒水对腹痛的促进作用,起到帮助芍药的作用。姜枣甘辛温发散阳气,使阳气行于经脉皮毛之内。通过君臣佐使药物配伍发挥泻肝、散寒温、补脾胃的作用,达到中气建旺的目的。

"有缓、急、收、散、升、降、浮、沉、涩、滑之类非一,从权立法于后",药物还有"缓、急、收、散、升、降、浮、沉、涩、滑"各不相同的特性,临床应用也需要考虑进来,具体如何正确使用,下面再讲。

【原文】

如皮毛肌肉之阳不伸,无大热,不能食而渴者,加葛根五钱;燥热及胃气上冲,为冲脉所逆,或作逆气而里急者,加炒黄柏、知母;觉胸中热而不渴,加炒黄芩;如胸中结滞气涩,或有热病者,亦各加之。如食少而小便少者,津液

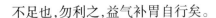

不足也,勿利之,益气补胃自行矣。

【讲解】

"如皮毛肌肉之阳不伸",皮毛肌肉里面阳气不能往外布散,也就是阳气郁闭于皮毛肌肉。"无大热",就是低热。"不能食而渴者,加葛根五钱",葛根生津止渴。但是先要治疗"不能食"才能治渴。葛根升清止泻,葛根芩连汤治胃肠道感染效果肯定。升清就是健脾胃,可见葛根对脾胃是很好的。

"燥热及胃气上冲,为冲脉所逆,或作逆气而里急者,加炒黄柏、知母",燥热就是干热,自觉发热,皮肤干燥。胃气上冲即是嗳气。里急就是腹部痉挛疼痛。出现燥热、嗳气、腹部痉挛疼痛,加用炒黄柏、知母。高度提示,黄柏知母是治疗胃肠感染性疾病的药物,这在后面讲到的治疗肠澼下血的凉血地黄汤中得到验证,值得重视。

"觉胸中热而不渴,加炒黄芩;如胸中结滞气涩,或有热病者,亦各加之",如果胃肠病变伴有胸中热而不渴,提示胸中热可能是食管炎的表现,胸中结滞气涩当为食管炎吞咽困难,或有热病提示感染性发热,这些情况均可使用黄芩。《医林改错》里讲,如果见到胸中热,或者胸闷,用血府逐瘀汤,这是气滞血瘀所致。脾胃虚弱见有胸中热,就用小建中加黄芩,这是热邪侵犯食管所致。

"如食少而小便少者,津液不足也,勿利之,益气补胃自行矣",吃得少,尿少,是津液不足,不能用利尿方药,只需调理好脾胃,饮食增加,津液充足,尿量就恢复正常了。

【原文】

如气弱气短者,加人参,只升阳之剂助阳,尤胜加人参;恶热发热而燥渴,脉洪大,白虎汤主之;或喘者,加人参;如渴不止,寒水石、石膏各等分,少少与之,即钱氏方中甘露散,主身大热而小便数。或上饮下溲,此燥热也,气燥加白葵花,血燥加赤葵花。

【讲解】

"如气弱气短者,加人参,只升阳之剂助阳,尤胜加人参",乏力气短就加人参,用升阳之剂助阳气,比加人参还好。

"恶热发热而燥渴,脉洪大,白虎汤主之",出现怕热、发热、口渴,脉洪大,用白虎汤治疗。兼喘者加人参。如口渴不止,加用寒水石、石膏各等分,剂量要小。从这里就可以看出寒水石、石膏有止渴的功效。钱乙《小儿药证直诀》方中甘露散的主要成分即是这两味药加甘草,可以治疗高热、尿频。

"或上饮下溲,此燥热也",口渴、多饮、多尿是燥热的表现,气分燥热加白葵花,血分燥热加赤葵花。白葵花、赤葵花我没用过,这个就作为知识点先记住吧。

【原文】

如脉弦,只加风药,不可用五苓散。

如小便行病增者,此内燥津液不能停,当致津液,加炒黄柏、赤葵花。

【讲解】

如果脉弦,只加用风药,不可以使用五苓散。脉弦,从生理病理来看,是小动脉收缩,启示我们风药可以改善小动脉的阻力,可以扩张血管、降血压。出血性中风,用了风药之后症状可以改善,说明风药可以扩张血管降血压,提示我们要善于用风药治疗脉弦。五苓散增加血容量,血管阻力没有改变,脉弦更厉害,血压会进一步升高的。

小便通利,病情加重,是津液丢失的缘故,应当补充津液,加用黄柏、赤葵花。小便量多是津液丢失的途径,减少尿量就是保存津液的重要措施,这里提示黄柏、赤葵花具有减少尿量的作用,其机制可能是通过改善肾脏微循环改善了肾脏血液灌流、提高了肾小管的浓缩功能。

【原文】

如心下痞闷者,加黄连一、黄芩三,减诸甘药;不能食,心下软而痞者,甘草泻心汤则愈。痞有九种,治有仲景《伤寒论》五方泻心汤。

【讲解】

"痞"是上下不通,"心下"即剑突下、上腹部。上腹部堵塞感加黄连、黄芩,减少甘味药,甘缓容易导致壅塞。我的经验是甘草、大枣对痞满有效,但是大量应用可以加重痞满,所以只是减量使用。不过不能饮食,上腹柔软但感觉堵塞不通,用甘草泻心汤就可以了。痞有九种,治疗辨证选用仲景《伤寒论》的五个泻心汤即可。

【原文】

如喘满者,加炙厚朴。

【讲解】

喘促胸闷,加厚朴。《伤寒论》里用桂枝加厚朴杏子汤治喘,厚朴可以降胃气、通腑气、平喘、泻肺气,疗效非常确切。

【原文】

如胃虚弱而痞者,加甘草。

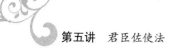

【讲解】

胃虚弱、上腹痞满，加用甘草。西药甘珀酸钠就用了甘草里的甘草次酸来治疗胃炎。

【原文】

如喘而小便不利者，加苦葶苈。小便不利者加之，小便利为禁药也

【讲解】

苦葶苈治喘、小便不利。葶苈子对于肺部感染、肺气肿、肺心病的小便不利、水肿，疗效很好。葶苈大枣泻肺汤，治疗喘而小便不利、严重水肿，有立竿见影的效果。我刚毕业时，有个肺心病心衰病人住院一周了，强心、利尿、抗感染的西药全都用上了，但还是全身高度浮肿、喘、胸腔积液、腹水、不能平卧，我就给他开了葶苈子 20g、大枣 20g 共 2 剂。结果家里人把两剂药一起熬了，病人一次喝下了。第二天早上我去查房时大吃一惊，不但不喘、四肢不肿，连胸腹水也没了。这件事告诉我葶苈子、大枣极其安全，可以放心使用。

"小便不利者加之，小便利为禁药也"，小便不利严重就用葶苈子，小便利、有喘就不用。

前几年我去西藏，带上芪苈强心胶囊预防高原反应，随行的所有人都没有出现高原反应，说明芪苈强心确实可以减轻肺水肿、改善缺氧。

【原文】

如气短气弱而腹微满者，不去人参，去甘草，加厚朴，然不若苦味泄之，而不令大便行，如腹微满而气不转加之。

【讲解】

如气短、乏力、腹微满,不去人参,但要去甘草。甘草促进消化道液体分泌,剂量大时,会使腹满加重。腹胀可以加厚朴,但不如使用适量苦味泄药,使用剂量以不腹泻为度。如果腹微满、无肠鸣,苦味药就可以加量。

【原文】

中满者,去甘草,倍黄连,加黄柏,更加三味,五苓散少许。此病虽宜升宜汗,如汗多亡阳,加黄芪。四肢烦热肌热,与羌活、柴胡、升麻、葛根、甘草则愈。

【讲解】

中满就是腹胀满,去甘草,重用黄连、黄柏。"更加三味",我始终没搞明白这三味是什么,有可能是小承气汤(大黄、厚朴、枳实),还要加用小剂量的五苓散。在《伤寒论》霍乱吐泻相关章节里用五苓散治疗吐泻。五苓散治疗任何性质的胃肠道感染都有效,所以中满不但可以加黄连、黄柏,还可以加五苓散。

"此病虽宜升宜汗,如汗多亡阳,加黄芪",李东垣是说腹胀满可以使用升阳、发汗药治疗,但在临床上我不主张这么用。胃肠道感染,大量的液体从肠道丢失,机体的反应就是怕冷、无汗,如果再用发汗,津液就更不足了。"汗多亡阳",大汗淋漓则是亡阳的原因和表现,需要用黄芪救逆。四肢觉得热、身热,加用羌活、柴胡、升麻、葛根、甘草就痊愈了。

【原文】

如鼻流清涕,恶风,或项、背、脊膂强痛,羌活、防风、甘草等分,黄芪加倍,临卧服之。

【讲解】

鼻流清涕,恶风,或项、背、脊膂疼痛,用羌活、防风、甘草等分,黄芪剂量加倍,临睡时喝。这样的服药时间有利于保暖取汗和恢复正气。

【原文】

如有大热,脉洪大,加苦寒剂而热不退者,加石膏;如脾胃中热,加炒黄连、甘草。

【讲解】

大热、脉洪大用苦寒药热不退,要加石膏,说明石膏退热疗效确切。在《医学衷中参西录》里张锡纯把石膏用到了极致,别名张石膏。脾胃有热,用黄连、甘草泻脾胃之热。

【原文】

凡治此病脉数者,当用黄柏,或少加黄连,以柴胡、苍术、黄芪、甘草,更加升麻,得汗出则脉必下,乃火郁则发之也。

【讲解】

此病是指大热、脉洪大,在此基础上还有脉数,应当加用黄柏,或加小量黄连,用柴胡、苍术、黄芪、甘草、升麻,这基本上就是补脾胃泻阴火升阳汤。服药后汗出,脉数就减下来了。机制是体内的阴火被发散出来了。

【原文】

如证退而脉数不退,不洪大而疾有力者,多减苦药,加石膏。如大便软或泄者,加桔梗,食后服之。此药若误用,则其害非细,用者当斟酌,旋旋加之。如食少者,不可用石膏。

【讲解】

如果症状没了,脉不洪大了,但脉数还在,表现为脉数有力,苦寒药的剂量要减量到最小,加用石膏。这高度提醒我们,石膏是治疗脉数有力的要药!

如大便软或泄,加用桔梗。朱良春老师在他的书里曾经讲过一个方子叫"仙桔汤",就是以仙鹤草、桔梗为主的一张方子,能治疗顽固性腹泻。"食后服之"是强调饭后吃药。我实习时有病人说吃完药后恶心,老师说把桔梗减量或者去掉就行,他告诉我桔梗多用会恶心,这可能是饭后服用的原因。李东垣这里也强调,如果不这么用药就要导致不良反应了。"用者当斟酌",就是要仔细斟酌。"旋旋加之",一点一点往上加。现代药理研究证实,桔梗能够刺激胃肠道、呼吸道黏膜分泌,出现痰多、恶心,甚至使泄泻加重。

"如食少者,不可用石膏",是讲饮食减少不能用石膏,说明石膏败胃。我熬200g石膏喝过,确实感觉到喝了以后不想吃饭。

【原文】

石膏善能去脉数疾,病退脉数不退者,不可治也。如不大渴,亦不可用。如脉弦而数者,此阴气也,风药升阳以发火郁,则脉数峻退矣。以上五法,加减未尽,特以明大概耳。

【讲解】

　　"石膏善能去脉数疾,病退脉数不退者,不可治也",是讲石膏善于治疗发热脉数,如果没有发热了,还是脉数,石膏就不适合了。这里的脉数当是脉数无力,脉数有力还是应该用的。

　　"如不大渴,亦不可用",只有大渴才可使用石膏,如果口不渴,或者渴得不厉害,也不用石膏。

　　"如脉弦而数者,此阴气也",脉弦数李东垣认为是"阴气",何谓"阴气",所言不明确,推测是外来"风寒"阴邪,导致阳气郁闭。因此应当使用祛风的药物。"风药升阳以发火郁,则脉数峻退矣",用上风药如荆芥、防风、羌活、独活、藁本、柴胡、升麻等散发火郁,郁热得去,脉数迅速就痊愈了。

　　"以上五法,加减未尽,特以明大概耳",是说以上只是讲了个大概。这里的"五法"不知所云。

第六讲 | 分经随病制方

本文讲解的内容是有关经脉疾病的遣方用药。

【原文】

《脉经》云：风寒汗出肩背痛，中风小便数而欠者，风热乘其肺，使肺气郁甚也，当泻风热，以通气防风汤主之。

【讲解】

首先告诉大家，我在《脉经》里没有找见这些文字，估计是李东垣记错了出处。

我看过其他书中的句读，都使我非常难以理解原文。以上该段文字的句读是我经过深思熟虑后标点的，只有这样才能解通这段文字，才能符合临床实际，符合李东垣医学思想。

"风寒汗出肩背痛"的意思当是遇到风寒时，出现汗出、肩背疼痛的表现。

"中风小便数而欠者"的意思是感受风邪时，出现尿频、尿量少的表现。

"风热乘其肺，使肺气郁甚也，当泻风热，以通气防风汤主之"的意思是风热袭肺导致严重肺气郁闭，治疗应当疏散风热，选用通气防风汤。

感受风寒本应无汗反而汗出，一定是内有热邪，内热盛才会遇风寒汗不止，汗多更易受风寒，导致肩背疼痛。

风热郁肺，汗出多所以尿少，尿少则容易热邪侵袭膀胱，故见尿频。

风热何以郁肺，根据李东垣的医学思想，都是源于脾胃虚弱，脾胃虚弱则肺气不足,肺气不足则易感受外邪,若风热袭肺便可导致肺气郁闭。因此治疗肺气郁闭还需从补益脾胃、疏散风热着手。通气防风汤就是符合这个指导思想的一张处方。

【原文】

通气防风汤

柴胡　升麻　黄芪以上各一钱　羌活　防风　橘皮　人参　甘草以上各五分　藁本三分　青皮　白豆蔻仁　黄柏以上各二分

上㕮咀,都作一服,水二大盏,煎至一盏,去粗,温服,食后。气盛者,宜服;面白脱色,气短者,勿服。

【讲解】

柴胡、升麻、黄芪,补脾胃升清阳益肺。羌活、防风,升清阳、化湿。橘皮、人参、甘草,补肺脾胃。藁本是风药,升清阳、除湿。青皮理气,白豆蔻温脾化湿,黄柏化湿。食后温服,李东垣用药大部分是饭后服。不管脾胃虚不虚弱,好多病人吃了药胃容易不舒服,吃饭后再喝药就没事了。"气盛",气虚不重的人适合该方。气虚严重,面白色脱,气短者不宜使用该方。

【原文】

如小便遗失者,肺气虚也,宜安卧养气,禁劳役,以黄芪、人参之类补之。不愈,当责有热,加黄柏、生地黄。

【讲解】

"小便遗失",因肺气虚,应安卧养气。"禁劳役",劳役伤脾,故少劳作。用了黄芪、人参病没好,"当责有热,加黄柏、生地黄",这属于试验性诊断。

我曾经遇到一个病人,崩漏治了一年多就是不好,刚开始用温经汤和少腹逐瘀汤效果都不好,两个温药都不好使,考虑是阴虚有热,改用女贞子、生地、旱莲草、黄芩、大黄后,三剂药就止血了。

【原文】

如肩背痛,不可回顾,此手太阳气郁而不行,以风药散之。

如脊痛项强,腰似折,项似拔,上冲头痛者,乃足太阳经之不行也,以羌活胜湿汤主之。

羌活胜湿汤

羌活　独活以上各一钱　甘草炙　藁本　防风以上各五分　蔓荆子三分川芎二分

上件吹咀。都作一服,水二盏,煎至一盏,去粗,温服,食后。

【讲解】

肩背痛,不能够扭头往后看,是手太阳经的经气不畅通,要用风药治疗。

颈项僵硬疼痛,整个脊背疼痛,腰痛如折,脖子像被抻了疼痛,上冲头痛,这是足太阳经经络不通,要用羌活胜湿汤。

羌活、独活是主药,祛风寒、止痹痛。甘草甘缓补中,藁本、防风祛风,藁本去巅顶之风,蔓荆子清利头目。我研究翻遍所有文献发现蔓荆子能治疗脑鸣,说明可以改善大脑功能。川芎是治头痛的圣药,能理气活血,使气血通畅。

【原文】

如身重,腰沉沉然,乃经中有湿热也,更加黄柏一钱,附子半钱,苍术二钱。

【讲解】

如果有身重腰沉,是经脉湿热阻滞气血,可加黄柏除湿热,加苍术附子除湿,一般大夫不会这样寒热并用。祛湿有两途,湿遇热可燥化,湿遇寒可水化从尿出,寒热并用则相反相成。

【原文】

如腿脚沉重无力者,加酒洗汉防己半钱,轻则附子,重则川乌头少许,以为引用而行经也。

【讲解】

如果腿脚沉重无力,加用防己祛湿热通经络,附子、乌头温散寒湿。治病选药时,既要考虑归经,又要考虑功效才行。

【原文】

如卧而多惊,小便淋溲者,邪在少阳、厥阴,亦用太阳经药,更加柴胡半钱。如淋,加泽泻半钱。此下焦风寒二经合病也。经云:肾肝之病同一治,为俱在下焦,非风药行经不可也。

【讲解】

睡觉时惊醒,尿频、尿急、尿痛,这是泌尿系感染。小孩发烧的时候,就特别容易惊醒,严重点儿就抽风了。这是病邪在少阳厥阴的表现,可加柴胡。泌尿系症状严重,加泽泻半钱。"经云:肾肝之病同一治,为俱在下焦,非风药行经不可也",这句话的意思下焦肝肾致病一定要用风药来疏通经络,但这句话并不见于《黄帝内经》。

【原文】

如大便后有白脓,或只便白脓者,因劳役气虚,伤大肠也,以黄芪人参汤补之;如里急频见者,血虚也,更加当归。

【讲解】

如果大便后有白色黏胨状物,或便出物全是白胨,是过劳伤气,大肠气虚所致,用黄芪人参汤补气即可,如果腹部痉挛疼痛,这是血虚,再加当归即可。

这里描述的疾病多见于慢性痢疾、结肠炎。当归对大肠疾病疗效肯定,参看后边的凉血地黄汤等便知。

【原文】

如肺胀,膨膨而喘咳,胸高气满,壅盛而上奔者,多加五味子,人参次之,麦门冬又次之,黄连少许。

【讲解】

"肺胀",就是肺气肿,胸闷咳喘,胸廓胀满、呼吸困难。多用五味子、人参、麦冬,稍加黄连。古书上有张方子叫皱肺丸,就是把肺胀皱缩了,主要成分就是五味子。

【原文】

如甚则交两手而瞀者,真气大虚也,若气短,加黄芪、五味子、人参;气盛,加五味子、人参、黄芩、荆芥穗;冬月,去荆芥穗,加草豆蔻仁。

【讲解】

咳喘严重者可见病人两手按住胸口、头昏,这是真气大虚。如果气短,加黄芪、五味子、人参;胸部满闷气促,加五味子、人参、黄芩、荆芥穗。"气短"是气不够用,"气盛"是呼吸气粗,说明有感染,需要加祛风除热药。冬天不用荆芥穗防止耗散阳气,加草豆蔻仁温中散寒。

【原文】

如嗌痛颔肿,脉洪大,面赤者,加黄芩、桔梗、甘草各五分。

【讲解】

咽喉疼痛、下颌肿胀,脉洪大,面红赤,热邪上犯咽喉,加黄芩、桔梗、甘草清热解毒。

【原文】

如耳鸣目黄,颊颔肿,颈、肩、臑、肘、臂外后廉痛,面赤,脉洪大者,以羌活、防风、甘草、藁本通其经血,加黄芩、黄连消其肿,以人参、黄芪益其元气而泻其火邪。如脉紧者,寒也,或面白善嚏,或面色恶,皆寒也,亦加羌活等四味,当泻足太阳,不用连、芩,少加附子以通其脉;面色恶,多悲恐者,更加桂、附。

【讲解】

临床可以耳鸣、目黄、面颊下颌肿胀、颈肩疼痛、肘臂疼痛、前臂后外侧疼痛这种疾病,多是感受外邪导致,可用羌活、防风、甘草、藁本通经活络。如果见到面红赤、脉洪大说明热邪较重,前面四药再加黄芩、黄连清热解毒消肿;加人参、黄芪补元气泻火邪。如果脉紧、或面白、喷嚏多,都是寒象,也是用羌活、防风、甘草、藁本,祛足太阳风寒之邪,不用黄连、黄芩,稍加附子温通经脉。面色晦暗色白、善悲易恐,加肉桂、附子。

【原文】

如便白脓,少有滑,频见污衣者,气脱,加附子皮,甚则加米壳;如气涩者,只以甘药补气,当安卧不语,以养其气。

【讲解】

频频大便白脓,易解,这是气脱重症,加附子皮,严重的加米壳。这个是慢性痢疾还是慢性结肠炎不好判断,没有发热,也没有里急后重,更可能是慢性结肠炎。"气涩"如果大便不太顺畅,只需要用甘味药补气,还应该静卧不语以养正气。

第七讲｜用药宜禁论

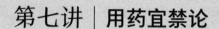

"用药宜禁"，什么情况下适宜用什么，什么情况下不能用什么。经常会遇到病人问有忌口什么的，这篇就是李东垣给出的答案。

【原文】

凡治病服药，必知时禁、经禁、病禁、药禁。夫时禁者，必本四时升降之理，汗、下、吐、利之宜。大法春宜吐，象万物之发生，耕耨科斫，使阳气之郁者易达也。夏宜汗，象万物之浮而有余也。秋宜下，象万物之收成，推陈致新，而使阳气易收也。冬周密，象万物之闭藏，使阳气不动也。

【讲解】

"治病服药"，必须要知道的有四禁，"时禁、经禁、病禁、药禁"。

"夫时禁者"，就是时令、节气应该注意的问题。"必本四时升降之理"，要遵从自然界四时升降的规律来选择汗、下、吐、利之法。

"大法"是一般的规律，春天宜用吐法。"象万物之发生，耕耨科斫，使阳气之郁者易达也"，好比春天万物生长发生时，通过犁地、除草、挖坑、砍掉枯枝，能够使郁抑的阳气外达。这点我不能够认同，因为人的阳气生发不能靠吐来促进，从没有见过通过催吐能够身体健壮者。

"夏宜汗"，夏天适宜用汗法。夏天本来外面热，体内也容易有郁热，出汗内热就没了。"象万物之浮而有余也"，体内的产热很大，出汗退热最快。虽然通过物理传导、对流，就可以把热带走，但是物理带不走的只能靠出汗。

"秋宜下，象万物之收成，推陈致新，而使阳气易收也"，是讲秋天适宜下法,好比万物长成熟,旧的即将过去,新的已经形成,可使阳气收藏而不耗散。但是下法伤人体阳气,所以我也不主张秋天用泻法损人阳气。

"冬周密,象万物之闭藏,使阳气不动也",是讲冬天不使皮肤出汗而使小便通利,这样便于人体阳气潜藏。

【原文】

经云:夫四时阴阳者,与万物浮沉于生长之门,逆其根,伐其本,坏其真矣。

【讲解】

一年四季阴阳的变化,与自然界万物的变化是相应的,所以万物必须得顺应四时,否则就会失去生长的根本条件以致不能生存。

人和自然界的其他变温动物不一样,蛇、蜥蜴是变温动物,天暖就出来,天冷就冬眠,真正"与万物浮沉于生长之门"。人是恒温动物,必须保持在恒温的范围内才能生存下来,所以不能完全按照春天用吐法、秋天用下法来治疗疾病。

【原文】

又云:用温远温,用热远热,用凉远凉,用寒远寒,无翼其胜也。故冬不用白虎,夏不用青龙,春夏不服桂枝,秋冬不服麻黄,不失气宜。如春夏而下,秋冬而汗,是失天信,伐天和也。有病则从权,过则更之。

【讲解】

天气温暖就不要用温药,天气热就不要用热药,天凉不要用凉药,天寒不要用寒药,以免加重外界四时寒热温凉对人体的伤害。所以冬天不用白虎汤,夏天不用青龙汤,春夏不服桂枝,秋冬不服麻黄,不要违背人体阴阳的变化规律。冬天不用白虎汤,但该用还得用,而不是看天气,只是说冬天用白虎汤要慎重,夏天用大青龙、小青龙要慎重。春夏一般不用具有升散所用的桂枝,秋冬不服具有发汗作用的麻黄。总之,四时之气不能违背。如果春夏万物都在生长,人体也是生机勃勃时使用下法,秋冬人体阳气应该收藏时却使用汗法,都违背了生理,失去了天性,不合时宜,这就是"伐天和"。

"有病则从权,过则更之",有病就不一样,该用白虎汤冬天也得用。所以,也不是一成不变的,要因证而变。

【原文】

经禁者,足太阳膀胱经为诸阳之首,行于背,表之表,风寒所伤则宜汗,传入本则宜利小便;若下之太早,必变证百出,此一禁也。足阳明胃经,行身之前,主腹满胀,大便难,宜下之,盖阳明化燥火,津液不能停,禁发汗、利小便,为重损津液,此二禁也。足少阳胆经,行身之侧,在太阳、阳明之间,病则往来寒热,口苦胸胁痛,只宜和解;且胆者,无出无入,又主发生之气,下则犯太阳,汗则犯阳明,利小便则使生发之气反陷入阴中,此三禁也。三阴非胃实不当下,为三阴无传本,须胃实得下也。分经用药,有所据焉。

【讲解】

不同的经脉应该怎么用药呢?

足太阳膀胱经为诸阳之首,行于背部,是表中之表,膀胱经伤了风寒,最适宜用汗法。传到膀胱应利小便,保持小便的通畅。一般在所有感染性疾病的初期,机体的抵抗力还是比较强的,用了泻法就把抵抗力给降低了,所以太阳经感受风寒用下法太早,必然引邪入里,变证百出,这是第一禁忌。

足阳明胃经循行人体之前,病后可见腹满胀、大便难,宜用通里攻下法治疗。阳明热盛津伤化燥,不能用汗法,也不能利小便,因为津液会丢失更多。这是第二禁忌。

足少阳胆经循行在身体的两侧,在太阳经和阳明经之间,发病则往来寒热、口苦、胸胁痛,只宜用和解治疗。说胆没有出也没有入,这是不对的。胆主人体的生发之气,用下法就犯了太阳的禁忌,汗法则犯了阳明的禁忌,利小便则易损人体的生发之气,因此,少阳病禁用发汗、泻下、利小便治疗,这是第三禁忌。

三阴经的病,如果不是"胃家实",一般不用下法。因为到了三阴经就不再深入传变,必须出现大便不通才可使用下法治疗。

"分经用药,有所据焉"是讲,分经用药,都必须辨证选药。

【原文】

病禁者,如阳气不足,阴气有余之病,则凡饮食及药,忌助阴泻阳。诸淡食及淡味之药,泻升发以助收敛也;诸苦药皆沉,泻阳气之散浮;诸姜、附、官桂辛热之药,及湿面、酒、大料物之类,助火而泻元气;生冷、硬物损阳气,皆所当禁也。如阴火欲衰而退,以三焦元气未盛,必口淡淡,如咸物亦所当禁。

【讲解】

病禁是讲根据疾病的阴阳属性,应该如何禁忌。

如果阳气虚弱、阴寒气盛,不管饮食还是用药,禁忌助阴寒伤阳气的饮食和药物。具体讲就是:由于各种淡味食品及药物能泻升发之气且助收敛之气,所以阳虚阴盛的疾病不要使用淡味饮食和药。各苦药皆有沉降能泻阳气的发散作用。各种姜、附子、肉桂辛热之药、汤面、酒、大料物之类能助火而泻元气,这就是李东垣强调的"火与元气不两立"壮火食气。饮食生冷、硬的东西都耗损人体的阳气。因此阳虚阴盛的疾病,以上淡味药食、苦寒药食、大辛大热药食、生冷坚硬食物都要禁忌。

如果内热衰退,三焦元气还未充盛,口淡无味,过咸食物和药物也易伤阳气,也应当禁忌。

综上可知,阳虚阴盛的疾病,淡味药食、苦寒药食、大辛大热药食、生冷坚硬食物、过咸药食都应该禁忌。

【原文】

药禁者,如胃气不行,内亡津液而干涸,求汤饮以自救,非渴也,乃口干也,非温胜也,乃血病也,当以辛酸益之,而淡渗五苓之类,则所当禁也。汗多禁利小便。小便多禁发汗。咽痛禁发汗利小便。若大便快利,不得更利。大便秘涩,以当归、桃仁、麻子仁、郁李仁、皂角仁,和血润肠,如燥药则所当禁者。吐多不得复吐;如吐而大便虚软者,此上气壅滞,以姜、橘之属宣之;吐而大便不通,则利大便,上药则所当禁也。诸病恶疮,及小儿癍后,大便实者,亦当下之,而姜、橘之类,则所当禁也。又如脉弦而服平胃散,脉缓而服黄芪建中汤,乃实实虚虚,皆所当禁也。

【讲解】

以下讲药物的使用禁忌。

如果胃气功能减退,不能吸收津液而出现燥证,要求喝水自救,这不是因为口渴,而是因为口干,不是因为有热,而是血中津亏,应当用辛散温通药物行胃气,用酸味药物生津,禁用具有淡渗作用的五苓散这类方药。

出汗多,津液丢失多,禁用利小便。

小便量多禁忌发汗。

咽痛多是上火,发汗伤津助火,所以禁发汗,也禁利小便。

泻利严重,不能再用下法。我的经验是如果得了急性胃肠炎、痢疾,大黄还是可以使用的,大黄久煎是止泻的,但不能用芒硝。芒硝提高渗透压,使大量的液体到肠腔,丢失液体更多,循环血量更少。

大便不爽,用当归、桃仁、麻子仁、郁李仁、皂角仁调血润肠,禁用燥湿药。

呕吐多禁用吐药。如果呕吐伴大便稀软是脾胃虚弱气滞,用生姜、干姜、陈皮理气健脾和胃。如呕吐伴大便不通就用通便药,禁用生姜陈皮。

各种恶疮肿瘤破溃和小儿斑疹出血,伴随大便干也可用下法,禁用生姜、干姜、陈皮。

如脉弦禁服平胃散,脉缓禁服黄芪建中汤。《脾胃胜衰论》里讲平胃散脉缓因湿气盛,黄芪建中汤脉弦气短因脾胃虚弱,不能实证用补法,虚证用泻法。

【原文】

人禀天之湿化而生胃也,胃之与湿,其名虽二,其实一也。湿能滋养于胃,胃湿有余,亦当泻湿之太过也。胃之不足,惟湿物能滋养。仲景云:胃胜思汤饼,而胃虚食汤饼者,往往增剧,湿能助火,火旺郁而不通主大热。初病火旺不可食,以助火也。

察其时,辨其经,审其病,而后用药,四者不失其宜,则善矣。

【讲解】

湿气养胃,胃喜润恶燥,如果胃中湿盛,也应该用除湿方药治疗,可选用平胃散。胃虚只能用湿物滋养,用养阴生津的药来治疗胃虚。胃强就想吃汤饼类食物,脾胃虚弱汤饼就不好消化,往往使脾胃虚弱增剧。湿能助火,火旺热郁就会出现大热。如果疾病初期火旺,就不能吃汤饼。

诊治疾病时,要注意发病时节、辨清病变经脉、分析疾病阴阳属性、明确药食禁忌,四者之间最好还要做到恰如其分。

第八讲 |《内经》仲景所说脾胃

李东垣为了说明自己的学术渊源于《黄帝内经》和医圣张仲景,列举原文讲述,但是原文引用不是十分严密,有的中间部分内容省略,以致理解困难。张仲景的相关论述我也未能在张仲景原著里找到,不知出于哪个版本的《伤寒杂病论》。

【原文】

著论处方已详矣,然恐或者不知其源,而无所考据,复以《黄帝内经》、仲景所说脾胃者列于下。

【讲解】

前面有关著述处方已经非常详细了,恐怕有的人不知这些医学思想的来源,下面再把《黄帝内经》、张仲景所说的有关脾胃的内容列举于下。

【原文】

《太阴阳明论》云:太阴阳明为表里,脾胃脉也,生病而异者何也? 岐伯曰:阴阳异位,更虚更实,更逆更从,或从内,或从外,所从不同,故病异名也。帝曰:愿闻其异状也? 岐伯曰:阳者,天气也,主外;阴者,地气也,主内。故阳道实,阴道虚。故犯贼风虚邪者,阳受之,食饮不节,起居不时者,阴受之。阳受之则入六腑,阴受之则入五脏。入六腑则身热不得卧,上为喘呼;入五脏,则腹满闭塞,下为飧泄,久为肠澼。故喉主天气,咽主地气。故阳受风气,阴受湿气。阴气从足上行至头,而下行循臂至指端;阳气从手上行至头,而下行至足。故曰:阳病者,上行极而下;阴病者,下行极而上。故伤于风者,上先受之,伤于湿者,下先受之。

【讲解】

太阴经、阳明经是互为表里的,足太阴经脉属脾络胃,足阳明属胃络脾。生病为什么会有那么多的差异? 岐伯回答说,阴阳所处部位不同,虚实变化不断发生,阴阳逆从变化不停,引起阴阳变化的内外因素不同,导致的疾病也各不相同。黄帝说:想知道他们的差异是什么。岐伯回答说:天气属阳,指空气、阳光,天气影响人体的与外界交流的皮肤与肺。地气属阴,指地球上人类赖以生存的一切,地气影响人体的与外界交流的脾与胃。

"阳道实,阴道虚",阳道是指阳气旺盛之道,一年四季应春夏,一日之内应早晨至中午,这个时间段内天之阳气逐渐充盛,所以讲"阳道实"。阴道是指阳气逐渐衰减之道,一年四季应秋冬,一日之时应下午至入夜,由于阳气逐渐衰减,所以讲"阴道虚"。

"犯贼风虚邪者,阳受之,食饮不节,起居不时者,阴受之。阳受之则入六腑,阴受之则入五脏"。"贼风"就是当季的六淫之气过盛,如夏天酷热、冬天严寒。"虚邪"就是反季的六淫之气,如夏天凉爽、冬天温暖。贼风虚邪泛指各种外来的致病因素。外来六淫之邪侵犯阳性的对外部位(六腑),饮食过度、起居不规律伤害阴性的部位(五脏)。

"入六腑则身热不得卧,上为喘呼;入五脏,则腹满闭塞,下为飧泄,久为肠澼",是讲外感六淫之邪侵入六腑就会导致全身发热、身痛不得安卧、呼吸喘促;五脏病变就会出现腹部胀满不通、完谷不化、大便脓血等。

"喉主天气,咽主地气。故阳受风气,阴受湿气",是讲喉主天气(空气)的出入,咽主地气(饮食)的出入。喉与肺接受流动空气里的病邪(风邪)。咽到胃肠道整个消化系统接受随饮食进入的病邪(湿气)。

"阴气从足上行至头,而下行循臂至指端",足三阴经从足走头,手三阴经从胸走手。"阳气从手上行至头,而下行至足",手三阳经从手走头,足三阳经从头走足。

"阳病者,上行极而下",是说阳经病变从手往上走到头顶后再往下走。"阴病者,下行极而上",是讲阴经病变往下走到脚再往上走。

"故伤于风者,上先受之",是讲风邪首先伤及喉与肺。"伤于湿者,下先受之",是讲湿气首先伤及胃肠。

【原文】

帝曰:脾病而四肢不用,何也? 岐伯曰:四肢皆禀气于胃,而不得至经,必因于脾,乃得禀也。今脾病不能为胃行其津液,四肢不得禀水谷气,气日以衰,脉道不利,筋骨肌肉,皆无气以生,故不用焉。

【讲解】

脾病导致四肢痿弱不用的机制是什么? 是由于四肢所需的气血津液都来源于胃,四肢之所以没有得到来源于胃的气血津液,是因为脾病不能把胃所吸收的水谷精微转输到四肢,导致四肢气血逐渐衰退、经脉不畅,肌肉筋骨都不能获得气血津液的营养,所以就痿废不用了。

【原文】

帝曰:脾不主时何也? 岐伯曰:脾者,土也,治中央,常以四时长四脏,各十八日寄治,不得独主于时也。脾脏者,常著胃土之精也。土者,生万物而法天地,故上下至头足,不得主时也。

【讲解】

为什么脾没有独主的时节? 岐伯的回答:脾在五行属土,管理中央(从内到外的全部),一直在一年四季长养着其他四脏,使其他四脏功能旺盛。

所谓"各十八日寄治"是讲相当于春夏秋冬每个季节各管了十八天,但不是指具体的哪十八天,这在《黄帝内经》讲的没错,但后来解释错了。李东垣在《脾胃论》的第二篇《脏气法时升降浮沉补泻之图》里就说"脾无正行,于四季之末各旺一十八日",把十八日放在每一个季节的后十八天。《黄帝内经》里没讲是后十八天,它只是讲一年四季,如果说按五脏来分的话,一年每一个脏管 72 天。脾在中央,把 72 天都平分给了其他四脏,但《黄帝内经》并没有专指每个季节最后的 18 天,是李东垣讲错了。"不得独主于时也"是讲脾不会单独对应某一个具体的时令,而是与其他四脏共同对应一年四季的每一天。"脾脏者,常著胃土之精也",是讲脾为胃行其津液,使来源于胃的水谷精微之气发挥作用出来。

"土者,生万物而法天地,故上下至头足,不得主时也",是讲土长养万物,受天地的调控,在一年四季里脾管四季,在人身上就管全身,不单独对应某一时节。

【原文】

《阴阳应象大论》曰:人有五脏化五气,以生喜怒悲忧恐。故喜怒伤气,寒暑伤形,暴怒伤阴,暴喜伤阳。厥气上行,满脉去形。喜怒不节,寒暑过度,生乃不固。《玉机真脏论》曰:脾太过,则令人四肢不举,其不及,则令人九窍不通,名曰重强。又《通评虚实论》曰:头痛耳鸣,九窍不利,肠胃之所生也。《调经论》曰:形有余,则腹胀,泾溲不利,不足则四肢不用。

【讲解】

《阴阳应象大论》原文是"天有四时五行,以生长收藏,以生寒暑燥湿风。人有五脏,化五气,以生喜怒悲忧恐"。四时五行,变成了自然界的生长化收藏,产生了风寒暑湿燥火六气。人体五脏也有生长化收藏,变出喜怒悲忧恐。喜怒情志异常伤精神;冷热六淫伤形体。喜则气缓伤阳,暴怒耗伤阴血。"厥气上行,满脉去形","厥气"就是逆气。汉字中含有"屰"这个部首,基本上都有"逆"的意思。到头了返回来是"厥"。"足"字边"蹶",尥蹶子,它是蹄子往后上踢。金字旁,"镢",镢头,刨地用的,刨下去后往上拉回来。木字边"橛",橛子,打到地里后往上杵着。该那么走不那么走,反着走,这叫"厥气"。"上行",该往下走不往下走,往上走了。厥气上行就是阴气上行。"满脉去形",血液往前不顺利,表现出来的就是满脉,"去形"是瘦。血液不能正常运行,人就消瘦不长肉。见到满脉去形的病人,脉弦滑有力,应该是有瘀血,要用血府逐瘀汤。七情过激、六淫多度,健康就会出毛病了。

《玉机真脏论》讲脾"太过则令人四肢不举","脾太过"是脾气土气过盛,湿气太盛,就四肢不举,人看起来很壮,但四肢没有力气。"脾不及"就是脾虚,与五脏相关的诸窍就不通。

《通评虚实论》讲"头痛耳鸣,九窍不利,肠胃之所生也",是说肠胃功能异常可以出现头痛、耳鸣、九窍不通。

《调经论》"形有余,则腹胀,泾溲不利,不足则四肢不用",肥胖的病人,多有腹胀,月经小便不畅,这在现代临床多见于多囊卵巢综合征。形体消瘦的人多见四肢痿弱不用。

【原文】

又《气交变大论》曰:岁土太过,雨湿流行,肾水受邪,民病腹痛,清厥,意不乐,体重烦冤;甚则肌肉萎,足萎不收,行善瘛,脚下痛,饮发中满,食减,四肢不举。又云:岁土不及,风乃大行。霍乱,体重腹痛,筋骨繇复,肌肉瞤酸,善怒。又云:咸病寒中,复则收政严峻,胸胁暴痛,下引少腹,善太息,虫食甘黄,气客于脾,民食少失味。又云:土不及,四维有埃云,润泽之化不行,则春有鸣条鼓拆之政;四维发振拉飘腾之变,则秋有肃杀霖淫之复。其眚四维,其脏脾,其病内舍心腹,外在肌肉四肢。

【讲解】

"气交变",天气地气互相交汇。"岁土太过",就是土气太盛之年。"雨湿流行"，雨多湿气重。"肾水受邪"，湿气过盛伤肾。"民病腹痛"，多见腹痛的病人。"清厥"，四肢凉。"意不乐"，心情不舒畅。"体重"，身体沉重，懒得动。"烦冤"，心情郁闷。"甚则肌肉萎"，肌肉萎缩。"足萎不收"，肌肉萎缩不能活动。吉兰-巴雷综合征，四肢不能动，肌肉萎缩，经常能发现生病之前两三周，甚至一两个月前有胃肠道的感染病史。"行善瘈"，四肢伸展不开。湿气盛的时候容易出现神经系统的疾病。"意不乐""烦冤"，精神障碍。"脚下痛"在吉兰-巴雷综合征、神经炎里都可见。"饮发中满"，喝水后上腹胀满。"食减"，饮食减少。"四肢不举"，四肢没有力气。"岁土不及"，就是土气不足之年。"风乃大行"，风就大了，自然界天气越干越有风。"霍乱，体重腹痛，筋骨繇复，肌肉瞤酸，善怒"，外界是风，在人体上就是动荡太大，全部都是剧烈变化，霍乱就是这样。"筋骨繇复"，繇和摇是一个意思，腿脚不利索，站不稳腿晃荡。"肌肉瞤酸"，瞤是肌肉跳动。

　　"咸病寒中……"后边有一段话，"复则收政严峻……"后边也有一段话省略了。"收政"，秋天。"寒中"，脾胃虚寒。"胸胁暴痛，下引少腹"，脾胃受寒容易胸胁暴痛，少腹疼痛。"善太息"，爱长出气。大家见到这种长出气，一想就是生气。临床上善太息的病人原因有很多种的，有一种是心动过缓，因为氧气不够，所以要深吸一口气来补足。"气客于脾"，指邪气伤脾。"民食少失味"，吃得少，食不知味。"虫食甘黄"，胃肠道有虫积，人瘦发黄。

　　"土不及，四维有埃云，润泽之化不行"，土运不足，风沙四起，空气干燥。"则春有鸣条鼓拆之政"，到春天就会出现大风，风吹枝条风声响，风吹房屋瓦片飞。"发振拉飘腾之变"，出现震动、牵拉、漂浮、飞扬的现象，都是风大的表现。"则秋有肃杀霖淫之复"，到秋天就变成冷冽潮湿天气，"肃"就是严肃，跟收一样，就是凉，就是不让它生长，压抑它，"杀"就更严肃了。"霖"，雨一直下，不停地下。"淫"，过度，水湿过度。土气不及，春天风大，秋天雨水多。"其眚四维"，"眚"，就是灾害。土不及就会使东南西北四方出现灾害。"其脾脏"，在人体就是和脾相关。"其病内舍心腹，外在肌肉四肢"，脾病在内为心腹部位，在外为肌肉四肢。

【原文】

《五常政大论》：土平曰备化，不及曰卑监。又云：其动疡涌分溃痈肿，其发濡滞。其病留满痞塞。从木化也。其病飧泄。又云：土太过曰敦阜，其味甘咸酸，其象长夏，其经足太阴阳明。又曰：其病腹满，四肢不举，邪伤脾也。

【讲解】

"土平曰备化"，土气正常，不卑不亢，作用是备化，使自然界所有的植物能够得到很好、很完备的化生。"不及曰卑监"，"不及"是土气不足。"卑"是低，"监"是被管控。"又云：其动疡涌分溃痈肿"，土的病变可以表现以下种类，"疡"是皮肤的热烂，"涌"是水肿，"分"是皮肤裂，"溃"是糜烂，"痈"是大疮，"肿"是肿胀。"其发濡滞"，"濡"是湿润，"滞"是不顺畅。"其病留满痞塞"，"留"是停留，"满"是湿气重容易胀，"痞"是感觉上下都不通，"塞"就是堵住了。"从木化也"，受木的影响就大了，因为木克脾土，木气就显得旺盛。"其病飧泄"，完谷不化的泄泻。

"土太过曰敦阜"，土气盛人显得比较胖。"其味甘咸酸"，土气偏盛则植物味道偏于甘咸酸。"其象长夏"，土气旺的气候表现像长夏湿热繁茂。对应的经脉是足太阴、足阳明。"其病腹满，四肢不举，邪伤脾也"，脾胃病出现腹满、四肢无力。

【原文】

《经脉别论》云：太阴藏搏者，用心省真，五脉气少，胃气不平，三阴也，宜治其下俞，补阳泻阴。《脏气法时论》云：脾主长夏，足太阴阳明主治，其日戊己。脾苦湿，急食苦以燥之。又云：病在脾，愈在秋，秋不愈，甚于春，春不死，持于夏，起于长夏。禁温食饱食，湿地濡衣。脾病者，愈在庚辛，庚辛不愈,加于甲乙,甲乙不死,持于丙丁,起于戊己。脾病者,日昳慧,日出甚,下晡静。脾欲缓,急食甘以缓之,用苦泻之,甘补之。又云:脾病者,身重,善饥,肌肉痿,足不收,行善瘛,脚下痛。虚则腹满肠鸣,飧泄食不化,取其经太阴、阳明、少阴血者。

【讲解】

"《经脉别论》云:太阴藏搏者,用心省真,五脉气少,胃气不平,三阴也,宜治其下俞,补阳泻阴",由于对这段文字理解不准确,暂时不解释。

《脏气法时论》"脾主长夏",长夏季节脾的功能旺盛。"足太阴阳明主治"是讲长夏季节脾胃功能旺盛。"其日戊己"是讲逢"戊己"的日子都与脾胃功能相关。"脾苦湿,急食苦以燥之",湿困脾胃时,赶紧吃苦味药来燥湿。"病在脾,愈在秋",脾胃病变到秋天就好了。"秋不愈,甚于春",秋天没好,到春天就重了。"春不死,持于夏",如果春天病重没死,就闯过夏天了。"起于长夏",到长夏就见回头,要好了。"禁温食饱食,湿地濡衣",禁止吃温食,也不能吃太多,居住环境不能太潮湿,不能穿湿的衣服。

"脾病者,愈在庚辛",在庚辛日就好了。"庚辛不愈,加于甲乙",如果庚辛日不愈,到甲乙日就重了。"甲乙日不死,持于丙丁",甲乙日不死,就挺过丙丁日。"起于戊己",挺过以后,到戊己日就开始好了。

"脾病者,日昳慧",太阳偏西叫"昳",脾病到下午就能改善了。"日出甚",日出的时候加重。"下晡静","晡"是下午、傍晚,日偏西就轻了。"急食甘以缓之",甘草、党参味甘健脾。"用苦泻之",苦能燥湿。"甘补之",甘味药补脾胃。

"脾病者,身重,善饥,肌肉痿,足不收,行善瘛,脚下痛",脾病会出现身体沉重、容易饥饿、肌肉萎缩消瘦、脚无力、走路腿痉挛、脚底疼痛。"虚则腹满肠鸣,飧泄食不化",脾虚则腹满、肠鸣、完谷不化。"取其经太阴、阳明、少阴血者",治疗脾病,在足太阴、足阳明、足少阴经脉多血之处刺血治疗。

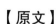

【原文】

《经脉别论》：食气入胃，散精于肝，淫气于筋。食气入胃，浊气归心，淫精于脉。脉气流经，经气归于肺。肺朝百脉，输精于皮毛，毛脉合精，行气于腑。腑精神明，留于四脏。气归于权衡，权衡以平，气口成寸，以决死生。饮入于胃，游溢精气，上输于脾，脾气散精，上归于肺，通调水道，下输膀胱。水精四布，五经并行，合于四时五脏阴阳，揆度以为常也。

【讲解】

"食气入胃，散精于肝，淫气于筋"，这句话是讲食物进入胃经过消化吸收，把精微物质布散到肝，再进一步养筋。

"食气入胃，浊气归心，淫精于脉"，脂类的东西属于"浊"，"浊气归心"实际就是归脑。心主神志，其实是脑主神志。在脑里面，从化学组成来讲，主要成分就是脂类物质如胆固醇、磷脂等组成。"淫精于脉"，充盛的精微物质流动于血脉之中。

"脉气流经，经气归于肺"，这句话是讲全身血液逐步汇聚在大的血管之中流归到肺。"肺朝百脉，输精于皮毛"是讲汇聚到肺全身血脉的血液中的精微物质还要靠肺输布到全身的皮肤毛发。"毛脉合精，行气于腑"，"毛脉"是指皮毛之处的微细血脉（微循环）。"腑"是血脉，《黄帝内经》讲脉为血府。这里是讲微循环内的血液再次汇合，运行于血脉之中。"腑精神明，留于四脏"，"腑"还是血脉，"腑精"就是血脉中的精微物质，"神"是指人们察觉不到的变化，"明"就是人们可以察觉到的变化。这句话是讲血液内的精微物质经过各种变化，输送到心肝脾肾。

"气归于权衡"，秤砣是"权"，秤杆是"衡"，合起来就是"权衡"，"气归于权衡"是讲人体内一切物质都要被调节到平衡协调状态，这个权衡就是主一身之气的"肺"。"气口成寸，以决死生"，"气口"就是气的内在变化能够体现出来的地方，这里是指肺经的寸口脉，从寸口脉可以测知肺气权衡调节功能的盛衰,因此可以判断生死。

吃的所有固体的东西是"食"。喝的是"饮",饮是米汤、或成品饮料如酒,这些本是津液精微物质了。"饮入于胃,游溢精气,上输于脾",是讲这些津液精微物质喝到胃里不用消化,直接就进入到脾。"脾气散精,上归于肺",是讲脾脏把这些津液精微物质直接输布到肺。"通调水道,下输膀胱","水道"其实还是血脉,这里是讲水液通过血脉,直接下输到膀胱变成尿液。"水精四布,五经并行",是讲津液和精微物质通过五脏经脉同时往全身各处布散。"合于四时五脏阴阳",是讲水谷精微的布散与一年四季冷暖燥湿变化、脏腑阴阳变化保持协调一致。夏天天热,喝水以后要往体表走而多汗。阴气盛的地方水气多,阳气盛的地方就表现为干燥。"揆度以为常也","揆度"指合于法度,这句话是讲机体是具有根据具体情况自动调节津液精微物质合理分布能力的。

【原文】

《六节脏象论》:有太过不及,太过者,薄所不胜,乘所胜也。不及者,至而不至,是为不及,所胜妄行,所生受病,所不胜者乘之也。

【讲解】

"有太过不及,太过者,薄所不胜,乘所胜也",木火土金水五行之气在一年之内,都有太过和不及两种异常状态,太过就是气盛,不及就是气弱。某一行气太过,就会抑制它所克的一行(薄所不胜),薄就是刻薄、抑制的意思,例如土气盛则过度克制水;同时反克克制自己的一行(乘所胜),例如土气盛则乘木。"不及者,至而不至,是为不及",至而不至就是主气未到,例如天该暖不暖、该热不热、该冷不冷。"所胜妄行",本是木克土,土克水,土气不足(至而不至),水就妄行。"所生受病",土生金,土气不足,金就不足了,"所不胜则乘之",土气不足了,木就过度克制土。

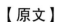

【原文】

仲景云：人受气于水谷以养神，水谷尽而神去，故云安谷则昌，绝谷则亡。水去则荣散，谷消则卫亡，荣散卫亡，神无所依。又云：水入于经，其血乃成，谷入于胃，脉道乃行。故血不可不养，卫不可不温，血温卫和，荣卫乃行，得尽天年。

【讲解】

这一段我没有找到是哪个版本《伤寒杂病论》里出现过，不知道是不是张仲景说的。

"人受气于水谷以养神"，人吃水谷来养神。"水谷尽而神去"，水谷没有神也就没了。"故云安谷则昌"，正常地吃东西人就健康。"绝谷则亡"，不能吃东西人就不能活。"水去则荣散"，水不足营气也就散了。"谷消则卫亡"，饮食严重不足则卫气衰亡。"荣散卫亡，神无所依"，营卫衰亡，神就没有安家的地方了。"水入于经，其血乃成"，津液进入血脉才能生成血液。"谷入于胃，脉道乃行"，食物吃到胃里，血脉才通利，脾胃好血脉就好，血液运行就通畅。"故血不可不养，卫不可不温"，血要养，卫要温通。"血温卫和，荣卫乃行"，血的卫气的温暖、营卫调和就运行正常。"得尽天年"，人才能活到该活的岁数。

第九讲 | 气运衰旺图说

【原文】

天地互为体用四说,察病神机。

湿、胃、化;热、小肠、长;风、胆,生。

皆陷下不足,先补,则:黄芪、人参、甘草、当归身、柴胡、升麻乃辛甘发散,以助春夏生长之用也。

【讲解】

所谓"体"就是本体,还没有发挥作用时的状态,所谓"用"就是本体变化后产生的作用。天地之间由于二者互为体用,相互作用,对人体产生了决定性的影响,疾病变化的神机均蕴藏其中。下面就从四个方面谈谈。

标题是"气运衰旺图说",大家拿到这本书并没有看到有图的。这本书本来印有图的,但这里只有文字,我也没有找到有图的版本参考。

"神机"是什么?就是变化的关键地方。"机",古代的拉弓拉开后,不能把箭发出去,弓上有一个自动的机关,关上以后把箭压住,这样就稳妥了,你就不能随便把箭射出去。一旦要射出去,把"关"一打开,然后"机"一转,"哗"就把箭射出去了,这就是"机关"。"神机"是疾病变化的关键,所以我们要审察疾病的神机。在人体内"脏腑"即是神机。

"湿、胃、化;热、小肠、长;风、胆、生",直接看好像不知道在讲什么。我们先讲一下,这一篇的题目是"气运衰旺图说"。"气运"实际上就是运气,即五运六气。五运指的是木火土金水五种变化,六气指风寒暑湿燥火这五种变化的条件。在人体内同样存在运气,是和脏腑相关联的,腑与外界的风寒暑湿燥火直接关联,影响了五脏所主宰的生长化收藏。人体脏腑和外界的五运六气是对应的,外界的湿属于六气,对应的是胃,是生长化收藏的"化"。热对应的是小肠,小肠对应的是长。风对应的是胆,胆对应的是生。大家反过来看就是生长化,跟自然界对应起来就是春天、夏天和长夏。"皆陷下不足"就是都虚弱,人体的生长化就不足,人体的生长、生机不足应该先补,用黄芪、人参、甘草、当归身、柴胡、升麻这些药来补,选用辛味、甘味的药来发散助阳,以助人体的"春夏生长"之用。人体体内的生长就旺盛了,就像春夏时候万物生长一样,生机勃勃。

【原文】

土、脾,形;火、心,神;木、肝,血。

皆大盛,上乘生长之气,后泻,则:甘草梢子之甘寒,泻火形于肺,逆于胸中,伤气者也。黄芩之苦寒,以泻胸中之热,喘气上奔者也。红花以破恶血已,用黄芩大补肾水,益肺之气,泻血中火燥者也。

【讲解】

"土、脾,形;火、心,神;木、肝,血","土"跟五脏对应的是脾,脾对应的是形体。火对应心,心对应神。木对应肝,肝对应血,这里面涉及血、神、形。血病了要想到肝,神病了要想到心,形病了要想到脾。

"皆大盛,上乘生长之气,后泻",邪盛伤脾、肝、心就会影响生长之气,要泻邪。甘草梢甘寒,泻肺火治气短。黄芩苦寒,泻胸中热治喘促。红花破恶血,祛瘀活血。红花疏通血脉后,黄芩就能补肾水,还能益肺气、泻血中火燥。这都是没有人讲过的,值得留意,都是学习中要关注的地方,越是与众不同越是应该关注。

【原文】

寒、膀胱、藏气;燥、大肠、收气。

皆大旺,后泻,则:黄芪之甘温,止自汗,实表虚,使不受寒邪。当归之辛温,能润燥,更加桃仁以通幽门闭塞,利其阴路,除大便之难燥者也。

【讲解】

寒对应的是膀胱,对应的是藏;燥对应的是大肠,对应的是收。藏收过度,要用泻的治疗原则。黄芪能够止自汗出,能够治疗表虚,使不受寒邪。辛温就是防止收藏过度,当归本身又能润燥,所以当归对收藏过度有治疗作用。大量桃仁能通大便,很多病人喝血府逐瘀汤大便次数增多,桃仁功不可没。"利其阴路"就是承顺六腑之气。

【原文】

水、肾、精;金、肺、气。

皆虚衰不足,先补,则:黄柏之苦寒,降湿热为痿,乘于肾,救足膝无力,亦除阴汗、阴痿而益精。甘草梢子、黄芩补肺气、泻阴火之下行。肺苦气上逆,急食苦以泄之也。

【讲解】

水对应的是肾,与精相对;金对应的肺,与气相对。肾虚肺也虚,要先补,黄柏治湿热伤肾所致的足膝无力、腿脚无力、治疗外阴汗出、阳痿、益精气。用甘草梢、黄芩补肺气、泻阴火之下行。肺受了外邪以后导致吸气不顺,用苦味药可除侵入肺的邪气,起到补肺气的作用。

【原文】

此初受热中,常治之法也,非权也。权者,临病制宜之谓也。常道病,则反常矣。春夏乃天之用也,是地之体也。秋冬乃天之体也,是地之用也。此天地之常道,既病,反常也。

春夏天之用,人亦应之。食罢,四肢矫健,精、气、神皆出,九窍通利是也。口鼻气息,自不闻其音,语声清响如钟。

春夏地之体,人亦应之。食罢,皮肉筋骨血脉皆滑利,屈伸柔和,而骨刚力盛,用力不乏。

【讲解】

"此初受热中,常治之法也",这是脾胃虚弱所致内热(热中)的基本治法,不是权变治法。权变治法即是在基础用药上变化调整。

常道就是正常状态,反常就是病。"春夏乃天之用也,是地之体也"是讲,春夏是以天(太阳)的温暖作用产生的,春夏也是以地的存在为前提的,实际上春夏既是天之用又是地之体,是天地共同作用形成的。"秋冬乃天之体也,是地之用也",是讲秋冬是以天的温暖存在为前提,以地的收藏作用产生的。春夏秋冬都是天地相互作用形成的,这是天地之常道。

"春夏天之用,人亦应之",随着春夏的温暖变化我们自身也在变化。"食罢,四肢矫健,精、气、神皆出,九窍通利是也",吃完饭,四肢矫健,精气神都出来了。"九窍通利","口鼻气息,自不闻其音",口鼻出气都很均匀,自己都听不到,这才是正常的。"语声清响如钟",说话非常清爽,这是吃完饭的表现。实际上都是饮食阳气温暖的"用"的表现形式,对应的是春夏,就是生机勃勃,所以说就会表现这样的状态。

"春夏地之体,人亦应之",春夏和人也都受地的影响。"食罢,皮肉筋骨血脉皆滑利,屈伸柔和,而骨刚力盛,用力不乏",就是说吃完饭,浑身脏腑组织器官都很好,伸屈自如,骨骼坚硬,浑身有力。实际上都是饮食中阴气滋养的"体"的表现形式。

总而言之,不管天地谁为体谁为用,人是跟天地相应的。

我们把该篇的内容,以表格的形式归纳如表1,可以一目了然李东垣的真实学术思想和临床经验。

表 1 脏腑气运衰旺用药表

					常道	反常(病)	
阳腑	阳	春	风	胆	生	皆陷下不足,**先补**	**黄芪、人参、甘草、当归身、柴胡、升麻**。 辛甘发散,以助春夏生长之用
		夏	热	小肠	长		
		长夏	湿	胃	化		
	阴	秋	燥	大肠	收	皆大旺,**后泻**	**黄芪**甘温,止自汗,实表虚,使不受寒邪。 当归辛温,润燥,合**桃仁**可通幽门闭塞,利其阴路,除大便干燥
		冬	寒	膀胱	藏		
阴脏	阳	春	木	肝	血	皆大盛,上乘生长之气,**后泻**	**甘草梢**甘寒,泻肺火伤气。 **黄芩**苦寒,泻胸热喘促,大补肾水,补肺气,泻血中燥火。 **红花**破恶血
		夏	火	心	神		
		长夏	土	脾	形		
	阴	秋	金	肺	气	皆虚衰不足,**先补**	**黄柏**苦寒,除湿热痿证,除阴汗阴痿,益精。 **甘草梢、黄芩**,补肺气,泻阴火下行、肺气上逆
		冬	水	肾	精		

第十讲 | 饮食劳倦所伤始为热中论

热中就是脾胃虚弱导致的内热,这一篇重点讲了补中益气汤。

【原文】

古之至人,穷于阴阳之化,究乎生死之际,所著《内外经》,悉言人以胃气为本。盖人受水谷之气以生,所谓清气、荣气、运气、卫气,春升之气,皆胃气之别称也。夫胃为水谷之海,饮食入胃,游溢精气,上输于脾;脾气散精,上归于肺;通调水道,下输膀胱;水精四布,五经并行,合于四时五脏阴阳,揆度以为常也。

【讲解】

古代绝顶聪明的人,深入研究阴阳的变化规律,探求生死的根本,所著的《黄帝内经》和《黄帝外经》都认为人以胃气为本。人靠水谷之气才能活着。清气是水谷精微之气,荣气是水谷精微化生的营养人体的物质,人体内存在木火土金水变化就是人体的运气,卫气是从水谷精微化生的温煦人体的物质,人体内的生气等等,这些都是胃气之别称。

胃是水谷汇聚的地方。吃的所有固体的东西是"食"。喝的是"饮",饮是米汤、或成品饮料如酒,这些本是津液精微物质了。"饮食入胃,游溢精气,上输于脾",是讲饮食到胃里经过消化吸收,水谷精微就进入到脾。"脾气散精,上归于肺",是讲脾脏把水谷精微直接输布到肺。"通调水道,下输膀胱","水道"其实还是血脉,这里是讲水谷精微通过血脉,直接下输到膀胱变成尿液。"水精四布,五经并行",是讲水谷精微通过五脏经脉同时往全身各处布散。"合于四时五脏阴阳",是讲水谷精微的布散与一年四季冷暖燥湿变化、脏腑阴阳变化保持协调一致。夏天天热,喝水以后要仕体表走而多汗。阴气盛的地方水气多,阳气盛的地方就表现为干燥。"揆度以为常也","揆度"指合于法度,这句话是讲机体是具有根据具体情况自动调节水谷精微合理分布能力的。

【原文】

若饮食失节,寒温不适,则脾胃乃伤。喜、怒、忧、恐,损耗元气。既脾胃气衰,元气不足,而心火独盛。心火者,阴火也。起于下焦,其系击于心。心不主令,相火代之。相火,下焦胞络之火,元气之贼也。火与元气不两立,一胜则一负。脾胃气虚则下流,于肾阴火得以乘其土位,故脾证始得,则气高而喘,身热而烦,其脉洪大而头痛,或渴不止,其皮肤不任风寒,而生寒热。

【讲解】

饮食不节制、寒温不适宜,都会导致脾胃损伤。喜、怒、忧、恐等情志变化直接耗伤人体元气。耗伤元气本质上也是耗伤脾气、五脏之气。当脾胃虚弱、元气不足时,心火就亢盛了,其中的原理就是"火与元气"是对立统一的。

"心火者,阴火也",这里李东垣明确告诉我们,心火属于阴火,不是心火等于阴火。阴火就是内生的火。阴火从哪里来的呢?李东垣说,阴火起于下焦,和心密切关联。如果心火不能够主宰五脏六腑,相火就要发挥作用。相火又是什么火呢?李东垣说"相火,下焦胞络之火,元气之贼也"。"胞络"又是哪里?根据《素问·奇病论》"胞络者系于肾"、《素问·痿论》"胞络绝则阳气内动,发则心下崩、数溲血也"的记载,胞络应该就是膀胱。相火就是潜藏在膀胱与肾的火。由上可知,心火的本质是妄动的相火!

结合西医知识,相火病变表现与肾上腺皮质功能亢进出现的面红、全身免疫力下降、多发感染等非常一致,肾上腺分泌的糖皮质激素可能就是相火的内在基础。由于相火损耗人体的正气,所以说相火是"元气之贼"。这也就有了"火与元气不两立,一胜则一负"的情况。火与元气势不两立,相火旺了元气就亏了,元气旺阴火就不能产生。

"脾胃气虚则下流,于肾阴火得以乘其土位",是讲脾胃虚弱,中焦元气下陷,下焦肾中相火妄动影响脾胃。"脾证始得,则气高而喘,身热而烦,其脉洪大而头痛,或渴不止,其皮肤不任风寒,而生寒热",是讲由于来源于相火的阴火炽盛,脾胃疾病初期,即可以见到喘息、身热、烦躁、脉洪大、头痛、口渴不止、恶寒发热等一派热证表现。

我们再来看一遍补中益气汤的适应证,第一气高而喘,第二是身热,第三是烦躁,第四是脉洪大,第五是头痛,第六或口渴不止,第七是怕冷,第八是发热。这几个适应证跟我们平时学补中益气汤讲的差距很大。现在人们要见到气高而喘、身热而烦、脉洪大、口渴会用白虎汤。临床上很多疑难发热的疾病到处治都治不好,用上补中益气汤迅速就好。我记得应该是在十多年前,我们曾经收了一个病人,从石家庄转院过来,烧了两个月。气短、发热、烦躁、脉洪大、头痛,用上补中益气汤,三剂药烧就退了。要想用好补中益气汤,必须回来学习本来的适应证。

【原文】

盖阴火上冲,则气高喘而烦热,为头痛,为渴,而脉洪。脾胃之气下流,使谷气不得升浮,是春生之令不行,则无阳以护其荣卫,则不任风寒,乃生寒热,此皆脾胃之气不足所致也。

【讲解】

相火从下上冲,则喘息、烦躁、头痛、口渴、脉洪,这是阴火旺的表现。"脾胃之气下流,使谷气不得升浮,是春生之令不行,则无阳以护其荣卫,则不任风寒,乃生寒热,此皆脾胃之气不足所致也",脾胃虚弱,水谷精微之气不能布散营养周身,以至于人体没有生机(内在春生之令不行),阳气不足则营卫不足,导致机体抵抗风寒的能力下降,所以不耐风寒,导致外邪入侵,出现恶寒发热,根本原因都是由于脾胃之气不足导致的。

【原文】

然而与外感风寒所得之证,颇同而实异,内伤脾胃,乃伤其气,外感风寒,乃伤其形;伤其外为有余,有余者泻之,伤其内为不足,不足者补之。内伤不足之病,苟误认作外感有余之病,而反泻之,则虚其虚也。实实虚虚,如此死者,医杀之耳! 然则奈何? 惟当以辛甘温之剂,补其中而升其阳,甘寒以泻其火则愈矣。经曰:劳者温之,损者温之。盖温能除大热,大忌苦寒之药,损其脾胃。脾胃之证,始得则热中,今立治始得之证。

【讲解】

脾胃虚弱导致的这些症状与单纯的外感风寒太相似了,但其本质确实不同。内伤脾胃损伤全身之气,外感风寒损伤人体之形。外感风寒是邪气有余,治疗用祛邪的方法;脾胃内伤是正气不足,治疗是补益正气。如果内伤不足之病误认作外感有余之病使用祛邪治疗,这就犯了"虚虚"的错误。

那怎么治疗呢? 应该用辛甘温药为主补中升阳、甘寒药泻火为辅。《黄帝内经》讲劳损的病人要用温的办法来治疗,因为温药能除大热,特别注意忌苦寒之药损伤脾胃。

脾胃虚弱之初所患阴火炽盛叫热中病,用补中益气汤治疗。这里提醒我们,补中益气汤是疾病早期的用方。

【原文】

补中益气汤

黄芪病甚,劳役热者一钱　甘草以上各五分,炙　人参去芦,三分,有嗽去之

以上三味,除湿热、烦热之圣药也。

当归身二分,酒焙干,或日干,以和血脉

橘皮不去白,二分或三分,以导滞气,又能益元气,得诸甘药乃可,若独用泻脾胃

升麻二分或三分,引胃气上腾而复其本位,便是行春升之令

柴胡二分或三分,引清气,行少阳之气上升

白术三分,降胃中热,利腰脐间血

上件药㕮咀。都作一服,水二盏,煎至一盏,量气弱气盛,临病斟酌水盏大小,去粗,食远,稍热服。如伤之重者,不过二服而愈;若病日久者,以权立加减法治之。

【讲解】

补中益气汤是李东垣的重要方剂之一,得到后世医家的高度认可。全方药物总量也就 10g 左右。其中生黄芪剂量最大,也就 3g,炙甘草 1.5g,人参 1g。此处说咳嗽去人参,我觉得不必,因为人参治疗咳嗽也是一个很好的药,止嗽神丹里就有人参,所以有咳嗽也不必去。

这里还提醒我们,黄芪、炙甘草、人参是除湿热、除烦热的圣药,这一定是李东垣一生用药的心得体会,必须给予足够的重视。

当归身用的是酒当归,焙干或者晒干。当归和血,能活血、养血,使血脉保持通利。微循环血管堵塞以后瞬间缺血表现为刺痛,但微循环不畅可以迅速改善,所以几秒钟后就不疼了,而持续缺血应该会一直疼。当归能治疗刺痛,说明它能改善微循环。

橘皮理气,与甘味药合用又可以助益元气,若独用橘皮就会泻脾胃了。李东垣的配伍研究得太细了,完全是从他的临床经验总结出来的。

升麻促进胃气恢复,使水谷精微之气能够吸收,就是促进机体生机恢复,就像春天生机勃勃一样。

柴胡促进水谷精微之气吸收输布,也就是促进体内的春生之气(肝胆之气)发挥作用,保证机体的生机勃勃。我推测,升麻、柴胡可以促进微循环、改善微循环水平的组织代谢,这也是补中益气汤能以这么轻巧的力量解决这么大问题的原因之一。因为任何一个组织器官的供血,如果微循环水平

得到不到改善，问题就解决不了，血管再通畅也没有用，就像长江从峡谷里面走，上边得不到长江水的灌溉是没有用的，再多的水也没有用。从中西医结合的角度来理解补中益气汤，它是在微循环水平调节人体功能的好方子。

白术除胃中热、通腹中瘀血。腰和肚脐之间血脉不畅会出现腰疼，这在小肠病变中非常多见。肚子里面气血都顺畅，脾胃就好，腰疼也能清除。

临床使用补中益气汤时，要根据脾胃强弱的程度确定用药剂量。服药时间绝对不是空腹食前服。如果是空腹，他一定讲食前。他讲食远，就是离吃饭时间稍微长点儿，应该是两餐中间，汤药要偏热一点。病情较重，喝两次就好了。这疗效是不是太神奇了，我用补中益气汤证的时候确实体会到了立竿见影的疗效。病程久或者病情复杂就需要加减用药。

【原文】

如腹中痛者，加白芍药五分、炙甘草三分。

如恶寒冷痛者，加去皮中桂一分或三分桂心是也。

如恶热喜寒而腹痛者，于已加白芍药二味中更加生黄芩三分或二分。

如夏月腹痛，而不恶热者亦然，治时热也。

如天凉时恶热而痛，于已加白芍药、甘草、黄芩中，更少加桂。

如天寒时腹痛，去芍药，味酸而寒故也，加益智三分或二分，或加半夏五分、生姜三片。

【讲解】

补中益气汤证，伴腹中痛，加白芍1.5g、炙甘草1g。芍药甘草汤出自《伤寒论》第29条、第30条，治下肢痉挛不能伸展。治腹中痛，不管内伤还是感染，历代医家验证疗效都很确切。

如果怕冷、疼痛，加肉桂0.5~1g。

怕热喜欢吃凉的肚子疼痛，说明里有热，加黄芩0.5~1g。

夏天肚子疼没有怕热还要加黄芩，黄芩是夏天热邪致病的有效药物。

夏天肚子疼往往是吃坏了,因为湿热的病邪感染消化道。而对于急性湿热导致的泄泻,黄芩属于首选药。

天气凉时怕热、肚子痛,在加白芍、甘草、黄芩的基础上加一点点桂枝。

天气寒冷腹痛不用芍药,因为芍药酸寒,要加益智仁 1g、半夏 1.5g、生姜三片。半夏、生姜是小半夏汤,能和胃止呕,治肚子疼,治恶心。益智温补脾肾,能补益大脑。有的小孩流口水,腹泻,脾胃虚弱,反应迟钝,用上益智仁就能迅速改善。

【原文】

如头痛,加蔓荆子二分或三分。

如痛甚者,加川芎二分;如顶痛脑痛,加藁本三分或五分。

如苦痛者,加细辛二分,华阴者。诸头痛者,并用此四味足矣;

如头上有热,则此不能治,别以清空膏主之。

【讲解】

头痛加蔓荆子,蔓荆子能清利头目使头脑保持清醒。在古代文献记载用蔓荆子治疗脑鸣,应该是它改善脑部供血后使大脑细胞恢复正常功能的作用。

川芎是治头痛圣药。整个头顶部疼痛加藁本,藁本能上头顶治巅顶头痛。

剧烈疼痛,用产于华阴的细辛。各种头痛用这四味药就够了。

头上有热,用清空膏。清空膏是在《兰室秘藏》里的方子,里面有黄芩、黄连、甘草、柴胡、防风、羌活、川芎。黄芩是治疗头热头痛的首选药,我记得在《本草纲目》里面记载一味黄芩治头痛。大学毕业后的第三年,我回家收麦子后种玉米,正值小学同学的姐姐犯头痛,说治了两年多不见好。我一看她,人比较瘦弱,脾胃很虚弱,就用补中益气汤加上这四味药,还加了全蝎,吃七天就好了。后来我用补中益气汤治疗头痛的案例就太多了。

【原文】

如脐下痛者,加真熟地黄五分,其痛立止;如不已者,乃大寒也,更加肉桂去皮二分或三分。《内经》所说少腹痛,皆寒证,从复法相报中来也。经云:大胜必大复,从热病中变而作也,非伤寒厥阴之证也。仲景以抵当汤并丸主之,乃血结下焦膀胱也。

【讲解】

小肚子疼,加熟地黄,马上好。我曾经多次验证过,遇到小肚子疼伴脾胃虚弱、中气不足加上熟地黄就好了。没好多是因为有很多寒气,要加肉桂。肉桂树皮的表面还有一层角质样的皮层,需要去掉。《伤寒论》里桂枝去皮指的都是肉桂。

《内经》所说少腹痛,都是寒证。"大胜必大复",某一个夏天气温极高,冬天必然很冷,反之亦然。还有平时气温很稳定,某天突然感觉非常热,过两天肯定就要下雨。脐下痛属虚寒,热病变成寒,因热太重耗伤人体阳气,就变成寒了。

张仲景用抵当汤或抵当丸治疗膀胱血结导致的脐下腹痛。

【原文】

如胸中气壅滞,加青皮二分;如气促,少气者,去之。

如身有疼痛者,湿,若身重者,亦湿,加去桂五苓散一钱。

如风湿相搏,一身尽痛,加羌活、防风、藁本根,以上各五分,升麻、苍术以上各一钱,勿用五苓。所以然者,为风药已能胜湿,故别作一服与之;如病去,勿再服,以诸风之药,损人元气,而益其病故也。

【讲解】

"胸中气壅滞",胸闷堵得慌、憋得慌,加青皮破气疏肝。胸闷往往是情志的问题,青皮、陈皮都有疏肝的作用。古代枳实还有个别名叫开胸锤,就像锤子一样把胸闷给砸开了,本质上还是改善了心脏的供血。"气促,少气",属气虚,"去之"就是去掉青皮不用。

风湿相搏导致的全身疼痛,加羌活、防风、藁本根,通气防风汤里也有这三味药。全身疼痛时不用五苓散,因为羌活、防风、藁本、苍术、升麻祛湿已经足够。祛风药也不能用太久,会损人元气。

【原文】

如大便秘涩,加当归梢一钱;闭涩不行者,煎成正药,先用一口,调玄明粉五分或一钱,得行则止,此病不宜下,下之恐变凶证也;

如久病痰嗽者,去人参;初病者,勿去之;冬月或春寒,或秋凉时,各宜加去根节麻黄五分;

如春令大温,只加佛耳草三分,款冬花一分;

如夏月病嗽,加五味子三十二枚,麦门冬去心二分或三分;如舌上白滑苔者,是胸中有寒,勿用之;

如夏月不嗽,亦加人参三分或二分,并五味子、麦门冬各等分,救肺受火邪也。

【讲解】

大便不畅,加当归尾 3g,大便不通就在加玄明粉 3g,大便一通玄明粉就不要再用了。以防本来脾胃虚弱,泻下过度又伤脾胃。

病的时间长,咳嗽有痰,就不要用人参。这只是李东垣的经验体会,陈士铎《辨证录》里的止嗽神丹就用了人参。初病能用,久病反而不能用,也没有多少道理,然后和临床实际也不相符。

春天天热咳嗽,加旋覆花,佛耳草就是旋覆花。

夏天咳嗽,加五味子 32 个,麦冬 0.5~1g。舌苔白滑,是胸中有寒,就不用五味子、麦冬了。

如夏天不咳嗽,也可加人参 0.5~1g,加上五味子、麦冬各 0.5~1g,能治肺火,李东垣前面讲过人参、甘草、黄芪是除热之圣药。

【原文】

如病人能食而心下痞,加黄连一分或三分;

如不能食,心下痞,勿加黄连;

如胁下痛,或胁下急缩,俱加柴胡三分,甚则五分。

【讲解】

如果病人饮食正常伴随心下痞满,加黄连 0.3~1g;

能食提示胃火,心下痞提示脾胃虚弱。如果不能食伴随心下痞满,不加黄连,提示脾胃虚弱严重;

如果伴随泻下痛或胁下痉挛,再加柴胡 1~1.5g。

【原文】

上一方加减,是饮食劳倦,喜怒不节,始病热中,则可用之;若末传为寒中,则不可用也,盖甘酸适足益其病尔,如黄芪、人参、甘草、芍药、五味子之类也。

今详《内经》《针经》热中寒中之证列于下。

《调经论》云:血并于阳,气并于阴,乃为炅中。血并于上,气并于下,心烦悗善怒。又云:其生于阴者,得之饮食居处,阴阳喜怒。又云:有所劳倦,形气衰少,谷气不盛,上焦不行,下脘不通,胃气热,热气熏胸中,故曰内热。阴盛生内寒,厥气上逆,寒气积于胸中而不泻,不泻则温气去,寒独留,寒独留则血凝泣,血凝泣则脉不通,其脉盛大以涩,故曰寒中。

【讲解】

再次强调,补中益气汤加减是治疗饮食不节、劳倦、情绪过激导致的脾胃虚弱、阴火内炽的"热中"病初期的。如果没有出现阴火内炽,就是"寒中"病,不可以使用,因为其中的甘酸味药(黄芪、人参、甘草、芍药、五味子)会使病情加重。

下面就《黄帝内经》及《针经》中关于热中、寒中的表现列举如下。

"血并于阳,气并于阴,乃为炅中","炅"念 jiǒng,上日下火,与热相关。"并",主动进入。"拼",主动地去做某事。"碰",拿着一个去撞另外一个。"进",积极主动地往外走。血进入到阳分,气进入到阴分,就成"炅中"。炅中就是热中。

"血并于上,气并于下,心烦惋善怒",血本属阴却要并于上,气本属阳却要并于下,出现心烦、郁闷、爱生气,这就是内伤导致郁热在里的热中。

"其生于阴者,得之饮食居处,阴阳喜怒",从外来的风寒暑湿燥火是阳邪,从内产生的病邪是阴邪,包括饮食不节、起居失宜、各种情志变化。"有所劳倦,形气衰少,谷气不盛",劳逸属阴邪,导致消瘦乏力,不思饮食,饮食减少。这是劳倦伤脾、脾不运化的表现。"上焦不行,下脘不通,胃气热,热气熏胸中,故曰内热",上焦不能宣发肃降,下脘不通胃气不降,导致气郁胃热,热气上冲胸中,出现内热(热中)。

"阴盛生内寒",体内阴盛则内寒。"厥气上逆",阴寒之气往上冲胸中。"寒气积于胸中而不泻,不泻则温气去,寒独留,寒独留则血凝泣,血凝泣则脉不通,其脉盛大以涩",寒气积聚胸中不散,致胸中阳气虚弱,寒气留滞则血脉瘀滞不通,所以脉大而涩。这种胸中内寒的疾病即"寒中"。

【原文】

先病热中证者,冲脉之火附二阴之里,传之督脉;督脉者,第二十一椎下长强穴是也。与足太阳膀胱寒气为附经。督脉,其盛也,如巨川之水,疾如奔马,其势不可遏。太阳寒气,细细如线,逆太阳,寒气上行,冲顶入额,下鼻尖,入手太阳于胸中。手太阳者,丙,热气也;足膀胱者,壬,寒气也。壬能克丙,寒热逆于胸中,故脉盛大。

【讲解】

"先病热中证者",患热中病之初。"冲脉之火附二阴之里,传之督脉",冲脉之火经过前后二阴之里,传送到督脉。"督脉者,第二十一椎下长强穴是也",这句话至今我不太明白,颈 7 节,胸 12 节,腰 5 节,骶 5 节,尾骨 1 节,怎么算也算不出长强是 21 椎。不管如何,冲脉之火由长强进入督脉的意思可以理解。

"与足太阳膀胱寒气为附经",督脉跟足太阳膀胱经并行。"督脉,其盛也,如巨川之水,疾如奔马,其势不可遏",督脉充盛,则如大江大河的水,奔流急速汹涌。

"太阳寒气,细细如线,逆太阳,寒气上行,冲顶入额,下鼻尖,入手太阳于胸中",太阳经的寒气则如涓涓细流,逆着太阳经的循行方向向上逆行,到头顶前额,下行过鼻尖,到胸中与手太阳小肠经交汇。

"手太阳者,丙,热气也;足膀胱者,壬,寒气也",手太阳对应丙火,足膀胱对应壬水。水能克火,寒热都逆于胸中,寒热交争,脉就大了。

【原文】

其手太阳小肠热气不能交入膀胱经者,故十一经之盛气积于胸中,故其脉盛大。其膀胱逆行,盛之极,子能令母实,手阳明大肠经,金,即其母也,故燥旺,其燥气挟子之势,故脉涩而大便不通。以此言脉盛大以涩者,手阳明大肠脉也。

《黄帝针经》:胃病者,腹䐜胀,胃脘当心而痛,上支两胁,膈咽不通,饮食不下,取三里以补之。

若见此病中一证,皆大寒,禁用诸甘酸药,上已明之矣。

【讲解】

"其手太阳小肠热气不能交入膀胱经者,故十一经之盛气积于胸中,故其脉盛大",手太阳热气不能进入膀胱经,膀胱经寒气也不能和手太阳热气交融,积于胸中则脉盛大。

"其膀胱逆行",寒气往上走。"盛之极",物极必反,寒极则燥热。"子能令母实,手阳明大肠经,金,即其母也,故燥旺,其燥气挟子之势,故脉涩而大便不通",子是膀胱属水,母是大肠属金,水旺则燥盛,燥气挟寒则变成凉燥,寒凝血脉则脉涩,大肠干燥则大便不通。

"胃病者,腹䐜胀",腹胀有两种,自己觉得胀但摸肚子不胀是"痞",觉得胀一摸胀硬是"䐜"。胃病不能往下推动导致肚子䐜胀是因为食积。"胃脘当心而痛",胃在心下,所以为病则心下疼痛。"上支两胁",往外撑就是"支",胁部撑胀。"膈咽不通",吞咽困难、饮食不下。"取三里以补之",针足三里穴补胃治疗。

"若见此病中一证,皆大寒,禁用诸甘酸药",如果见到吞咽困难、两胁胀满、胃脘疼痛、大便干燥、脉涩盛大,这些都是大寒的表现,禁用甘味、酸味药。

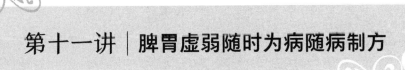

第十一讲 | 脾胃虚弱随时为病随病制方

脾胃虚弱在不同的季节会有不同的特点,遣方用药也要随证变化。

【原文】

夫脾胃虚弱,必上焦之气不足。遇夏天气热盛,损伤元气,怠惰嗜卧,四肢不收,精神不足,两脚痿软,遇早晚寒厥,日高之后阳气将旺,复热如火。乃阴阳气血俱不足,故或热厥而阴虚,或寒厥而气虚。口不知味,目中溜火而视物晄晄无所见。小便频数,大便难而结秘,胃脘当心而痛,两胁痛或急缩。脐下周围如绳束之急,甚则如刀刺。腹难舒伸。胸中闭塞,时显呕哕,或有痰嗽,口沃白沫,舌强,腰、背、胛、眼皆痛,头痛时作,食不下,或食入即饱,全不思食,自汗尤甚,若阴气覆在皮毛之上。皆天气之热助本病也。乃庚大肠、辛肺金为热所乘而作。当先助元气,理治庚辛之不足,黄芪人参汤主之。

【讲解】

"夫脾胃虚弱,必上焦之气不足",中焦脾胃虚弱了,心肺之气必然不足。

"遇夏天气热盛,损伤元气,怠惰嗜卧,四肢不收,精神不足,两脚痿软",到夏季天气太热,最容易损伤人体的元气,可以出现反应迟钝,不爱动,总是爱躺着,四肢无力,精神萎靡,两腿无力。

"遇早晚寒厥,日高之后阳气将旺,复热如火。乃阴阳气血俱不足,故或热厥而阴虚,或寒厥而气虚",早晨和傍晚出现四肢凉,午后阳气旺时又觉全身燥热。原因是阴阳气血都不足。矛盾的症状同时在一个人身上出现,不是气滞血瘀,就是阴阳气血不足。阴虚导致热厥,气虚导致寒厥。

"目中溜火而视物䀮䀮无所见",眼红眼热,视物不清。"小便频数,大便难而结秘,胃脘当心而痛,两胁痛或急缩",尿频,大便秘结,胃脘疼痛,两胁疼痛痉挛拘紧。

"脐下周围如绳束之急,甚则如刀刺。腹难舒伸",肚脐以下像捆着个绳子一样拘紧,或脐下疼痛如刀刺,腹部肌肉紧张拘紧。

"胸中闭塞,时显呕哕,或有痰嗽,口沃白沫",严重胸闷,时而呕吐、恶心、或咳嗽痰多,口多白沫。口多白沫提示唾液黏稠,我讲过用天花粉非常有效。

"舌强,腰、背、胛、眼皆痛,头痛时作,食不下,或食入即饱,全不思食,自汗尤甚,若阴气覆在皮毛之上",舌僵硬,腰痛、背痛、肩胛疼痛、眼痛,头痛时作,不能饮食,或饮食减少,或不思饮食,严重自汗肤凉。

"皆天气之热助本病也。乃庚大肠、辛肺金为热所乘而作。当先助元气,理治庚辛之不足,黄芪人参汤主之。"这些都是天气炎热加重了本病,是热伤大肠与肺的表现。治疗应当先恢复脾胃元气,补益肺与大肠的不足,用黄芪人参汤治疗。

【原文】

黄芪人参汤

黄芪一钱,如自汗过多,更加一钱　升麻六分　人参去芦　橘皮不去白　麦门冬去心　苍术无汗更加五分　白术以上各五分　黄柏酒洗,以救水之源　炒曲以上各三分　当归身酒洗　炙甘草以上各二分　五味子九个

上件同㕮咀,都作一服,水二盏,煎至一盏,去柤,稍热服,食远或空心服之。忌酒、湿面、大料物之类及过食冷物。

【讲解】

黄芪 3g,自汗过多加至 6g,人参 1.5g,炙甘草 0.6g,白术 1.5g,酒洗当归

0.6g,橘皮 1.5g,升麻 2g,以上是补中益气汤去柴胡,恢复脾胃元气。

苍术 1.5g,无汗加至 3g,除湿醒脾。

酒洗黄柏 1g,泻相火救水之源就是救肺。麦冬 1.5g 润肺与大肠,五味子 0.9g 益肺气。补益肺与大肠的不足。

【原文】

如心下痞闷,加黄连二分或三分;

如胃脘当心痛,减大寒药,加草豆蔻仁五分;

如胁下痛或缩急,加柴胡二分或三分;

如头痛,目中溜火,加黄连二分或三分、川芎三分;

如头痛,目不清利,上壅上热,加蔓荆子、川芎以上各三分,藁本、生地黄以上各二分,细辛一分。

【讲解】

上腹堵塞感,加黄连 0.6~1g;

上腹疼痛,减大寒药黄柏,加草豆蔻仁 1.5~1.7g;

胁下痛或胁部拘急感,加柴胡 0.6~1g;

头痛、目赤,加黄连 0.6~1g、川芎 1g;

头痛、视物不清、头胀头热,加蔓荆子 1g、川芎 1g,藁本 0.6g、生地黄 0.6g,细辛 0.3g。

【原文】

如气短,精神如梦寐之间,困乏无力,加五味子九个;

如大便涩滞,隔一二日不见者,致食少,食不下,血少血中伏火而不得润也,加当归身、生地黄、麻子仁泥以上各五分,桃仁三枚,汤泡去皮尖,另研;如大便通行,所加之药勿再服。

如大便又不快利,勿用别药,少加大黄,煨,五分。

如不利者,非血结血秘而不通也,是热则生风,其病人必显风证,单血药不可复加之,止常服黄芪人参汤药,只用羌活、防风以上各五钱,二味,㕮咀,以水四盏,煎至一盏,去柤,空心服之,其大便必大走也,一服便止。

【讲解】

气短、精神萎靡、神疲乏力,加五味子 0.9g;

大便不畅、大便次数减少、饮食减少、不能饮食,这是血虚伏火所致,加当归身 1.5g、生地黄 1.5g、麻子仁泥 1.5g、桃仁 3 个。如果大便通畅就不要再用了。如大便又不通畅,只需加煨大黄 1.5g。如果大便还不通利,那就不是血结便秘,当为热则生风,其病人一定还有风证(阵发性腹部痉挛疼痛),当归、生地、麻子仁、桃仁、大黄等药就不要再用了,也停止使用黄芪人参汤,单用羌活、防风各 15g,水煎空腹服用,大便必然通畅,便通即可停用。说明羌活、防风通便力量还是很强的,值得注意。这也提醒我们,防风、羌活有促进大肠蠕动的作用。

【原文】

如胸中气滞,加青皮,皮薄清香可爱者,一分或二分,并去白,橘皮倍之,去其邪气。此病本元气不足,惟当补元气,不当泻之;如气滞大甚,或补药大过,或病人心下有忧滞郁结之事,更加木香、缩砂仁以上各二分或三分,白豆蔻仁二分,与正药同煎;

如腹痛不恶寒者,加白芍药五分,黄芩二分,却减五味子。

【讲解】

如果胸闷,加青皮 0.3~0.6g,橘皮 0.6~1.2g,祛除胸中邪气。该病的主要原因是元气不足,只应该补元气,不应当泻元气。如果胸闷严重、或补药太过、或抑郁,再加木香、砂仁各 0.6~1g、白豆蔻 0.6g,与黄芪人参汤同煎服。

如果腹痛不恶寒,加白芍 1.5g,黄芩 0.6g,减掉五味子。

【原文】

夫脾胃虚弱,遇六七月间,河涨霖雨,诸物皆润,人汗沾衣,身重短气,甚则四肢痿软,行步不正,脚欹,眼黑欲倒,此肾水与膀胱俱竭之状也,当急救之。滋肺气以补水之上源,又使庚大肠不受邪热,不令汗大泄也。汗泄甚则亡津液,亡津液则七神无所依。经云:津液相成,神乃自生。津者,庚大肠所主,三伏之义,为庚金受囚也。

【讲解】

遇上六七月份河水高涨、雨水充沛的湿热天气,万物湿润,脾胃虚弱的人,就会汗多、身体沉重,神疲乏力,气短、四肢痿软,走路不稳,脚总是向一边儿崴,眼前发黑,头晕。这种情况其实很多见,低血压的病人,天气一热,血压更低,很容易出现坐着突然站起来的时候眼前发黑然后摔倒。这些都是肾水与膀胱虚弱的表现,治疗则需补肺以养水之上源,再使大肠不受邪热,不出大汗,以防汗多亡津液,使七神有所依附。这里七神的确切内涵无从考证。《黄帝内经》中"津液相成,神乃自生"的意思是津液充足,神才能充足。神病,不能光想着补血,养津液、补气同样重要。"津者,庚大肠所主",大肠主津液,燥化糟粕,把水重吸收保存津液。"三伏之义,为庚金受囚也",是讲大肠与肺金的凉收特性在长夏三伏天表现不出来。一伏夏至后第三个庚日,二伏是第四个庚日,三伏是立秋后第一个庚日。过了三伏就是处暑,处暑凉燥、凉收的特点就有了。

【原文】

若亡津液,汗大泄,湿令亢甚,则清肃之气亡,燥金受囚,风木无可以制,故风湿相搏,骨节烦疼,一身尽痛,亢则害,承乃制是也。孙思邈云:五月常服五味子,是泻丙火,补庚大肠,益五脏之元气。

【讲解】

汗大泄导致亡津液,又当长夏湿热盛,秋凉收之气不能表现出来,金弱不能制木,风湿相合,则侵袭人体,导致骨节疼痛、全身疼痛。"亢则害,承乃制"是讲五行里每一行相生相克平衡就不会生病,任何一个亢进了都会产生危害。

孙思邈说,五月份应该常服五味子泻心火,五味子的止汗止泻作用都能保留津液,大肠主津液,所以就能补大肠,五味子还能补益五脏元气,因此特别适用于夏日脾胃虚弱病人。

【原文】

壬膀胱之寒已绝于巳,癸肾水已绝于午,今更逢湿旺,助热为邪,西方北方之寒清绝矣。圣人立法,夏月宜补者,补天元之真气,非补热火也,令人夏食寒是也。为热伤元气,以人参、麦门冬、五味子生脉。脉者,元气也。人参之甘,补元气,泻热火也;麦门冬之苦寒,补水之源,而清肃燥金也;五味子之酸以泻火,补庚大肠与肺金也。

【讲解】

膀胱是壬水,肾是癸水,巳月(6月)、午月(7月)属火,火盛侮水,所以膀胱之寒、肾脏之水都严重不足,又遇湿热之季,西方北方清凉寒冷之气消失,如何治疗呢?

圣人立下规矩,要补天元之真气(寒气),不是补热补火,是让人夏天吃寒凉食品,因为火与元气不两立,吃热食容易伤元气,吃寒凉可以保养元气。由于夏天热伤元气,所以用人参、麦冬、五味子除热养阴、生脉中元气。"人

参之甘,补元气,泻热火也",补中益气汤方解里讲过人参是治疗湿热烦热的
圣药。"麦门冬之苦寒,补水之源",其实麦冬微苦,水之源是肺,麦冬补肺阴
使肺的清肃功能强壮,即是补肾水之源。五味子之酸可以泻火,补庚大肠与
肺金,也是补水之上源。

【原文】

当此之时,无病之人,亦或有二证,或避暑热,纳凉于深堂大厦得之者,
名曰中暑。其病必头痛恶寒,身形拘急,肢节疼痛而烦心,肌肤大热无汗,为
房屋之阴寒所遏,使周身阳气不得伸越,世多以大顺散主之是也。若行人或
农夫,于日中劳役得之者,名曰中热,其病必苦头痛,发躁热,恶热,扪之肌肤
大热,必大渴引饮,汗大泄,无气以动,乃为天热外伤肺气,苍术白虎汤主之。
洁古云:动而得之为中热,静而得之为中暑。中暑者,阴证,当发散也。中热
者,阳证,为热伤元气,非形体受病也。

【讲解】

在暑湿较盛的长夏,没有病的人也可能出现两种情况。

一种是天热到凉快的地方待着避暑热,这时候病了就叫中暑。夏天受
凉了叫中暑,与现在西医内科学里讲的中暑(热射病)不是一回事儿。中暑
的临床表现有:头痛恶寒,身形拘紧,肢节疼痛、心烦、肌肤大热无汗,这是阴
寒把热郁闭在里,周身阳气不能够往外布散的缘故,一般都用大顺散来治
疗。大顺散在古代有好几个,李东垣所说的大顺散应该是干姜、肉桂、杏仁
和甘草。大顺散温散,吃完出汗、身上不疼,然后就好了。在《温病学》里边
暑月感受风寒用香薷饮,所以大顺散可以,香薷饮也可以。

另一种是大夏天太阳底下劳作时病了,叫作中热,这个和现代医学的中
暑(热射病)是一样的。临床表现是头痛剧烈、躁热、恶热、肌肤大热、大渴
引饮、大汗、乏力。这是天热外伤肺气,津液丢失太多所致。

不在长夏季节得了这种病用白虎汤,在长夏湿气太重,加一味苍术除

湿。在20世纪60年代全国暴发流行性乙型脑炎的时候,石家庄治疗乙型脑炎的经验是用白虎汤。第二年北京流行性脑脊髓膜炎又发生了,蒲辅周发现用石家庄的经验解决不了,考虑到当年湿气太重,用苍术白虎汤效果就很好。

张元素(字洁古),是李东垣的老师。张元素说"动而得之为中热,静而得之为中暑",重申乘凉时得的病是中暑,活动时得的是中热。中暑是阴证应当发散寒邪,中热是阳证,为热伤元气,没有伤及形体。

【原文】

若虚损脾胃,有宿疾之人,遇此天暑,将理失所,违时伐化,必困乏无力,懒语气短,气弱气促,似喘非喘,骨乏无力,其形如梦寐,朦朦如烟雾中,不知身所有也,必大汗泄。

【讲解】

如果素有脾胃虚弱,再逢天气湿热,调养失宜,损伤正气,必然出现困乏无力、气短、懒言、气促、四肢无力、神疲嗜睡、头脑昏沉、汗多。

【原文】

若风犯汗眼,皮肤必搐,项筋皮枯毛焦,身体皆重,肢节时有烦疼,或一身尽痛,或渴或不渴,或小便黄涩,此风湿相搏也。

【讲解】

"汗眼",汗孔。"搐",皮肤收紧。如果汗出当风,皮肤汗腺封闭以后就不出汗了,皮肤必然感觉拘紧,颈部皮肤干燥,身体沉重,关节疼痛,心烦,或全身疼痛,或口渴,或不渴,或小便黄赤。天气炎热时无论是出汗还是无汗蒸发都会导致血容量减少，肾脏形成的尿液减少，尿液浓缩就成黄色量少。这是风邪和湿邪合邪导致的疾病。可以选用张仲景治疗风湿相搏的麻杏苡甘汤治疗。

【原文】

头痛或头重，上热壅盛，口鼻气短气促，身心烦乱，有不乐生之意，情思惨凄，此阴胜阳之极也。病甚，则传肾肝为痿厥。厥者，四肢如在火中为热厥；四肢寒冷者为寒厥。寒厥则腹中有寒，热厥则腹中有热，为脾主四肢故也。若肌肉濡渍，痹而不仁，传为肉痿证。证中皆有肺疾，用药之人，当以此调之。气上冲胸，皆厥证也。痿者，四肢痿软而无力也，其心烦冤不止。厥者，气逆也，甚则大逆，故曰厥逆。其厥痿多相须也，于前已立黄芪人参五味子麦门冬汤中，每服加白茯苓二分、泽泻四分、猪苓、白术以上各一分。如小便快利，不黄涩者，只加泽泻二分，与二术上下分消其湿。如行步不正，脚膝痿弱，两足欹侧者，已中痿邪，加酒洗黄柏、知母三分或五分，令二足涌出气力矣。

【讲解】

头重和头痛是上热壅盛的表现。口鼻气短、气促、身心烦乱、感觉生不如死、情绪抑郁，是阴胜阳的极端表现。病情严重就传到肝肾产生痿证和厥证。四肢如在火中为热厥，四肢寒冷为寒厥。寒厥可见腹中有寒，热厥可见腹中有热。之所以四肢冷暖与腹中寒热一致，是因为脾主四肢的缘故。

如果肌肉被湿邪濡渍就会肌肉无力、肌肉疼痛、感觉异常。"仁"是中正、正常，"不仁"就是感觉麻、木、热、冷等异常，有了这些表现就可以诊断为痿证了。

无论厥证还是痿证，都存在肺部疾病表现，用药调理应当考虑到这一方面。只要见到气上冲胸都是厥证。痿证表现四肢痿软无力、持续心胸烦闷。厥证和痿证常常同时出现，治疗就于前面的黄芪人参五味子麦门冬汤加茯苓 0.6g、泽泻 1.2g、猪苓 0.3g、白术 0.3g，如小便量多，颜色不黄，说明尿量充足，津液没有丢失，只加泽泻 0.6g，与苍术白术上下分消湿邪。

如果行走不正、腿脚痿弱、脚踝不正，就是已经感受了痿邪，形成痿证了。夏天常见腹泻以后出现四肢无力、肌力减退、身上疼或者感觉迟钝，这是吉兰-巴雷综合征，即急性感染性多发性神经根神经炎，往往都是病毒导致的。也可能是低血钾导致的低钾性周期性麻痹。治疗加用酒洗黄柏、知母 1~1.5g。黄柏、知母能泻相火，更年期综合征时激素紊乱导致神经系统功能异常可以表现为烘热汗出，常用知母、黄柏。痿证也是神经系统的问题，病变偏热，也可以用知母、黄柏，使双腿力量恢复，实际是使神经功能恢复。对于寒湿痿证，我的经验是加用苍术、吴茱萸。

【原文】

如汗大泄者，津脱也，急止之，加五味子六枚，炒黄柏五分，炒知母三分。不令妨其食，当以意斟酌，若防食则止，候食进，则再服。三里、气街，以三棱针出血；若汗不减不止者，于三里穴下三寸上廉穴出血。禁酒、湿面。

【讲解】

如果汗多导致津脱要赶紧止汗，加五味子 0.6g，炒黄柏 1.5g，炒知母 1g，我的经验是五味子安神、敛汗、调节神经，夏天出汗津脱以后血容量低，神经调节功能差，加上五味子、黄柏、知母，能迅速止汗和防止津液丢失。

用药不能妨碍吃饭，最好是饭后服药。

脾胃虚弱，夏天出汗多，李东垣针刺足三里、气街、上廉止汗。其实复溜穴也能止汗。为什么腿上的穴位能止汗呢，这个大家应该再思考一下，也许里边还隐藏着其他的规律。

服药期间禁酒、汤面，两种都会增加湿热、导致汗多加重。

【原文】

夫痿者,湿热乘肾肝也,当急去之。不然,则下焦元气竭尽而成软瘫,必腰下不能动,心烦冤而不止也。若身重减,气不短,小便如常,及湿热之令退时,或所增之病气退者,不用五味子、泽泻、茯苓、猪苓、黄柏、知母、苍术、白术之药,只根据本病中证候加减。

常服药亦须用酒黄柏二分或三分。

如更时令,清燥之气大行,却加辛温泻之。

【讲解】

痿证是由湿热侵犯肝肾导致的,应该赶紧祛湿热,否则导致下焦肝肾元气衰竭就会瘫痪,出现腰下不能动,烦闷不止。

如果身重减轻,气不短,小便正常,身体沉重减轻,说明湿热已退。或进入秋季湿热亦退。或瘫痪病愈,就不再使用五味子、泽泻、茯苓、猪苓、黄柏、知母、苍术、白术这些药了,只需要在原来疾病基础上随证加减,但要在常服药中加酒黄柏0.6~1g。

如果秋天凉燥之气严重,加辛温药泻凉燥。

【原文】

若湿气胜,风证不退,眩运麻木不已,除风湿羌活汤主之。

除风湿羌活汤

羌活一两 防风去芦 苍术酒浸,去皮 黄芪以上各一钱 升麻七分 炙甘草 独活 柴胡以上各五分 川芎去头痛 黄柏 橘皮 藁本以上各三分 泽泻去须,一分 猪苓去黑皮 茯苓以上各二分 黄连去须,一分

上㕮咀。每服秤三钱或五钱,水二盏,煎至一盏,去粗,稍热服,量虚实

施用。

如有不尽证候,依据加减法用之。

【讲解】

如果湿气旺盛,风证未愈,症见眼前发黑,视物旋转,头晕,肢体麻木持续,就该使用"除风湿羌活汤了。

除风湿羌活汤羌活一两　防风去芦　苍术酒浸,去皮　黄芪以上各一钱　升麻七分　炙甘草　独活　柴胡以上各五分　川芎去头痛　黄柏　橘皮　藁本以上各三分　泽泻去须,一分　猪苓去黑皮　茯苓以上各二分黄连去须,一分

羌活 30g,防风 3g,独活 1.5g,藁本 1g:祛风湿;

酒苍术 3g,黄芪 3g,炙甘草 1.5g,橘皮 1g:补脾胃;

升麻 2.1g,柴胡 1.5g:升清阳;

川芎 1g:理气活血去头痛;

泽泻 0.3g,猪苓 0.6g,茯苓 0.6g:祛湿;

黄柏 1g,黄连 0.3g:凉燥除湿。

上药共细末,每次 10~15g,水煎温热服,根据虚实情况斟酌使用。如果还有其他表现,根据之前的药物加减法选药。

【原文】

夫脉弦洪缓,而沉按之中之下得时一涩,其证:四肢满闷,肢节烦疼,难以屈伸,身体沉重,烦心不安,忽肥忽瘦,四肢懒倦,口失滋味,腹难舒伸,大小便清利而数,或上饮下便,或大便涩滞不行,一二日一见,夏月飧泄,米谷不化,或便后见血,见白脓,胸满短气,膈咽不通,或痰嗽稠黏,口中沃沫,食入反出,耳鸣耳聋,目中流火,视物昏花,胬肉红丝,热壅头目,不得安卧,嗜卧无力,不思饮食,调中益气汤主之。

【讲解】

脉弦大缓慢、中取或沉取偶有涩象,症见四肢胀满;忽肥忽瘦,体重变化大,忽肥是体内水多了,忽瘦是水下去了;腹部不适直腰时加重;多饮多尿;夏天腹泻,完谷不化;大便后排血或白脓,这是结肠炎;咳嗽痰黏;口涎泡沫;食入即吐;耳鸣耳聋;目赤疼痛;视物昏花;胬肉红丝;头目发热;失眠;神疲乏力;不思饮食;用调中益气汤治疗。

【原文】

调中益气汤

黄芪一钱　人参去芦头,有嗽者去之　甘草　苍术以上各五分　柴胡一味为上气不足,胃气与脾气下溜,乃补上气,从阴引阳也　橘皮如腹中气不得运转,更加一分　升麻以上各二分　木香一分或二分

上件锉麻豆大。都作一服,水二大盏,煎至一盏,去粗,带热,宿食消尽服之。宁心绝思,药必神效,盖病在四肢血脉,空腹在旦是也。

【讲解】

调中益气汤是在补中益气汤的基础上去掉当归、白术,加上苍术、木香。木香理气,当归养血,所以调中益气理气作用强。"宿食消尽服之",胃里的东西消化完了再吃药,完全的空腹服药,热服。"旦",早晨太阳刚刚露出地平线,上边是日,下边是地平线,早晨才是空腹。服药后心神安宁,药必神效,表明调中益气汤对脾胃虚弱、清阳不升、湿热气滞导致的以上诸症疗效确切。

【原文】

如时显热躁,是下元阴火蒸蒸发也,加真生地黄二分、黄柏三分,无此证

则去之。

如大便虚坐不得,或大便了而不了,腹中常逼迫,血虚血涩也,加当归身三分。

如身体沉重,虽小便数多,亦加茯苓二分,苍术一钱,泽泻五分,黄柏三分,时暂从权而祛湿也,不可常用,兼足太阴已病,其脉亦络于心中,故显湿热相合而烦乱。

如胃气不和,加汤洗半夏五分,生姜三片;有嗽,加生姜,生地黄二分,以制半夏之毒。

如痰厥头痛,非半夏不能除,此足太阴脾所作也。

如兼躁热,加黄柏、生地黄以上各二分;

如无以上证,只服前药;如夏月,须加白芍药三分;如春月腹中痛,尤宜加。

【讲解】

如果不时出现热燥的感觉,是由于下焦阴火太盛,加生地黄 0.6g、黄柏 1g,补下焦阴液,清下焦虚火。

如果老想大便坐到便池又拉不出来,或觉得拉不完、拉不干净,腹痛里急,加当归身 1g,当归养血活血、润肠通便。

如果身体沉重说明体内湿气较重,即便是小便频多,还是要加茯苓 0.6g、泽泻 1.5g、苍术 3g、黄柏 1g,淡渗燥湿清热除湿。足太阴脾经循行最后注入心中,与心经相接,脾湿和心热合在一起,这时候就容易出现烦乱。

如果胃气不和出现胃胀、恶心、呕吐,就要加生半夏 1.5g、生姜 3 片,这就是治疗胃气不和的小半夏汤。嗽就是能咳出痰来,嗽痰加生姜、生地黄 0.6g,这样可以制半夏的毒性。

痰阻滞气机导致的头痛首选半夏,脾胃病要重用半夏。

如果没有以上症状,只用调中补气汤。如果是夏天就要加白芍 1g,春天腹中痛就更适合加白芍。

【原文】

如恶热而渴,或腹痛者,更加芍药五分,生黄芩二分。

如恶寒腹中痛,加中桂三分,去黄芩,谓之桂枝芍药汤,亦于前药中加之同煎;如冬月腹痛,不可用芍药,盖大寒之药也。只加干姜二分,或加半夏五七分,以生姜少许制之。

【讲解】

如果怕热口渴,或者腹痛,再加白芍 1.5g、生黄芩 0.6g。只要有热、怕热、腹痛、腹泻,李东垣就一定要用黄芩和白芍的。

如果怕冷腹中痛,加肉桂 1g,去黄芩。

如果冬天肚子疼不能用芍药,李东垣认为芍药是一个大寒药,只加干姜 0.6g,或加半夏 1.5~2.1g,再加生姜少量。

【原文】

如秋冬之月,胃脉四道为冲脉所逆,并胁下少阳脉二道而反上行,病名曰厥逆。《内经》曰:逆气上行,满脉去形,明七神昏绝,离去其形而死矣,其证:气上冲咽不得息,而喘急有音,不得卧,加吴茱萸五分或一钱五分,汤洗去苦,观厥气多少而用之。

【讲解】

如果是秋冬季节,足阳明胃经的四道经脉(两侧各有一条:从大迎前,下人迎,循喉咙,入缺盆,下膈,属胃,络脾;两侧各另有一条:从缺盆下乳内廉,下挟脐,入气街中)受冲脉逆气的影响,再加上少阳的两条经脉气逆上行,就会导致厥逆。前边讲过了,厥逆就是气逆。"逆气上行,满脉去形,明七神昏绝,离

去其形而死矣",这段文字我没有找到出处,暂时不做解释。厥逆的表现为气
上冲咽呼吸困难、喘急哮鸣,不能平卧,这些症状应该是左心衰,心源性哮喘,
因为只有心源性哮喘才有可能导致死亡,加吴茱萸1.5~5g,高度提示吴茱萸是
治疗寒凝心脉急性左心衰的有效药物。《金匮要略》里边讲到的奔豚病其实
是一个阵发性心律失常,很多人都讲成了神经官能症、癔症,这是不对的。

我过去病房一个心绞痛的病人,每天夜里在一点到三点这个时间犯心
绞痛,当时我就按十二时辰理论,丑时对应肝,丑时犯病与肝寒有关,所以我
就给他加了吴茱萸,这个病人吃后当天晚上就不犯病了。后来别的大夫去
掉吴茱萸,当天晚上病人就又犯病了。说明吴茱萸对心肌缺血导致的气上
冲咽不得息是有效的。

【原文】

如夏月有此证,为大热也,盖此病随四时为寒热温凉也,宜以酒黄连、酒
黄柏、酒知母各等分,为细末,热汤为丸。梧桐子大,每服二百丸,白汤送下,
空心服。仍多饮热汤,服毕少时,便以美饮食压之,使不令胃中留停,直至下
元,以泻冲脉之邪也。

大抵治饮食劳倦所得之病,乃虚劳七损证也,当用温平,甘多辛少之药
治之,是其本法也。

【讲解】

夏天出现厥逆一般是大热证,因为不同季节都可以发病,夏季因热发
病、冬季因寒冷发病。

在临床上有一部分的厥逆,气上冲咽不得息就是热邪所致的。冠心病
夏天犯病和冬天犯病的病机是不一样的,有一部分病人夏天才犯病,冬天反
而不犯,这部分病人实际上就是体内热较盛,热伤血脉导致的,在这种情况
下就要用黄连、黄柏、知母。中医里边治疗脉管炎会用能清热的四妙勇安
汤。以前我学习日本医家经验时,发现他们治疗动脉硬化用黄连解毒汤,并

且用着有效。西医也认为炎症反应在动脉硬化、冠心病、脑血管病变中起作用,用一些抗生素、消炎约后,有一部分动脉硬化的疾病可以得到改善。所以治疗血管性疾病,有一部分人需要用吴茱萸,有一部分就是需要清热化瘀的药。黄连、黄柏和知母三味药,黄连和黄柏都是黄连解毒汤的成分之一,知母是我的老师史载祥的经验方升解通瘀汤里边的成分,这三个药能很好治疗热证的动脉硬化,治疗由于热邪导致的血脉不通。另外知母本身是有补益作用的,虚证病人是可以用的。

空腹服,吃完了赶紧吃点儿东西,使药不在胃里边儿停留。李东垣认为这么用药可以压冲脉的逆气,到底是不是这么个道理,我们不得而知,但是空腹药物吸收确实是比较快的。

一般情况下,饮食劳倦导致的疾病,多为劳损,应当多用温平药性的甘味药加少量辛味药,这是根本的治疗法则。

【原文】

如时上见寒热,病四时也,又或将理不如法,或酒食过多,或辛热之食作病,或寒冷之食作病,或居大热大寒之处益其病,当临时制宜,暂用大寒大热治法而取效,此从权也,不可以得效之故而久用之,必致难治矣。

【讲解】

如果某一时节出现恶寒发热,就是合并了时病。或调理失当,或饮酒进食过多,或过食辛热,或饮食寒凉,或居处大寒大热,疾病加重者,治法就要根据具体的情况来定。暂用大寒大热治法获效,也都是从权从变,不能使用太久,只要症状没了就得调整,否则适得其反,必然导致疾病难治。

【原文】

《黄帝针经》云:从下上者,引而去之。上气不足,推而扬之。盖上气者,心肺上焦之气。阳病在阴,从阴引阳,宜以入肾肝下焦之药,引甘多辛少之药,使升发脾胃之气,又从而去其邪气于腠理皮毛也。又云:视前痛者,常先取之,是先以缪刺泻其经络之壅者,为血凝而不流,故先去之,而后治他病。

【讲解】

《黄帝针经》所说的"从下上者,引而去之"是讲气逆向上者就给予导气下行治疗。"上气不足,推而扬之"是讲心肺气虚者,补益宣散治疗。

"阳病在阴,从阴引阳"是指心肺上焦之气不足,它的病根在下,治疗的时候要着眼于下焦,治疗是就要选入肾肝下焦的药物,通过补肝肾来补中焦,使脾胃之气强壮起来,中焦脾胃之气强壮起来以后上气也就不虚了,那么从外来的邪气也就容易驱逐出去了。

如果是先有疼痛的,常先治疼痛,左边疼针右边,右边疼针左边,使血脉畅通,这种治疗方法就是缪刺法。瘀血疼痛缓解后在治疗其他病症,这是强调血脉畅通的重要性,血脉不畅,任何补泻都很难生效。

第十二讲 | 长夏湿热胃困尤甚用清暑益气汤论

【原文】

《刺志论》云：气虚身热，得之伤暑，热伤气故也。《痿论》云：有所远行劳倦，逢大热而渴，渴则阳气内伐，内伐则热舍于肾；肾者，水脏也。今水不能胜火，则骨枯而髓虚，足不任身，发为骨痿。故《下经》曰：骨痿者，生于大热也。此湿热成痿，令人骨乏无力，故治痿独取于阳明。

【讲解】

"《刺志论》云：气虚身热，得之伤暑，热伤气故也"，气虚的人在长夏季节发热，是伤暑导致的，暑伤气阴。伤暑实际上就是夏天受凉了。

《痿论》里面说："有所远行劳倦，逢大热而渴"，远行劳倦主要是四肢在运动，脾主四肢，所以就容易伤脾，在这种状态下又逢大热，出汗多就出现口渴。"渴则阳气内伐，内伐则热舍于肾"，"伐"是侵入的意思，口渴的时候，外边的阳邪就容易入侵人体，侵入到肾就伤肾了。"肾者，水脏也"，从五行来讲，肾属于水脏，功能也是主水的。"今水不能胜火"，体内的阴液不足，不能够胜火，"骨枯而髓虚，足不任身，发为骨痿"，因为肾主骨生髓，肾虚就会骨髓空虚，两腿没劲儿，撑不起来，这个就叫"骨痿"。

《下经》曰："骨痿者，生于大热也。"《黄帝内经》里讲，骨痿是大热引起的。以前小孩的脊髓灰质炎、吉兰-巴雷综合征这类病，都容易在长夏湿热的季节发生。"此湿热成痿"，长夏多湿，暑热较盛，湿邪和热邪比较重的时候，最容易见到痿证，所以古人们认为这是湿热之邪导致的。

中医的湿热之邪，不是我们想象的那么简单，不仅仅是水蒸气，和现代病因学联系起来看,可能是细菌、病毒、寄生虫各种东西导致这种疾病,这种生物是在湿热比较盛的时候才会有。我曾经看到一个视频,一个父亲给小孩洗澡的时候发现站不稳,当时不当回事,第二天发现还是站不住才带着孩子去医院看病。其实这个孩子是夏天出去在草坪上玩儿,寄生虫就顺着头发爬到了头皮上,就叮在了头皮上。这种寄生虫分泌的一种神经毒,就让孩子瘫痪了。这个医生把孩子的头发一点点儿拨开就看到了寄生虫在那儿叮着,把它给取出来后,让孩子出院就好了。

"令人骨乏无力",其实也不是骨头出问题,像我刚才讲的,可能是寄生虫分泌的神经毒。"故治痿独取于阳明",这句话要这么来理解:"阳明"是三阴三阳其中之一,燥金是和阳明联系在一起的,从空气、环境上来讲阳明的特点是干燥,从五行归属上来讲属金,当秋天干燥了,这些依赖于湿热生存的微生物就没了,体内也只有阳明经才具有燥湿、收敛热邪的作用。在体内阳明是和胃、大肠连在一起的,调理胃肠就能治痿是因为胃肠一通畅,病邪容易排出去,体内的整体环境就改变了,人体就健康。不能够仅仅理解成脾胃是气血生化之源,然后补益气血。

【原文】

时当长夏,湿热大胜,蒸蒸而炽,人感之多四肢困倦,精神短少,懒于动作,胸满气促,肢节沉疼;或气高而喘,身热而烦,心下膨痞,小便黄而数,大便溏而频,或痢出黄如糜,或如泔色;或渴或不渴,不思饮食,自汗体重;或汗少者,血先病而气不病也,其脉中得洪缓。若湿气相搏,必加之以迟,迟、病虽互换少差,其天暑湿令则一也。宜以清燥之剂治之。

【讲解】

"时当长夏,湿热大胜,蒸蒸而炽,人感之多四肢困倦",一般到长夏季节的时候,人们总是精神短少,四肢没劲。"胸满气促",长夏季节最大的特点是气压降低,吸进去的空气相对来讲就少了,所以就觉得气不够用,呼吸加快。"肢节沉疼",这是因为在湿热严重的时候人们容易贪凉。"或气高而喘",这和"胸满气促"实际上是一样的。"身热而烦",一是感染本身导致的身热,一是外界热,体内热散不出去,烦躁。"心下膨痞",心下老觉得满满的,不想吃饭,"小便黄数",出汗太多,尿液浓缩就黄了。"大便溏而频,或痢出黄如糜,或如泔色",这个季节微生物非常多,尤其是苍蝇飞来飞去,所以肠道传染病也是在这个季节最多。"或渴或不渴,不思饮食,自汗体重",夏天湿气重,自汗可以排出体内的湿,所以自汗不能当病。"或汗少者",出汗少倒比较麻烦。夏天见到的这些症状,就是湿邪弥漫三焦的表现。

"血先病而气不病也",注意这句话,李东垣在前面讲过脾胃病就是血病,这里的血先病实际就是脾胃病变导致的津液不足,气不病是指肺气不虚尚能固表,故见汗少。"其脉中得洪缓",中取脉大而缓。

"若湿气相搏,必加之以迟",如果湿邪伤气,必然出现脉迟。"迟、病虽互换少差"应该是衍文。"其天暑湿令则一也",是说无论是脉洪缓还是脉迟,都是暑湿导致的。"宜以清燥之剂治之",是说要用清热燥湿药剂来治疗它。

【原文】

《内经》曰:阳气者,卫外而为固也,炅则气泄。今暑邪干卫,故身热自汗,以黄芪甘温补之为君;人参、橘皮、当归、甘草,甘微温,补中益气为臣;苍术、白术、泽泻,渗利而除湿,升麻、葛根,甘苦平,善解肌热,又以风胜湿也。湿胜则食不消而作痞满,故炒曲甘辛,青皮辛温,消食快气;肾恶燥,急食辛以润之,故以黄柏苦辛寒,借甘味泻热补水虚者滋其化源;以人参、五味子、麦门冬,酸甘微寒,救天暑之伤于庚金为佐。名曰清暑益气汤。

【讲解】

这一段是整个脾胃论里面非常重要的一段。"阳气者,卫外而为固也",阳气在外,使人体保持健壮。"炅则气泄",只要一热,气就容易泄掉。"今暑邪干卫,故身热自汗",暑热之邪伤卫,表现为身热、自汗,这是它的特点。

"以黄芪甘温补之为君",暑湿伤气阴,黄芪是君药,李东垣用黄芪主要是补肺气的。"人参、橘皮、当归、甘草,甘微温,补中益气为臣",人参、陈皮、当归、甘草合起来是补中益气的,"苍术、白术、泽泻,渗利而除湿,升麻、葛根,甘苦平,善解肌热,又以风胜湿也",所以又有胜湿、除湿的作用。"湿胜则食不消而作痞满",湿气盛,困了脾胃,消化不动,上腹部胀满不想吃,"故炒曲甘辛,青皮辛温,消食快气",炒神曲是甘、辛味的,青皮辛温,就是帮助消化。

"肾恶燥",《黄帝内经》里面讲肾是水脏,它是怕燥,"急食辛以润之,故以黄柏苦辛寒",辛味归肺,肺属金,从五行看,金生水,所以辛味补肺就能够滋肾水,因此用辛苦寒的黄柏来治疗肾燥,"借甘味泻热补水虚者滋其化源",用甘味药泻热,同时调理脾胃,肾水就得到一个源源不断的补充。

"以人参、五味子、麦门冬,酸甘微寒,救天暑之伤于庚金为佐",人参、麦冬、五味子,酸甘化阴,又是凉性的,对暑湿伤气阴的效果就很好。

【原文】

清暑益气汤

黄芪汗少减五分　苍术泔浸,去皮　升麻以上各一钱　人参去芦　泽泻　神曲炒黄　橘皮　白术以上各五分　麦门冬去心　当归身　炙甘草以上各三分　青皮去白,二分半　黄柏酒洗,去皮,二分或三分　葛根二分　五味子九枚

上件同㕮咀。都作一服,水二大盏,煎至一盏,去柤,大温服,食远。剂之多少,临病斟酌。

【讲解】

我们看清暑益气汤。"黄芪,汗少减五分",汗少黄芪就要减量,说明黄芪主要是治气虚出汗多的。方中主要是补益的药,很少祛热的药,李东垣讲长夏得这个病主要还是脾胃虚弱导致的,所以要以调理脾胃为基础,然后才

加上祛热的药。

【原文】

　　此病皆由饮食劳倦,损其脾胃,乘天暑而病作也,但药中犯泽泻、猪苓、茯苓、灯心、通草、木通,淡渗利小便之类,皆从时令之旺气,以泻脾胃之客邪,而补金水之不及也。此正方已是从权而立之,若于无时病湿热、脾旺之证,或小便已数,肾肝不受邪者勿用之,必大泻真阴,竭绝肾水,先损其两目也,复立变证加减法于后。

【讲解】

　　"此病皆由饮食劳倦,损其脾胃",这是清暑益气汤的病变基础,然后"乘天暑而病作也",在这个基础上伤暑。"但药中犯泽泻、猪苓、茯苓、灯心、通草、木通,淡渗利小便之类,皆从时令之旺气,以泻脾胃之客邪",时令之旺气就是暑和湿,所以按照湿气的轻重来选择这些药来泻外来的邪气。"而补金水之不及也",补脾胃就是从源头补金水之不足。"此正方已是从权而立之",清暑益气汤已经考虑时令湿气重。"若于无时病湿热、脾旺之证,或小便已数,肾肝不受邪者勿用之",如果没有湿热、脾胃健壮,或小便已经多了,肝肾也没事,这时候就不能用泽泻、猪苓、茯苓、灯心草、通草、木通这些药了。"必大泻真阴,竭绝肾水"如果用了这些利水的药,津液就更伤了,肾的水液也就伤了,"先损其两目也",夏天暑湿季节最容易出现结膜炎,如果用这些药就更容易出现。在长夏季节用清利湿热的药要看小便,如果小便数,说明阴液不伤,津液是充足的,暑伤气阴并不是那么严重,这时反而应该用点补肾的药。

【原文】

　　心火乘脾,乃血受火邪,而不能升发。阳气伏于地中。地者,人之脾也。

必用当归和血,少用黄柏以益真阴。

　　脾胃不足之证,须少用升麻,乃足阳明、太阴引经之药也。使行阳道,自脾胃中右迁,少阳行春令,生万化之根蒂也。更少加柴胡,使诸经右迁,生发阴阳之气,以滋春之和气也。

【讲解】

　　"心火乘脾,乃血受火邪",《黄帝内经》中说"脾裹血",所以心火来犯脾的时候,是血受火邪。"而不能升发",《脾胃论》里讲万物的升发都是在少阳之气的作用下从土开始升发,所以土有病了不能升发。"阳气伏于地中。地者,人之脾也",在《脾胃论》中看到"地",只要它不是和天对应的,"地"就是脾,阳气伏于地中的意思是阳气郁闭在脾。"必用当归和血,少用黄柏以益真阴",当遇到这种情况,就要用当归来活血,以利阳气升发,用黄柏补肾水、益真阴。

　　"脾胃不足之证,须少用升麻",只要有脾胃不足一定要用升麻,而且是少量用,"乃足阳明、太阴引经之药也",升麻是开启脾胃之门的药。"使行阳道,自脾胃中右迁,少阳行春令,生万化之根蒂也","阳道",太阳走的道就是阳道,当我们面南而立,太阳从左边升,从右边降,从左往右,这就叫行阳道。升麻可使脾胃行阳道,少阳行春天升发之令,万物就开始生长了,所以脾胃是根,少阳是条件,然后万物才化生。"更少加柴胡,使诸经右迁,生发阴阳之气,以滋春之和气也",少加一点柴胡,使行阳道,柴胡、升麻加起来,能使诸经一起行阳道,使各个脏腑功能都生机勃勃,脏腑功能协调一致。

【原文】

　　脾虚,缘心火亢甚而乘其土也;其次肺气受邪,为热所伤,必须用黄芪最多,甘草次之,人参又次之,三者皆甘温之阳药也。脾始虚,肺气先绝,故用黄芪之甘温,以益皮毛之气,而闭腠理,不令自汗而损其元气也。上喘气短懒语,须用人参以补之。心火乘脾,须用炙甘草以泻火热,而补脾胃中元气;

甘草最少,恐资满也。若脾胃之急痛,并脾胃大虚,腹中急缩,腹皮急缩者,却宜多用之。经云:急者缓之。

【讲解】

"脾虚,缘心火亢甚而乘其土也",脾虚,也可由心火旺盛导致,心火旺盛可以耗伤脾气。"其次肺气受邪,为热所伤",心火再影响到肺,肺气受火邪损伤。遇到这种情况,"必须用黄芪最多,甘草次之,人参又次之,三者皆甘温之阳药也",黄芪的量在这个方子里一定要大,甘草要少一点,人参又次之,三个药都是甘温的阳药,在脾胃虚弱、心火乘脾、又见肺受热伤的时候使用。

"脾始虚,肺气先绝,故用黄芪之甘温,以益皮毛之气,而闭腠理,不令自汗而损其元气也"。脾开始虚弱的时候,往往先有肺气的不足,黄芪是补肺气的药,因为肺合皮毛,所以用黄芪之甘温益皮毛之气来止汗。

如果肺虚以后出现"上喘气短懒语",不想说话,"须用人参以补之",必须得用人参。"心火乘脾,须用炙甘草以泻火热,而补脾胃中元气",炙甘草能泻火热是因为它能补益脾胃中气,补脾胃泻阴火,心火也旺不起来了。"甘草最少,恐资满也",甘草用量要最少,因为怕它吃完了肚子胀。"若脾胃之急痛,并脾胃大虚",就是胃肠痉挛又有脾胃的虚弱,"腹中急缩",肚子里吃不进去东西了,"腹皮急缩者",实际上就是瘦弱,腹中急痛,"宜多用之",那么就适合多用甘草。"经云:急者缓之",痉挛、拘挛、疼痛就多用点甘草。

有一个治疗胃炎的西药叫甘珀酸钠,实际上是中药成分,主要成分就是甘草,甘草对胃是有好处的,所以脾胃病变的时候反而可以多用。其实甘草具有促进呼吸、消化系统黏膜分泌的作用,就是补内胚层器官的基本药。当甘草用量大,胃肠道分泌多就胀了。

【原文】

若从权,必加升麻以引之,恐左迁之邪坚盛,卒不肯退,反致项上及肾尻肉消而反行阴道,故使引之以行阳道,使清气之出地,上迁而上行,以和阴阳之气也。若中满者,去甘草;咳甚者,去人参。如口干嗌干者,加干葛。

【讲解】

"若从权,必加升麻以引之",要想把它调得更好,那就加上引经药升麻。"恐左迁之邪坚盛","左迁"与右迁相悖,违背生机的是阴道,就是担心影响生机的阴邪严重。"卒不肯退,反致项上及肾尻肉消而反行阴道",阴邪严重不减会导致脖子和屁股的肉消瘦,是生机衰退的表现。"故使引之以行阳道",因此加上升麻,让行阳道,再加上柴胡作用就更大。"使清气之出地,上迁而上行,以和阴阳之气也","清气"是脾胃的水谷精微之气,加用升麻可使脾能运化各种营养物质上输于肺,达到阴阳调和,使机体生机勃勃。

"若中满者,去甘草",如果肚子撑得慌,就不用甘草。前面"腹皮急缩",是舟状腹,比较瘦,那就得多用甘草。"咳甚者,去人参",咳嗽厉害就去掉人参,但是根据我们的经验,久咳是可以用人参的,陈士铎的止嗽神丹就用了人参。"如口干嗌干者,加干葛",干葛就是葛根。

【原文】

脾胃既虚,不能升浮。为阴火伤其生发之气,荣血大亏,荣气伏于地中,阴火炽盛,日渐煎熬,血气亏少。且心包与心主血,血减则心无所养,致使心乱而烦,病名曰悗。悗者,心惑而烦闷不安也,是清气不升,浊气不降,清浊相干,乱于胸中,使周身气血逆行而乱。《内经》云:从下上者,引而去之。故当加辛温、甘温之剂生阳,阳生则阴长。

【讲解】

"脾胃既虚,不能升浮。为阴火伤其生发之气,荣血大亏,荣气伏于地中,阴火炽盛,日渐煎熬,血气亏少",脾胃虚了,清气、元气不能满足其他脏腑的营养需求,导致内生阴火,伤害脏腑的生发之气,导致营血大亏,清气、元气藏在脾中出不来,阴不配阳,火就重了。"日渐煎熬,血气亏少",火与元气不两立,日久导致血气不足。"心包与心主血,血减则心无所养,致使心乱而烦,病名曰悗,悗者,心惑而烦闷不安也",心和心包主血,血少心就无所养了,所以出现了心乱而烦,这个病叫"悗",它的临床表现就是头昏心中迷惑且烦躁胸闷。

"清气不升,浊气不降,清浊相干,乱于胸中,使周身气血逆行而乱",脾胃里面的清气不升,上面浊气不能往下降,导致清浊相混,清浊乱于胸中。《黄帝内经》云:从下上者,引而去之",从下往上走的是清气,要引清气上行。"故当加辛温、甘温之剂生阳,阳生则阴长",辛味药能往上走,温补脾胃的药使阳生,阳生才会阴长,阴火才能下去。

【原文】

已有甘温三味之论。或曰:甘温何能生血,又非血药也? 仲景之法,血虚以人参补之,阳旺则能生阴血也。更加当归和血,又宜少加黄柏以救肾水。盖甘寒泻热火,火减则心气得平而安也。如烦乱犹不能止,少加黄连以去之,盖将补肾水,使肾水旺而心火自降,扶持地中阳气矣。

【讲解】

"已有甘温三味之论",甘温三味就是黄芪、甘草、人参。"或曰:甘温何能生血,又非血药也? 仲景之法,血虚以人参补之,阳旺则能生阴血也",血虚要用人参,这就是刚才提到的阳生阴长,所以血虚的病人一定要先补气。"更加当归和血",补气加调血,"又宜少加黄柏以救肾水",肾水足了,阴血就足了。"盖甘寒泻热火,火减则心气得平而安也",用甘寒药去泻火,火泻了,心气就平了,人也安了。"如烦乱犹不能止",如果烦乱还止不住,"少加黄连以去之",加少量黄连去心火是很好的。"盖将补肾水,使肾水旺而心火自降,扶持地中阳气矣",前面的药能通过补肾水来降心火,心火降到肾中,肾阳就可以把脾阳给扶起来,脾胃虚弱的各种问题就给解决了。

李东垣在治疗心火的时候没有直接去用黄连,而是非常巧妙地从关系上来处理,用甘寒的药补肾水。这个启发我们治病不要只着眼在药物的功效上,着眼在药物功效上去治病是"千斤拨四两",着眼在脏腑关系上,那就是"四两拨千斤"。

【原文】

如气浮心乱,则以朱砂安神丸镇固之。得烦减,勿再服,以防泻阳气之反陷也。如心下痞,亦少加黄连。气乱于胸,为清浊相干,故以橘皮理之,又能助阳气之升而散滞气,又助诸甘辛为用也。

【讲解】

"如气浮心乱,则以朱砂安神丸镇固之",心烦乱不安可以用朱砂安神丸,"得烦减,勿再服,以防泻阳气之反陷也",只要烦减了,就不要再服了,防止把升发的阳气泻没了。"如心下痞,亦少加黄连",少量的黄连其实是健脾开胃的,量大了就苦寒败胃,所有的苦味药都是这样,包括龙胆草和苦瓜。"气乱于胸,为清浊相干,故以橘皮理之,又能助阳气之升而散滞气,又助诸甘辛为用",清浊相混,遇到这种情况,用橘皮,既能够理气、升阳气,又能助甘味、辛味的药发挥作用。

【原文】

长夏湿土客邪大旺,可从权加苍术、白术、泽泻,上下分消其湿热之气也。湿气大胜,主食不消化,故食减,不知谷味,加炒曲以消之。复加五味子、麦门冬、人参,泻火益肺气,助秋损也,此三伏中长夏正旺之时药也。

【讲解】

"长夏湿土客邪大旺,可从权加苍术、白术、泽泻,上下分消其湿热之气也",长夏季节外界湿热太重就加祛湿热的药,苍术、白术燥湿,泽泻渗湿,合用可以对湿邪起到上下分消的作用。"湿气大胜,主食不消化,故食减,不知谷味,加炒曲以消之",湿气旺的时候,人吃饭不容易消化,饮食减少,吃东西不知滋味,就用炒神曲除湿治疗。

"加五味子、麦门冬、人参,泻火益肺气,助秋损也",秋是金,金气旺的时候湿热就容易去掉,对应脏腑肺为金,肺的功能强,湿热就容易祛了。人参、麦冬、五味子补益肺气,肺降的功能强了,火自然就泻了,这个就叫"助秋损"。"此三伏中长夏正旺之时药也",强调长夏湿热比较盛的时候,要用生脉散、清暑益气汤这类方剂。

第十三讲｜随时加减用药法

"随时"是按时令、按节气,这篇讲按节气来加减用药。

【原文】

浊气在阳,乱于胸中,则膜满闭塞,大便不通。夏月宜少加酒洗黄柏大苦寒之味,冬月宜加吴茱萸大辛苦热之药以从权,乃随时用药,以泄浊气之不降也。借用大寒之气于甘味中,故曰甘寒泻热火也。亦须用发散寒气,辛温之剂多,黄柏少也。

【讲解】

"浊气在阳,乱于胸中,则膜满闭塞,大便不通",浊气一般应该在下,如果跑到上面,就会出现胸闷,上腹部胀,大便不通。一年四季其实都是可以见到的。"夏月宜少加酒洗黄柏大苦寒之味,冬月宜加吴茱萸大辛苦热之药以从权,乃随时用药,以泄浊气之不降也",夏天见到这种情况就用酒洗黄柏,冬天就要加吴茱萸了,所以黄柏、吴茱萸都是降浊气的药。"借用大寒之气于甘味中",寒药和甘味药一起用来泻火。"亦须用发散寒气,辛温之剂多,黄柏少也",浊气在上的时候,辛温和甘寒并用,辛温的药多一些,寒的药如黄柏应少一些。

【原文】

清气在阴者,乃人之脾胃气衰,不能升发阳气,故用升麻、柴胡助辛甘之味,以引元气之升,不令飧泄也。

【讲解】

"浊气在上,则生䐜胀;清气在下,则生飧泄",这是《黄帝内经》的原文。"清气在阴者","阴"指的是下,"乃人之脾胃气衰,不能升发阳气",清气不升是由于脾胃气衰,尤其是脾的运化功能降低之后,清阳之气、水谷精微之气不能够被吸收利用。"故用升麻、柴胡助辛甘之味,以引元气之升,不令飧泄也",遇到这种情况要用柴胡、升麻和辛味甘味的药合用,升发元气,使水谷精微之气能够吸收,吸收后就不会出现消化不良,完谷不化。

【原文】

堵塞咽喉,阳气不得出者曰塞;阴气不得下降者曰噎。夫噎塞迎逆于咽喉胸膈之间,令诸经不行,则口开、目瞪、气欲绝。当先用辛甘气味俱阳之药,引胃气以治其本,加堵塞之药以泻其标也。寒月阴气大助阴邪于外,于正药内加吴茱萸,大热大辛苦之味,以泻阴寒之气。

【讲解】

"堵塞咽喉,阳气不得出者曰塞",咽喉堵塞导致胸中之气憋在里面像一个瓶子口塞住了,这叫"塞"。"阴气不得下降者曰噎",吃的东西咽不下去叫"噎"。这是咽喉的病变,一个是出不来,一个是咽不下。"夫噎塞迎逆于咽喉胸膈之间",咽喉胸膈之间气机不通之病。"令诸经不行,则口开、目瞪、气欲绝",咽喉、会厌这个部位很重要,因为这个地方是心肺交会的部分。当它有病,就会感到"气上冲咽喉不得息",憋得不行,那表示是心脏有问题。"令诸经不行",全身的经脉都不通畅,因为肺主一身之气,肺是十二经循环之首,肺、心一出问题,所有的经脉都不通畅了。"口开",张着口,因为气不够用,恨不得多吸一点,或者是呼不出来,恨不得多呼一些。"目瞪",瞪着眼,也是憋得不行。"气欲绝",要断气了。往往在急性左心衰的时候是可以见到,另外喉头水肿或者异物梗阻被憋着了,也会见到吸不进来、呼不出去。"当先用辛甘气味俱阳之药",薤白、桂枝等药。"引胃气以治其本,加堵塞之药以泻其标也",胃气本来以通降为顺,用上辛甘药后,必须要承顺胃气,加上开胸理气治标的中药。"寒月阴气大助阴邪于外",冬天天冷感受外边的阴邪,再加上冬天的阴气,就使阴邪更盛。"于正药内加吴茱萸,大热大辛苦之味,以泻阴寒之气","正药"就是正常该用的药,使用时再加上辛热苦的吴茱萸祛除阴寒之邪。

【原文】

暑月阳盛,则于正药中加青皮、陈皮、益智、黄柏,散寒气,泄阴火之上逆;或以消痞丸合滋肾丸。滋肾丸者,黄柏、知母,微加肉桂,三味是也。或更以黄连别作丸,二药各七八十丸,空心约宿食消尽服之,待少时,以美食压之,不令胃中停留也。

【讲解】

"暑月阳盛,则于正药中加青皮、陈皮、益智、黄柏",夏天阳气比较盛,加青皮、陈皮理气,益智仁性温,黄柏性凉,前三个是"散寒气",黄柏去火,"泄阴火之上逆"。"或以消痞丸合滋肾丸",用消痞丸使胃肠道功能保持健康,再用滋肾丸去火。消痞丸是李东垣《医学发明》中方子,有清热的黄芩、黄连,又有四君子去茯苓,实际上就是香砂六君子去木香、香附,加上干姜、枳实、神曲、姜黄,主要是调理胃肠的。滋肾丸就是三个药,黄柏、知母,微加肉桂,去火的,"泄阴火之上逆"。"或更以黄连别作丸",消痞丸里是有黄连的,或者单用黄连做成药丸,"二药各七八十丸,空心约宿食消尽服之",两种药各七八十丸,空腹大约胃肠内的食物消化完了再吃。"待少时,以美食压之,不令胃中停留也",过一会儿,再吃点东西,促进药物赶紧进入小肠,尽快吸收。

【原文】

如食少不饥,加炒曲;如食已心下痞,别服橘皮枳术丸;如脉弦,四肢满闭,便难而心下痞,加甘草、黄连、柴胡;如腹中气上逆者,是冲脉逆也,加黄柏三分,黄连一分半以泄之;如大便秘燥,心下痞,加黄连、桃仁,少加大黄、当归身;如心下痞,夯闷者,加白芍药、黄连;如心下痞,腹胀,加五味子、白芍药、缩砂仁。

【讲解】

"如食少不饥,加炒曲",吃得少不饿,加炒神曲助消化。"如食已心下痞",吃完饭肚子撑得慌,"别服橘皮枳术丸",另加服橘皮枳术丸,橘皮、枳术都是理气消胀的。"如脉弦,四肢满闭,便难而心下痞,加甘草、黄连、柴胡",脉弦劲有力,感觉四肢胀得慌,气不通畅,大便困难,心下堵得慌,用甘草、黄连、柴胡。《本经》中讲柴胡具有"推陈致新"的作用,其实柴胡理气消胀的作用非常好。"如腹中气上逆者,是冲脉逆也,加黄柏三分,黄连一分半以泄之",冲气上逆实际上还是胃肠道不通畅,而且大多数是肠道湿热性感染,用黄连、黄柏。"如大便秘燥,心下痞,加黄连、桃仁,少加大黄、当归身",大便干结的时候,可临时用大黄,我在临床上治疗便秘很少用大黄,但是急性的一定要首选大黄。当归本身是润肠通便的药,脾胃虚弱可以用,但是不能多用。黄连泻火,桃仁润肠通便。"如心下痞,夯闷者,加白芍药、黄连",心下堵,觉得就像打夯打得特瓷实,里面一点都不通,加白芍、黄连。注意黄连、白芍这个药对非常好,古代医家常用这个药对治疗胃堵得慌,或者在这个基础上化裁。"如心下痞,腹胀,加五味子、白芍药、缩砂仁",心下痞的同时还有肚子胀,用五味子、白芍和砂仁。这提示我们,五味子是治疗胃胀的一个很好的药,因为它是一个酸味药,酸味药能开胃,助消化,所以能解决胀的问题;白芍在心下痞、夯闷时都能用;缩砂仁,温中理气、和胃降逆效果非常好,那么这三个药合在一起就是治疗消化不良的上腹胀。

【原文】

如天寒,少加干姜或中桂;如心下痞,中寒者,加附子、黄连;如心下痞,呕逆者,加黄连、生姜、橘皮;如冬月,不加黄连,少入丁香、藿香叶;如口干嗌干,加五味子、葛根;如胁下急或痛甚,俱加柴胡、甘草;如胸中满闷郁郁然,加橘红、青皮,木香少许。

【讲解】

"如天寒,少加干姜或中桂",如果天冷了,就要加干姜、肉桂了。"如心下痞,中寒者,加附子、黄连",脾胃虚寒的要用附子和黄连。在临床上,脾胃虚寒的人反而容易感受湿热之邪,附子、黄连就是一个非常好的配伍。我还记得上大学的时候,一个斑疹伤寒的病人持续高热,怎么都不退烧,请中医会诊,带我的那个老师说先让咱们学生给他想想办法。当时我辨证是脾胃虚寒,又有湿热,所以就给他用了附子泻心汤。用上以后我就一直在医院守着这个病人,结果病人喝上药以后,体温就开始往下降,一天就降了1℃,三天就降到正常了,所以寒热并用在治疗心下痞的时候是很有效的。

"如心下痞,呕逆者,加黄连、生姜、橘皮",心下痞又出现呕吐,这是湿热之邪引起的胃气上逆,加黄连、生姜、橘皮和胃降逆。后世的温病学家治疗心下痞、呕逆有一个小方子叫苏叶黄连汤,就是用紫苏代替生姜和橘皮,配上黄连,治疗呕逆效果非常好。"如冬月,不加黄连,少入丁香、藿香叶",冬天感受湿热的机会就比较少了,但是可能会感受寒湿,就不用黄连,少加一点丁香、藿香叶。"如口干嗌干,加五味子、葛根",口干、嗓子干,加五味子、葛根,葛根能生津止渴,五味子是酸味药也能生津。"如胁下急或痛甚,俱加柴胡、甘草",只要胁下觉得不舒服,一般来讲指的是左边胃所在的位置,或急或痛,就加柴胡、甘草。"如胸中满闷郁郁然,加橘红、青皮,木香少许",胸中觉得不敞亮,就加橘红、青皮、木香,这是李东垣治疗胸闷不舒服的一个药对,如果没有橘红可用陈皮替代。

【原文】

如头痛有痰,沉重懒倦者,乃太阴痰厥头痛,加半夏五分,生姜二分或三分;如腹中或周身间有刺痛,皆血涩不足,加当归身;如哕,加五味子多,益智少;如食不下,乃胸中胃上有寒,或气滞涩,加青皮、陈皮、木香,此三味为定法。

【讲解】

"如头痛有痰,沉重懒倦者,乃太阴痰厥头痛,加半夏五分,生姜二分或三分",前面也提到过,"太阴头痛之圣药"就是半夏,所以遇到一个肥胖、痰多又没精神的人,治头痛首选半夏,李东垣反复强调可以加上生姜和胃燥湿化痰。"如腹中或周身间有刺痛,皆血涩不足,加当归身",刺痛就是微循环缺血,当归是改善微循环很好的药。"如哕,加五味子多,益智少",在李东垣的书里应该是恶心、呕吐,加五味子、益智仁。从这可知,李东垣治疗恶心呕吐另外一对用药就是五味子和益智仁,说明五味子还能止吐,而且可以用量大一些。"如食不下,乃胸中胃上有寒,或气滞涩,加青皮、陈皮、木香,此三味为定法",吃了东西下不去,就是胃以上有寒,或憋得慌,气不通畅,就加青皮、陈皮、木香,这是确切有效的。

【原文】

如冬天,加益智仁、草豆蔻仁;如夏月,少用,更加黄连;如秋月,气涩滞,食不下,更加槟榔、草豆蔻仁、缩砂仁,或少加白豆蔻仁;如三春之月,食不下,亦用青皮少,陈皮多,更加风药,以退其寒覆其上;如初春犹寒,更少加辛热,以补春气之不足,以为风药之佐,益智、草豆蔻皆可也;如脉弦者,见风动之证,以风药通之;如脉涩,觉气涩滞者,加当归身、天门冬、木香、青皮、陈皮。

【讲解】

冬天,加温药,益智仁、草豆蔻;夏天,少用温药,加黄连;秋天凉了,吃不下,腹胀,加槟榔、草豆蔻、缩砂仁、白蔻仁;春天,吃不下,也用青皮、陈皮,生发不足,加一点风药把停留在体表的寒邪去掉;春天刚刚开始,天气还寒,加点热药,用益智仁、草豆蔻补春天升发之气不足,天气越热升的力量就越强,用些风药作为佐药。

脉弦,按照现在来讲,是小动脉的阻力增大了,所以脉摸上去是弦劲有力的。在临床上经常看到高血压的病人是脉弦,当遇到这种人的时候,也能用风药,尤其是羌活。羌活能够很好地改善脑部的供血,所以能治疗头顶部、后枕部、颈部的疼痛。当我们大脑因为供血不够,出现血压升高、脉弦的时候,羌活就是一个很好的药。"如脉涩,觉气涩滞者,加当归身、天门冬、木香、青皮、陈皮",脉涩,胸中气涩,感觉气机不畅,就要用当归身、天门冬、木香、青皮、陈皮。

【原文】

有寒者,加桂枝、黄芪;如胸中窒塞,或气闭闷乱者,肺气涩滞而不行,宜破滞气,青皮、陈皮,少加木香、槟榔;如冬月,加吴茱萸、人参,或胸中窒塞,闭闷不通者,为外寒所遏,使呼出之气不得伸故也,必寸口脉弦,或微紧,乃胸中大寒也,若加之以舌上有白苔滑者,乃丹田有热,胸中有寒明矣。

【讲解】

"有寒者,加桂枝、黄芪",寒象明显的,补气温通。"如胸中窒塞,或气闭闷乱者",轻者胸闷,重者堵塞,原因就是"肺气涩滞而不行",这种情况下要用"破滞气"的方法,用青陈皮、木香、槟榔。如果肺气涩滞是在冬天,用温通、温补的办法,加吴茱萸、人参。"或胸中窒塞,闭闷不通者,为外寒所遏",

如果是外边寒邪郁闭的原因,"使呼出之气不得伸故也",寒邪郁遏,寸脉有力,呼吸不畅,原因就是"乃胸中大寒也"。"若加之以舌上有白苔滑者",这里指滑腻苔。古人描述"白苔滑者"大多数是滑腻苔。见到胸里堵得慌、有白滑腻苔,好像一派寒湿,但是这儿讲了"乃丹田有热,胸中有寒明矣",李东垣认为只要见到胸部窒塞不通这些症状,再加上苔白滑腻,这就是"丹田有热,胸中有寒"。"明矣"说明李东垣对于这个疾病的治疗把握还是很大的。那凭什么来判断"丹田有热"? 首先,滑腻苔,即苔厚腻。

【原文】

丹田有热者,必尻臀冷,前阴间冷汗,两丸冷,是邪气乘其本,而正气走于经脉中也。遇寒,则必作阴阴而痛,以此辨丹田中伏火也。加黄柏、生地黄,勿误作寒证治之。如秋冬天气寒凉而腹痛者,加半夏,或益智,或草豆蔻之类;如发热,或扪之而肌表热着,此表证也,只服补中益气汤一二服,亦能得微汗则凉矣。

【讲解】

"丹田有热者,必尻臀冷",丹田有热者,尾骨、屁股是凉的;但是"前阴间冷汗",外阴还出冷汗;"两丸冷",睾丸发凉、发冷。"是邪气乘其本,而正气走于经脉中也",正气能往外走,所以有汗;外面邪气所乘,所以冷。"遇寒,则必作阴阴而痛","阴阴"是隐隐的意思,不但冷,而且还隐隐的疼痛。"以此辨丹田中伏火也",就这一个"汗",再加上前面的苔白滑腻厚,就可以判断丹田有伏火。这里面就两个表现,一个是冷汗,一个是苔厚。苔厚、有汗这是热。为什么苔厚是热? 因为舌苔能往外长,说明有生机,也就是有热;但是它表现出来又都是寒,所以说外边有寒,这就是丹田有热、外面有寒。

这时候怎么治疗?"加黄柏、生地黄,勿误作寒证治之",千万不能当作寒证来治疗。一看阴部冷汗、屁股冷、睾丸冷,这时候你当成是寒证,用大量的热药，就治不好。李东垣曾经讲过，黄柏用上去之后，他会感觉两条腿有热气往下流，所以这是一个临床经验。我们在门诊有好多这种久治不愈的腿凉，我们就是用黄柏来解决的，效果很好。但是大多数人的方法都是一直在加附子的量，这是不对的。另外，生地黄养阴去火，我在临床上意外发现：用生地黄退厚腻苔极为好用。以前不知道，因为没有见到其他哪个医书上讲过，但是在临床上我发现这些怎么整都下不去的厚腻苔，生地黄、天花粉用上去，基本上一周以内舌苔就可以退下去，非常好用。《脾胃论》里面正好有，黄柏、地黄治疗丹田有热，所以在这儿我找到了前人的证据。"如发热，或扪之而肌表热者，此表证也"，如果摸到皮肤发烫，说这是表证。因为李东垣讲的主要是脾胃虚弱的，所以如果冬天肚子疼，又有发热，这时候你也可以直接用补中益气汤。

【原文】

如脚膝痿软，行步乏力，或疼痛，乃肝肾中伏湿热，少加黄柏，空心服之，不愈，更增黄柏，加汉防己五分，则脚膝中气力如故也；如多唾，或唾白沫者，胃口以上停寒也，加益智仁；如少气不足以息者，服正药二三服；气犹短促者，为膈上及表间有寒所遏，当引阳气上伸，加羌活、独活、藁本最少，升麻多，柴胡次之，黄芪加倍。

【讲解】

"如脚膝痿软"，"脚"是小腿，古人的脚叫"足"，所以"脚膝痿软"是膝以下无力。"行步乏力，或疼痛，乃肝肾中伏湿热"，李东垣认为如果出现了上面的症状，是肝肾中有湿热。我们经常是用了一点黄柏没管事儿，就去掉黄柏改用热药，这是错的，李东垣说再增加黄柏的量。"加汉防己五分，则脚膝中气力如故也"，这时候腿就有劲儿了，在临床上古人基本都是这么用，也算是一个治疗的规矩，有效性是没有问题的。以前我们也讲过，苍术、黄柏、防己这些都是治疗神经病变的腿脚无力的必用药。李东垣治疗的痿证往往是神经损害之后肌肉无力，并不是肌肉萎缩才用。我们认为黄柏可以治疗神经病变引起的很多疾病。一阵儿一阵儿的发烧，就是自己觉得发热，这是神经功能紊乱；如果腿脚无力，没说肌肉萎缩，往往是神经的问题，是在大脑或者外周神经，所以黄柏是治疗这些情况很好的一种药。萆薢也是治疗湿热痿证很好的药。"如多唾，或唾白沫者，胃口以上停寒也"，唾液多，唾液稀又黏，是胃以上有寒，即胸中有寒，这时候要加益智来治疗胸中寒、唾白沫。张仲景治疗"唾白沫"有一个方子：甘草干姜汤，跟这个原理应该是一样的。"如少气不足以息者"，气短，想深吸一口气吸不成，他必须呼吸快一点，"服正药二三服"，"正药"就是他这个病应该吃的药，然后随着季节加减。"气犹短促者，为膈上及表间有寒所遏"，如果吃了这些药气短还没有解决，原因就不是脾胃虚弱、肺脾不足了，而是病邪导致的，所以胸部有寒邪所遏。"当引阳气上伸"，这里的阳气是肺中之气，让它能够伸展开、呼吸顺畅。这时候要加"羌活、独活、藁本最少，升麻多，柴胡次之，黄芪加倍"，既要补气，又要升清阳，还要散寒邪。

前面讲的"如食不下，乃胸中胃上有寒，或气滞涩，加青皮、陈皮、木香，此三味为定法"，我还要结合临床实际再补充一下："食不下"就是咽不下去。我们在临床上可以见到食管炎、食管癌的病人，会出现吞咽困难；还有一个少见的病，叫贲门失弛症：食物吃进去，贲门打不开，表现为吞咽困难，咽不下去憋得慌，吞咽涩滞，也可以按这个来治疗。选青皮、陈皮、木香。以后遇到这样的病人，不管是食管炎的、贲门失弛缓的，或者是肿瘤的，我们都可以使用这些药。

第十四讲 | 肠澼下血论

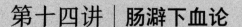

以前我觉得这篇没多大用,但是真正用过凉血地黄汤后,才知道什么是四两拨千斤。

【原文】

《太阴阳明论》云:食饮不节,起居不时者,阴受之。阴受之则入五脏,入五脏则䐜满闭塞,下为飧泄,久为肠澼。夫肠澼者,为水谷与血另作一派如溷桶涌出也。今时值长夏,湿热大盛,正当客气胜而主气弱也,故肠澼之病甚,以凉血地黄汤主之。

【讲解】

"食饮不节,起居不时者,阴受之",风、寒、暑、湿、燥、火是从表导致疾病,而吃的东西就是从里导致疾病的。"阴受之则入五脏",脾胃出现异常则进一步深入到五脏。"䐜满闭塞",腹胀严重。"下为飧泄",消化不良。"久为肠澼",一开始吃进去以后就是急性肠炎或者痢疾,但是时间久了就容易形成慢性的肠炎。"夫肠澼者",水谷与血交互混杂形成的粪便。"澼"字左边是"氵",肯定是和水有关系。"肠澼",吃进去东西吸收不了,导致腹泻。"为水谷与血",吃进去的东西和血混杂。"另作一派如溷桶涌出","溷桶"是泵,把气从这儿吸进去到另一边儿出来。"派",念 pài,就和"泒"一样。"如溷桶涌出",就像从泵里边挤出来一样。肠炎病人的表现是憋着肚子疼赶紧上厕所,到那儿哗一下拉出来了。"今时值长夏,湿热大盛",长夏季节湿气和热气都比较重。"客气胜",人之外的气,如果致病了就是邪气。人之内自身的就是"主气",主气弱就是身体弱。严重的肠澼实际就是严重的溃疡性结肠炎,长夏时节加重的,用凉血地黄汤治疗。

【原文】

凉血地黄汤

黄柏去皮,锉,炒 知母锉,炒,以上各一钱 青皮不去皮瓤 槐子炒 熟地黄 当归以上各五分

上件吹咀。都作一服,用水一盏,煎至七分,去柤,温服。

【讲解】

凉血地黄汤量极小,整个方子也就 12g。药量这么小能治病吗? 我的妹妹溃疡性结肠炎一直不好,就用这个方子,很快就好了。几年前我们科的一个研究生到美国那边开诊所,他遇到一个 20 多岁的女孩,溃疡性结肠炎扎针、吃药都不好,就在微信里问我咋办。我建议他用凉血地黄汤试试,吃了 20 多天病情基本上控制住了。后来我们在临床上遇到溃疡性结肠炎的时候用凉血地黄汤就比较多,疗效确实很好。

【原文】

如小便涩,脐下闷,或大便则后重,调木香、槟榔细末各五分,稍热服,空心或食前;如里急后重,又不去者,当下之;如有传变,随证加减:

【讲解】

"脐下闷",小肚子胀。"或大便则后重",拉完了肛门还觉得下坠,结肠炎影响到直肠了,有了直肠的炎症就会出现里急后重,就要加木香、槟榔。"稍热服,空心或食前",温度高一点,空着肚子吃,药物就可以和肠胃道充分接触,如果确实有感染因素存在,这就相当于局部直接上药。"当下之",用

泻下的药,比如大黄。大黄煎煮的时间稍微长一些就止泻,煎煮的时间短就泻肚子了。一般情况下我们遇到这种情况就告诉病人,让他不要煎煮得太长,也不要煎煮得太短,就煎 20 分钟。如果煎 40 分钟以上,它的止泻效果很好,如果 10 分钟之内,拉肚子效果很好,所以就取中间数。这样虽然是用泻药,也不要让他泻得那么厉害。

我们再谈谈泻药止泻的问题。一般来讲上火了、大便干,可以用大黄作泻药,或用三黄片泻火。三黄片止泻也很好的,这是一个病人教我的。他说腹泻、肠炎、痢疾用三黄片,一用就好。用法有讲究,按年龄 1 岁 1 片,一直用到 20 片,20 岁以上也是 20 片一次。第二天以后就是 1 次 4 片,一般 2 天就好了。但是别用芒硝,该用大黄。"如有传变,随证加减",根据情况随证加减。

【原文】

如腹中动摇有水声,而小便不调者,停饮也,诊显何脏之脉,以去水饮药泻之;假令脉洪大,用泻火利小便药之类是也。

【讲解】

"如腹中动摇有水声,而小便不调者,停饮也",肠鸣,肠道里水、气都有,所以才能听到有声音。有水、有气,往往都是感染引起的,大量水液停留在胃肠里面,血容量少了,尿就少了。在《伤寒论》里这叫"痰饮",叫"饮留胃肠"。"诊显何脏之脉,以去水饮药泻之",根据脉象,判断病变涉及的脏腑,选用相应的去除水饮药即可。"假令脉洪大,用泻火利小便药之类是也",肠鸣、尿少、脉大,说明湿热比较严重,就要用泻火、利小便的药。用黄芩、黄连泻火,再加点利小便的药物如茯苓、泽泻、车前子。

【原文】

如胃虚不能食,而大渴不止者,不可用淡渗之药止之,乃胃中元气少故也,与七味白术散补之;如发热恶热,烦躁,大渴不止,肌热不欲近衣,其脉洪大,按之无力者,或兼目痛鼻干者,非白虎汤证也,此血虚发躁,当以黄芪一两、当归身二钱,咬咀,水煎服。

【讲解】

"如胃虚不能食,而大渴不止者,不可用淡渗之药止之,乃胃中元气少故也,与七味白术散补之",不能吃体内就缺水,就会出现大渴不止。"不可用淡渗之药",用利尿药就容易使水液丢失更多。其实也可用淡渗之药,比如五苓散,用上去以后对胃虚不能食也是有效的。我觉得李东垣在实践中可能就从来没这么用过,因为他有了这种观念以后就不会这么用。七味白术散就是四君子汤健脾胃,加上藿香、木香、葛根,这是钱乙的《小儿药证直诀》里的方子。"发热恶热,烦躁,大渴不止",这全是热象。"肌热不欲近衣,其脉洪大",一看这些症状,要用白虎汤。但"按之无力者",一摸脉没劲儿,按下去以后虚的。"兼目痛鼻干",眼睛疼,鼻子干。"非白虎汤证也",这是"血虚发躁"。"当以黄芪一两、当归身二钱,咬咀,水煎服",当归补血汤里关键的一个症状就是"脉按之无力"。一派热象,就这一个"脉按之无力",就应该用当归补血汤来治疗。

【原文】

如大便闭塞,或里急后重,数至圊而不能便,或少有白脓,或少有血,慎勿利之,利之则必致病重,反郁结而不通也,以升阳除湿防风汤举其阳,则阴气自降矣。

【讲解】

"如大便闭塞,或里急后重,数至圊而不能便,或少有白脓,或少有血",这是直肠结肠的炎性病变。"慎勿利之",就是不要用利湿的药。"利之则必致病重,反郁结而不通也,以升阳除湿防风汤举其阳,则阴气自降",以湿为主,热比较轻,湿重热轻就要用升阳除湿防风汤。用药后"阴气自降",湿邪被祛除了。

【原文】

升阳除湿防风汤

苍术泔浸,去皮净,四两　防风二钱　白术　白茯苓　白芍药以上各一钱

上件㕮咀。除苍术另作片子,水一碗半,煮至二大盏,纳诸药,同煎至一大盏,去粗,稍热服,空心食前。

【讲解】

苍术四两,量还是很大的。有腹泻,肚子里难受、老想上厕所,湿比较重,需要重用苍术。防风、白术、茯苓、白芍量都很小。"除苍术另作片子",这可能也是他们当地的表述,苍术要切片处理。风药能够胜湿,防风能祛湿,能治疗风湿痹痛、湿盛泄泻。白术健脾祛湿,与苍术类似,茯苓渗湿止泻。芍药治疗胃肠道感染,无论对泄泻还是痢疾都是非常好的药,治痢疾名方芍药汤就以芍药为主。也有个病人告诉我当归、芍药止泻、治痢疾疗效极好。当然使用也是有窍门的,如果是赤白痢,有脓有血,哪个也不偏多,就用白芍、当归各60g。脓多白芍就用90g,血多当归就用90g,我经过验证后发现确实非常好用。

【原文】

如此证飧泄不禁,以此药导其湿;如飧泄及泄不止,以风药升阳,苍术益胃去湿;脉实,膜胀,闭塞不通,从权以苦多甘少药泄之;如得通,复以升阳汤助其阳,或便以升阳汤中加下泄药。

【讲解】

"如此证飧泄不禁",完谷不化,吃什么拉什么,泻下无度。"以此药导其湿",就用升阳除湿防风汤。"如飧泄及泻不止,以风药升阳,苍术益胃去湿",此时防风、苍术就要加量。"脉实,膜胀,闭塞不通",肚子胀的厉害。"从权以苦多甘少药泄之",多用点苦味燥湿的药,甘味药就用少一点。升阳汤在后边有,基本上是以补益脾肾、升清阳为主。"或便以升阳汤中加下泄药",就是在升阳汤里面再加点通便的药,使邪气去得更充分一些。

这三张方子是必须要记住的,湿热重用凉血地黄汤,湿气重用七味白术散,湿重胃肠气滞比较重就用升阳除湿防风汤。

第十五讲 | 脾胃虚不可妄用吐药论

只要脾胃虚就不能随便用催吐药。

【原文】

《六元政纪大论》云：木郁则达之者，盖木性当动荡轩举，是其本体，今乃郁于地中，无所施为，即是风失其性。

【讲解】

"木郁"，木气不能够很好地伸展。"达之"，使它舒展开。"木性"，木的本性是动。"轩"，古代车上有个把周围拦起来的棚子叫"轩"。"轩举"代指木性向上的特点。"今乃郁于地中"，木郁在土中。"无所施为"，木性的伸展受到了约束。"即是风失其性"，风失去动荡轩举的木性。

【原文】

人身有木郁之证者，当开通之，乃可用吐法，以助风木，是木郁则达之之义也。

【讲解】

"人身有木郁之证者"，即是肝郁实证。"乃可用吐法，以助风木，是木郁则达之之义也"，不管哪个名家这样讲，我都不赞成。吐法逆胃气，但消化系统胃气以通降为顺，吐绝对是逆自然之道。如果吐能够治木郁，就必须明确它的适应证。不要一见木郁就用吐法，不然解决了木郁却逆了胃气。临床上，如果胃肠自主神经功能紊乱出现上腹胀满、恶心欲吐，又没有任何虚证表现者，也可以临时使用催吐方法，暂时缓解一下痛苦。

【原文】

又说，木郁达之者，盖谓木初失其性，郁于地中，今既开发，行于天上，是发而不郁也，是木复其性也，有余也；有余则兼其所胜，脾土受邪，见之于木郁达之条下，不止此一验也。

【讲解】

"木初失其性"，刚刚出现了不能够伸展条达。"今既开发，行于天上，是发而不郁"，是说植物长得蛮好，没有郁的问题。"木复其性"，木恢复了它本来调达、动荡、轩举的属性。"有余也"，是本身不虚。在自然界中，种子洒得太多，植物长得太密，有的长不开，这就是实郁。有个成语叫"郁郁葱葱"，长得太茂密了植物都互相影响就必然有郁。"有余则兼其所胜，脾土受邪"，这里的"兼"字当为"乘"的误写，"乘"就是过度克制其所胜，木旺克土，脾胃就容易受邪。"见之于木郁达之条下，不止此一验也"，肝木克脾土的情况记录在木郁有关的论述之中，由于木郁之后不仅仅影响脾土，还会影响到其他，所以木郁有关论述中，也不止此一项。

【原文】

又厥阴司天，亦风木旺也，厥阴之胜，亦风木旺也，俱是脾胃受邪，见于上条，其说一同。或者不悟木郁达之四字之义，反作木郁治之，重实其实，脾胃又受木制，又复其木，正谓补有余而损不足也。既脾胃之气先已不足，岂不因此而重绝乎！

【讲解】

"又厥阴司天",正值厥阴主天气的时候。太阴、少阴、厥阴,太阳、少阳、阳明是三阴三阳,厥阴对应风木。木气旺则克脾土,这与上一条所述是一样的。"或者不悟木郁达之四字之义"是说糊涂的人不晓得"木郁达之"这四个字的意思,不知道采用催吐的方法来治疗,反而采用"木郁治之"的补肝方法来治疗。这是"重实其实",即用了补法,体内的肝郁更重。"脾胃又受木制",脾胃更虚。"又复其木",是指又增加了肝郁的状态。"补有余而损不足",是说肝实还补肝,脾胃虚弱还损脾胃。"既脾胃之气先已有不足,岂不因此而重绝乎"的意思是,如果脾胃之气已经先有不足了,还用催吐或补肝的方法治疗,就会导致脾土更受克制,出现严重脾胃虚弱。这里是提醒我们,即便是有肝郁的存在,只要脾胃虚弱就不可以使用吐药治疗。

【原文】

再明胸中窒塞当吐,气口三倍大于人迎,是食伤太阴。

【讲解】

"胸中窒塞",胸里面憋得慌,不能够顺畅地呼吸。"气口三倍大于人迎,是食伤太阴",寸口脉跳得比人迎还厉害,是饮食不节伤了脾胃,这种情况下,应当使用吐法治疗。我上大学的时候,有一次在一个朋友家,他突然觉得肚子特别难受。我一摸他的脉特别有力、很大,结果过了一会儿他就吐了,吐后痛苦症状立即就缓解了。

【原文】

上部有脉,下部无脉,其人当吐,不吐则死。

【讲解】

"上部有脉"是指有人迎脉，"下部无脉"是指无趺阳脉，"其人当吐"是指病人应当使用催吐方法治疗，"不吐则死"说明病情危重，和"胸中窒塞"连在一起，结合现代临床，可能是急性左心功能不全或者阵发性心动过速，催吐时迷走神经的兴奋性就高了，反而能把心动过速纠正过来，所以说"不吐则死"，这会儿就让他吐，吐完了就改善了。

【原文】

以其下部无脉，知其木郁在下也，塞道不行，而肝气下绝矣。

【讲解】

"以其下部无脉"，由于趺阳脉摸不到脉搏，李东垣认为是"木郁在下"，生发、生长之气上不来。"塞道不行"，是指胃肠道不通畅了。"而肝气下绝矣"，木气生发条达的可能性都没了。

【原文】

兼肺金主塞而不降，为物所隔，金能克木，肝木受邪，食塞胸咽，故曰在上者因而越之。

【讲解】

"兼肺金主塞而不降"，是指再兼有肺失宣发肃降。"为物所隔"，是指出气不能出、吸气不能吸的原因是被东西堵塞了气道。"金能克木"，肺病就会影响到木。"肝木受邪"，是指导致了肝郁。"食塞胸咽"，是指食物堵塞在咽部下不去,肝的升发之性不能表现出来,会出现咽部、胸部憋得慌。吐法只是针对这些情况才可以临时用,不能把吐法当作治疗肝郁的常规办法。"因而越之",就是顺势催吐。

【原文】

仲景云:实烦以瓜蒂散吐之。如经汗下,谓之虚烦,又名懊侬,烦躁不得眠,知其木郁也,以栀子豉汤吐之。

【讲解】

说"仲景云",其实张仲景没这么讲。"实烦以瓜蒂散吐之",如果是实证的烦躁,用瓜蒂散。"如经汗下",如果经过汗法和下法。"虚烦懊侬",是指胸中难受、莫名其妙。不是烦,也不是吐,反正是说不上来的那种感觉,就叫懊侬。"栀子豉汤吐之",就是用栀子豉汤治疗。这个病实际上是急性食管炎。急性食管炎就是老觉得胸中难受得不行,想吐,坐卧不安,烦躁不得眠。我在临床上没有发现服用栀子豉汤一定会出现呕吐。张仲景在他的书里面指出"得吐者止后服",结果后人就把栀子豉汤当成催吐药了。服栀子豉汤吐了,那是凑巧,本来恶心到一定程度,又喝上点药,正好吐出来。正好吐出来就行了,病因除去了,所以说后边不用喝了。

【原文】

昧者将膈咽不通,上支两胁,腹胀,胃虚不足,乃浊气在上则生䐜胀之病吐之。

【讲解】

"昧者",认不清、辨不明的医生。"膈咽不通"即是吞咽困难,"上支两胁"即指两胁胀满。李东垣认为,糊涂的医生,把胃虚导致的吞咽困难、两胁胀满、腹胀当成是"浊气在上则生䐜胀"的病,使用催吐治疗,这是不应该的。

【原文】

况胃虚必怒,风木已来乘陵胃中,《内经》以铁酪镇坠之,岂可反吐,助其风木之邪? 不主吐而吐,其差舛如天地之悬隔。大抵胸中窒塞,烦闷不止者,宜吐之耳。

【讲解】

"况胃虚必怒",这句话我没法理解,不知道为什么胃虚就必然发怒。"风木已来乘陵胃中",是说胃虚时已有肝木克脾土胃土,肝胃不和,遇到这种情况,不可以使用催吐治疗,《黄帝内经》用生铁落饮。《黄帝内经》里面有十三张方,其中有个方子叫生铁落饮,但没讲能治疗胃虚。"不主吐而吐,其差舛如天地之悬隔",脾胃虚弱如果用吐,那就是太严重的错误了。"大抵胸中窒塞,烦闷不止者,宜吐之耳",是说胸中窒塞、烦闷不止,一般多由饮食积滞在胃食管部位引起,这些病变适宜使用催吐治疗。这里再次强调,胃虚不可以用催吐治疗。

第十六讲 | 安养心神调治脾胃论

前面讲完了肝,现在讲心。

【原文】

《灵兰秘典论》云:心者,君主之宫,神明出焉。

【讲解】

历代一直把"神明"当精神,这是错误的。"变化莫测谓之神",所有你看不见、测不到、感知不到的变化就叫"神"。变幻可测的就是"明"。"神明"是一切看见和看不见的变化总和。此处言心是人体的主宰。

【原文】

凡怒、忿、悲、思、恐、惧,皆损元气。

【讲解】

李东垣也把神明当作精神来理解,认为过度的情志活动都会损伤人的元气。

【原文】

夫阴火之炽盛,由心生凝滞,七情不安故也。

【讲解】

阴火是内生之火,是脾胃不足以后血中之火。前面讲脾的时候,讲到"脾裹血,血属阴,血中之火"。但是,阴火的加重则是"由心生凝滞,七情不安"导致的,心生凝滞七情不安就是精神不舒畅,这样就会直接影响脾胃加重阴火。面对这种情况,我们在临床上经常用血府逐瘀汤治疗各种精神的、情绪的异常导致的多种内伤发热。

【原文】

心脉者,神之舍,心君不宁,化而为火,火者,七神之贼也。

【讲解】

"心脉者,神之舍",人的精神(在这儿我们就按精神讲了),都与心脉当中的血是相关的。"心脉者,神之舍",舍就是家,也就是神藏在血脉之中。"心君不宁",心不定的时候,就"化而为火"。"七神"当指所有的神。"贼"就是伤害的意思。"火者,七神之贼也"是说心火又可以导致七情病变。

【原文】

故曰阴火太盛,经营之气,不能颐养于神,乃脉病也。

【讲解】

"阴火太盛",这里指心火导致的脾胃虚弱之阴火加重。"经营之气",经脉中的具有营养作用的营血。"不能颐养于神,乃脉病也",血不养神,是脉病导致的。

【原文】

神无所养，津液不行，不能生血脉也。

【讲解】

"神无所养，津液不行，不能生血脉"，营血、津液都充足，血脉才能正常，反之则脉病。

【原文】

心之神，真气之别名也，得血则生，血生则脉旺，脉者神之舍。若心生凝滞，七神离形，而脉中唯有火矣。

【讲解】

李少波老师讲，真气就是能量。李东垣认为的真气就是心神。"得血则生"，有血才能颐养心神。"血生则脉旺"，血足了脉才能够充盈。"脉者神之舍"，血脉正常了，神才有家。"若心生凝滞，七神离形，而脉中唯有火矣"，是讲血脉瘀滞以后，七神就离开人体了，脉中就只剩火了。

【原文】

善治斯疾者，惟在调和脾胃，使心无凝滞，或生欢忻，或逢喜事，或天气暄和，居温和之处，或食滋味，或眼前见欲爱事，则慧然如无病矣，盖胃中元气得舒伸故也。

【讲解】

"善治斯疾者",善于治这一类病。"惟在调和脾胃",重在调和脾胃,因为脾胃是根本,脾胃虚弱则阴火内生,脾胃健壮则阴火自消。"使心无凝滞"就是保持心的血脉顺畅。"或生欢忻"就是心情愉悦。"或逢喜事"就是预见喜事。"或天气暄和"就是天气温和。"居温和之处"就是居住环境温暖适宜。"或食滋味"就是吃好吃、想吃的东西。"则慧然如无病矣",是讲病人心情舒畅如无病的样子。"盖胃中元气得舒伸故也",是讲这样健康的状态是胃气充盛畅顺的结果。

该篇重点是讲"心神"异常对"阴火"的加重作用,所以治疗阴火也必须调理"心神"。

第十七讲 | 凡治病当问其所便

【原文】

《黄帝针经》云：中热消瘅则便寒，寒中之属则便热。

【讲解】

"中热"，里面热、内热。"消瘅"，消瘦、口渴多饮。"便"指适宜，"则便寒"就是说宜用寒凉的方法；"寒中之属则便热"，是说里寒就适宜用温热的方法。

【原文】

胃中热则消谷，令人悬心善饥，脐以上皮热；肠中热，则出黄如糜，脐以下皮寒。胃中寒，则腹胀；肠中寒，则肠鸣飧泄。

【讲解】

"胃中热则消谷，令人悬心善饥，脐以上皮热"，如果有胃热就消谷善饥。"悬心"，心慌，心觉得发空。"脐以上皮热"，医生摸上去觉得热，而不是病人自己的感觉，他自己也可以感觉是热的，不是凉的。

"出黄如糜"，大便稀烂。"脐以下皮寒"，肚脐以下发凉。"肠中热，则出黄如糜，脐以下皮寒"描述的是肠中热的大便和腹部触诊的特征。

【原文】

一说,肠中寒,则食已窘迫,肠鸣切痛,大便色白。

【讲解】

"一说,肠中寒,则食已窘迫",有另一种说法,如果肠中寒,一吃完东西就想上厕所。"肠鸣切痛",肚子疼,肠子咕噜咕噜响。"大便色白",白色的大便往往是胆道梗阻。"肠中寒,则食已窘迫,肠鸣切痛",如果没有大便色白,往往是肠易激综合征。

【原文】

肠中寒,胃中热,则疾饥,小腹痛胀,肠中热,胃中寒,则胀而且泄。非独肠中热则泄,胃中寒传化亦泄。

【讲解】

"肠中寒,胃中热",上热下寒。"疾饥",吃进去就觉得饿。"非独肠中热则泄,胃中寒传化亦泄",肠中热可以泻,胃寒也可以泻。

【原文】

胃欲热饮,肠欲寒饮,虽好恶不同,春夏先治标,秋冬先治本。

【讲解】

"胃欲热饮,肠欲寒饮",胃喜欢喝热饮,肠喜欢冷饮。"春夏先治标,秋冬先治本"，体内的阳气在春夏的时候是升发的，如果有了外来的邪气，重点是治外来的邪气；秋冬人体的阳气是潜藏的，在这个时候就应该扶正。

【原文】

衣服，寒无凄怆，暑无出汗；热无灼灼，寒无怆怆，寒温中适，故气将持，乃不致邪僻也。

【讲解】

冬天穿衣服不要穿得少，否则就凉了。夏天也别穿得太厚，否则就要出汗。"热无灼灼"，不要太烫。"寒无怆怆"，不要太凉。"寒温中适"，寒温要适中。"气将持，乃不致邪僻也"，人体的正气才能够把持，才能主动抗御外邪。

【原文】

此规矩法度，乃常道也，正理也，揆度也，当临事制宜，以反常合变耳。

【讲解】

"此规矩法度"是指前面谈到的这些都是需要遵循的规矩。"乃常道也"，是不变的规律。"正理也"，符合自然之道的理。"揆度也"，把握估量的尺度。"当临事制宜"，遇到具体情况制定适宜的方法。"以反常合变"，是说可以突破规矩，随机应变，也就是随证治之。

第十八讲 | 胃气下溜五脏气皆乱其为病互相出见论

该篇是讲当胃中清阳之气不能上升时,五脏之气就全部紊乱了,导致各种症状相继出现。

【原文】

黄帝曰:何谓逆而乱? 岐伯曰:清气在阴,浊气在阳;荣气顺脉,卫气逆行;清浊相干,乱于胸中,是为大悗。

【讲解】

什么是"逆而乱"? 逆就是不按正常方向走,乱就是失去正常的规律。当人体内清浊气血失其常道就会导致疾病,这类疾病在中医里面就叫"乱病",就是整个秩序乱了,并非取决于清浊多少、气血虚实。"清气在阴,浊气在阳",清气应该往上走,浊气应该往下走,如果反了,清气当升不升反在大肠,浊气当降不降反在于胃,这就是乱病之一的"霍乱"。"荣气顺脉,卫气逆行",营血在脉中流行,卫气不能帮助荣气顺行,反而逆行,这就是气血逆乱的"营卫不调"。"清浊相干,乱于胸中,是为大悗",清气不入、浊气不出而相混在胸中叫大悗。"悗"即是烦闷。这在临床最常见于各种原因的急性心肺功能不全。

【原文】

故气乱于心,则烦心密嘿,俯首静伏。乱于肺,则俯仰喘喝,按手以呼。乱于肠胃,则为霍乱。乱于臂胫,则为四厥。乱于头,则为厥逆,头重眩仆。

【讲解】

"气乱于心,则烦心密嘿",是说当心神紊乱时就会心烦少语,还表现为"俯首静伏",垂头丧气。"乱于肺,则俯仰喘喝,按手以呼",是说肺部清浊不分,就会严重胸闷,端坐位,两手按在床上,呼吸困难。"乱于肠胃,则为霍乱",就是以呕吐腹泻为主要表现的肠胃功能逆乱,可以是现代临床的急性胃肠炎,也可以是霍乱弧菌导致烈性传染病霍乱。"乱于臂胫,则为四厥",是指气乱在四肢,就出现四肢逆冷。"乱于头,则为厥逆,头重眩仆",是指气乱在头部,就会出现四肢逆冷、头重、晕厥。

【原文】

大法云:从下上者,引而去之。又法云:在经者,宜发之。

【讲解】

本来要往下走,但它从下往上逆,这叫"从下上者"。"引而去之",就是顺势让它排出去。"在经者,宜发之",深藏于体内经脉就应该用"发"的办法排出体外。

【原文】

黄帝曰:五乱者,刺之有道乎? 岐伯曰:有道以来,有道以去,审知其道,是谓身宝。

【讲解】

"五乱者,刺之有道乎",用针灸治疗有没有什么规律可言? "有道以来,有道以去",这个病既然来,它是有规律的,去也是有规律的。"审知其道",仔细分析它的来龙去脉和产生机制。"是谓身宝",这才是护身之宝。

【原文】

黄帝曰:愿闻其道。岐伯曰:气在于心者,取之手少阴心主之输。神门、大陵。

【讲解】

"手少阴心主",手少阴心经和手厥阴心包经的腧穴神门、大陵。在针灸里面有五输穴,井、荥、输、经、合,这里用的是输穴。

【原文】

滋以化源,补以甘温,泻以甘寒,以酸收之,以小苦通之,以微苦辛甘轻剂同精导气,使复其本位。

【讲解】

"滋以化源",调理脾胃。李东垣治疗脾胃虚弱就是用甘温除热、补益脾胃的办法。"泻以甘寒",用甘寒去泻火。"以酸收之",防止发散太过。"以小苦通之,以微苦辛甘轻剂同精导气",就是加一些微苦药、辛味药和甘味药,"同精",就是补虚泻实,甘味药补虚,苦味药泻实。"导气",就是疏通气机,用辛味药疏通气机。"复其本位",就是让心气恢复到正常状态。

【原文】

气在于肺者,取之手太阴荣、足少阴输。鱼际并太渊。

【讲解】

"气在于肺者"是讲肺气逆乱者,针刺治疗选穴要"取之手太阴荣、足少阴输",这里的"荣"应当是"荥"的误写。手太阴荥穴是鱼际,足少阴输穴是太溪,文中的太渊当是错误。

【原文】

太阴以苦甘寒。乃乱于胸中之气,以分化之味去之;若成痿者,以导湿热;若善多涕,从权治以辛热。仍引胃气前出阳道,不令湿土克肾,其穴在太溪。

【讲解】

气乱于肺怎么用药呢? 就是用苦、甘、寒药来治疗。"以分化之味去之",分别用升清、降浊的药纠正肺气逆乱。"若成痿者",如果引起了痿证。"以导湿热",要消导湿热。"若善多涕",清涕多。"从权治以辛热",可以加用辛热的药来治疗。"仍引胃气前出阳道,不令湿土克肾,其穴在太溪",仍然是既要使胃中的清气向上,又不让湿邪影响到肾,也就是不让湿土影响到肾,这种情况下就可以选用肾经的输穴"太溪"。

【原文】

气在于肠胃者,取之足太阴、阳明;不下者,取之三里。章门、中脘、三里。

【讲解】

"气在于肠胃者",就是说气乱于肠胃。"取之足太阴,阳明",治疗选穴就取足太阴脾和足阳明胃的穴位。"不下者,取之三里",是讲呕吐不止,大便不通者治疗选穴取足三里。气乱于肠胃的时候,要取三个穴位,脾的募穴章门,胃的募穴中脘,足阳明胃经合穴足三里。脏腑之气聚集在腹部形成募穴,腹部与脏腑关联最密切的穴位也是募穴。肺的募穴是中府穴,在第一肋间离中线6寸的地方靠近喙突处。心的募穴是巨阙穴,肝的募穴为期门穴,脾的募穴是章门,脏会章门,这也是八会穴之一。肾的募穴是京门,心包的募穴是膻中。大肠的募穴是天枢,所以无论腹泻和便秘,针天枢都有效,因为它调大肠。心与小肠相表里,小肠的募穴是关元。丹田在脐下三寸,实际上就是小肠,脐以内是小肠的部位。关元是元气产生的地方,正好这也是丹田所在。肝胆互为表里,胆的募穴是日月,日月就在期门下。脾与胃相表里,胃的募穴是中脘。肾与膀胱相表里,膀胱的募穴是中极。心包对应的是三焦,三焦的募穴是石门,石门就是脐下2寸。

【原文】

因足太阴虚者,于募穴中导引之于血中。有一说,腑输,去腑病也,胃虚而致太阴无所禀者,于足阳明胃之募穴中引导之。如气逆上而霍乱者,取三里,气下乃止,不下复始。

【讲解】

"因足太阴虚者",由于脾虚者。"于募穴中导引之于血中",在章门穴把逆乱之气导引归血。"有一说,腑输,去腑病也",另有一种说法,针腑的输穴能够治疗腑病。"胃虚而致太阴无所禀者",胃虚导致了脾无所禀受。"于足阳明胃之募穴中引导之",就要选足阳明胃的募穴中脘来解决逆乱之气。"如气逆上而霍乱者,取三里",这里的三里一定是足三里穴,也就是说霍乱呕吐选取足三里穴治疗。"气下乃止,不下复始",是讲不呕吐就可以不针刺了,如果还是呕吐不止,再给针刺治疗。

【原文】

气在于头者,取之天柱、大杼;不知,取足太阳荥、输。通谷深,束骨深。

【讲解】

"气在于头者,取之天柱、大杼",是讲如果气乱在头部,就选用天柱穴和大杼穴治疗。枕骨下摸到的第一个棘突是第二颈椎棘突,偏两边大概 1.5 寸的距离就是天柱穴。脑袋为天,脖子就是天的柱子,这就是天柱。如果针上去没效,"取足太阳荥、输。通谷深,束骨深",是讲选足太阳经的荥穴足通谷和输穴束骨,两穴都需要深刺。

【原文】

先取天柱、大杼,不补不泻,以导气而已。取足太阳膀胱经中,不补不泻,深取通谷、束骨,丁心火、己脾土穴中以引导去之。如用药,于太阳引经药中,少加苦寒、甘寒以导去之,清凉为之辅佐及使。

【讲解】

"先取天柱、大杼,不补不泻,以导气而已",治疗气乱在头,就先选取天柱穴、大杼穴,不用补法也不用泻法,就是平补平泻手法,目的就是疏导紊乱的气机。"取足太阳膀胱经中,不补不泻,深取通谷、束骨,丁心火、己脾土穴中以引导去之",是讲深刺通谷、束骨这两个穴位的时候要针的深一些,再在心经、脾经中取穴,经过这样的治疗,就可以理顺紊乱的气机了。"如用药,于太阳引经药中,少加苦寒、甘寒以导去之,清凉为之辅佐及使",是讲如果用药治疗,要选太阳经的引经药比如羌活,再加一点苦寒甘寒的药,共同起到舒畅气机的作用,再加用清凉药做辅佐、使药,使疗效更好。

【原文】

气在于臂足，取之先去血脉，后取其阳明、少阳之荥、输。二间、三间深取之，内庭、陷谷深取之。

【讲解】

"气在于臂足"，气乱于臂足导致四肢厥冷。"取之先去血脉，后取其阳明、少阳之荥、输"，是讲先在上肢和腿脚部的青筋（静脉）上刺血治疗，然后针刺阳明经和少阳经的荥穴和输穴。手阳明的荥穴是二间穴，输穴是三间穴。足阳明的荥穴是内庭，输穴是陷谷。

【原文】

视其足、臂之血络尽取之，后治其痿、厥，皆不补不泻，从阴深取，引而上之。上之者，出也，去也。皆阴火有余，阳气不足，伏匿于地中者。血，荣也，当从阴引阳，先于地中升举阳气，次泻阴火，乃导气同精之法。

【讲解】

"视其足、臂之血络尽取之"，在看到的胳膊和腿脚鼓起的血管上刺络放血。"后治其痿、厥，皆不补不泻"，再治疗痿证、厥证，都用不补不泻之法。"从阴深取"，就是在手阳明经的二间穴、三间穴，足阳明经的内庭穴、陷谷穴都要深刺。"引而上之"，然后往上提针。扎的时候扎深一点，然后往外提到浅处，就是先深后浅。"阴火有余，阳气不足"，阴火是脾胃虚弱以后导致的血病，血中有火是阴火，往往是由于内伤引起的。血中之火过剩了，阳气就会不足。"伏匿于地中者"，蕴藏在血中的。"当从阴引阳，先于地中升举阳气"，要从血中把阴火给导引出来，也就是先把血中的阳气给升举出来。"乃导气同精之法"，导气用针刺方法使气理顺，起到补虚泻实的"同精"效果。

【原文】

黄帝曰：补泻奈何？岐伯曰：徐入徐出，谓之导气；补泻无形，谓之同精。是非有余不足也，乱气之相逆也。帝曰：允乎哉道，明乎哉论，请著之玉版，命曰治乱也。

【讲解】

"导气"，慢慢进、慢慢出。到底慢到什么程度叫徐入徐出？李少波老师给我们传递针刺秘诀的时候讲呼气的时候往下按，吸气的时候往上提。"补泻无形，谓之同精"，用补泻的方法调理阴虚、阳虚、气虚、血虚叫作同精。"是非有余不足也，乱气之相逆也"，是讲整体上没有有余、不足，但局部表现出有余和不足。就像北京的车辆总数没变，哪个道路一堵，就会一边车多、一边车少，整个就乱套了，并不是因为总量有多有少。"允乎哉道，明乎哉论"，是说讲得太明白，太透彻了。"请著之玉版"，请求刻在玉石版上面，因此《黄帝内经》里面就有了一篇《治乱》，实际就是《灵枢·五乱》。

第十九讲 | 阴病治阳阳病治阴

【原文】

《阴阳应象大论》云：审其阴阳，以别柔刚，阳病治阴，阴病治阳，定其血气，各守其乡，血实宜决之，气虚宜掣引之。

【讲解】

这是《阴阳应象大论》里的最后一段话。"象"，表现出来的。"藏"，在里面看不到摸不着的。"审其阴阳，以别柔刚"，通过外在的表现来判断阴阳。"阳病治阴，阴病治阳"，阴阳是互根的，阳有病了可以调理阴，阴有病了可以调理阳。"定其血气，各守其乡"，把血气定到它该在的地方。"血实宜决之"，血实应该用刺血的方法。"气虚宜掣引之"，帮助气血运行，具体到治疗手段就是推拿。

【原文】

夫阴病在阳者，是天外风寒之邪乘中而外入在人之背上腑腧、脏腧，是人之受天外客邪。亦有二说：中于阳则流于经，此病始于外寒，终归外热，故以治风寒之邪，治其各脏之腧；非止风寒而已，六淫湿、暑、燥、火，皆五脏所受，乃筋骨血脉受邪，各有背上五脏腧以除之。

【讲解】

"夫阴病在阳者，是天外风寒之邪乘中而外入在人之背上腑腧、脏腧，是人之受天外客邪"，"阴病在阳"指外来寒邪伤人入于背部脏腑俞穴。"亦有二说"是说还有另外两种解释。一种解释就是"中于阳则流于经,此病始于外寒,终归外热"，就是外邪中于体表,传到更粗的经脉,由于受了外寒(阴病)产生了体表的热(在阳)。"故以治风寒之邪,治其各脏之腧"，是讲从脏腑的背腧穴来治疗感受的风寒之邪。"六淫湿、暑、燥、火,皆五脏所受,乃筋骨血脉受邪,各有背上五脏腧以除之"，这里是讲不仅风寒外邪,六淫外邪也会影响到五脏,也是从背腧穴治疗。

【原文】

伤寒一说从仲景,中八风者,有风论;中暑者,治在背上小肠腧;中湿者,治在胃腧;中燥者,治在大肠腧。此皆六淫客邪有余之病,皆泻在背之腑腧。若病久传变,有虚有实,各随病之传变,补泻不定,只治在背腑腧。

【讲解】

"伤寒一说从仲景,中八风者,有风论;中暑者,治在背上小肠腧;中湿者,治在胃腧;中燥者,治在大肠腧"，伤寒病就按仲景说的去办。各种感受风邪的病,就按《风论》讲的去办,但这里的"风论"不知出自何处? 内容是什么? 感受暑邪,要调理背上的小肠腧穴。感受湿邪就需要通过胃俞穴来治疗。感受燥邪就通过大肠俞来治疗。"此皆六淫客邪有余之病,皆泻在背之腑腧"是讲外来的邪气导致的病要从背部的腧穴上用泻法治疗,通过调整脏腑功能祛邪。"病久传变,有虚有实"，体质强壮的就成了实证,体质虚弱的就成了虚证。"各随病之传变,补泻不定,只治在背腑腧"，是讲药根据具体的疾病传变,选取背部六腑俞穴进行治疗。

【原文】

另有上热下寒。经曰:阴病在阳,当从阳引阴,必须先去络脉经隧之血。

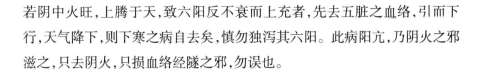

若阴中火旺，上腾于天，致六阳反不衰而上充者，先去五脏之血络，引而下行，天气降下，则下寒之病自去矣，慎勿独泻其六阳。此病阳亢，乃阴火之邪滋之，只去阴火，只损血络经隧之邪，勿误也。

【讲解】

"另有上热下寒"是说"阴病在阳"的另一种解释就是上热下寒。"当从阳引阴，必须先去络脉经隧之血"，治疗这种"阴病在阳"的方法就是"把上部的阳热引到下部"，具体治疗就是先给予刺络放血。"若阴中火旺，上腾于天，致六阳反不衰而上充者，先去五脏之血络，引而下行，天气降下，则下寒之病自去矣，慎勿独泻其六阳"，是讲如果人体下部火旺就会上炎导致手足三阳经的阳气不衰反而充盛，治疗方法就是先放五脏血脉的血，引阳下行，下部寒证就自动消失了。我经常给大家打比方，锅炉和暖气之间有管道，如果管道不通就会一边热一边凉。刺血络就能沟通阴阳，把管道疏通开。"慎勿独泻其六阳"，是讲不要给六腑泻火。"此病阳亢，乃阴火之邪滋之，只去阴火，只损血络经隧之邪，勿误也"，是说表现出来的阳热亢盛是阴火旺导致的，只去阴火即可，治疗只需要在血络上放血，不要搞错了。我在临床上发现，上半身热下半身寒的病人，针刺天枢把上下沟通了，病自然就好了。

【原文】

阳病在阴者，病从阴引阳，是水谷之寒热，感则害人六腑。

又曰：饮食失节，及劳役形质，阴火乘于坤土之中，致谷气、荣气、清气、胃气、元气不得上升，滋于六腑之阳气，是五阳之气先绝于外，外者，天也，下流伏于坤土阴火之中，皆先由喜、怒、悲、忧、恐，为五贼所伤，而后胃气不行，劳役饮食不节继之，则元气乃伤。当从胃合三里穴中推而扬之，以伸元气，故曰从阴引阳。

【讲解】

"阳病在阴者,病从阴引阳,是水谷之寒热,感则害人六腑",是讲随水谷外来的寒热病邪是阳邪,导致的疾病是阳病,阳邪侵犯人内在的六腑这叫"阳病在阴"。由于病起于六腑进食水谷招致的阳邪,所以又说是"从阴引阳"。

"又曰:饮食失节,及劳役形质,阴火乘于坤土之中,致谷气、荣气、清气、胃气、元气不得上升,滋于六腑之阳气,是五阳之气先绝于外,外者,天也,下流伏于坤土阴火之中",关于阳病在阴的又一种说法是,饮食劳役伤脾之后,导致阴火伏藏在脾土之内"阳病在阴",使吃进去的水谷之气(谷气)、化生的营气、清气、胃气、元气不能够被脾气升阳散精,进一步导致六腑的阳气不能得到充盛。"是五阳之气先绝于外"说的是"谷气、营气、清气、胃气、元气"五种清阳之气不能输布向外。"外者,天也",这里的天是指人体背部的五脏六腑的腧穴。"下流伏于坤土阴火之中"是讲五种清阳之气与伏藏于脾的阴火合在一起。"皆先由喜、怒、悲、忧、恐,为五贼所伤,而后胃气不行,劳役饮食不节继之,则元气乃伤",是讲五种清阳之气与伏藏于脾的阴火合在一起的原因都是先由喜怒悲忧恐五种过激情志所为,然后导致胃失和降,再加上劳逸过度、饮食不节,就会导致元气耗伤。"当从胃合三里穴中推而扬之,以伸元气,故曰从阴引阳",是说治疗要针刺胃经的合穴足三里穴,采用提插手法,激发元气向外向上布散。

【原文】

若元气愈不足,治在腹上诸腑之募穴;若传在五脏,为九窍不通,随各窍之病,治其各脏之募穴于腹。故曰,五脏不平,乃六腑元气闭塞之所生也。又曰:五脏不和,九窍不通,皆阳气不足,阴气有余,故曰阳不胜其阴。凡治腹之募,皆为元气不足,从阴引阳,勿误也。

【讲解】

"若元气愈不足,治在腹上诸腑之募穴"是说针刺足三里穴元气更加不足,就可以针刺腹部六腑的各个募穴。胃的募穴是中脘,胆的募穴是日月,小肠的募穴是关元,大肠的募穴是天枢,膀胱的募穴是中极。

"若传在五脏,为九窍不通,随各窍之病,治其各脏之募穴于腹",是讲如果元气不足病变影响到五脏,导致九窍(两目、两耳、鼻、口、舌、二阴)不通,治疗就选用腹部与各窍相通的脏的募穴。心开窍于舌,心的募穴是巨阙;肾开窍于耳,肾的募穴是京门;肺开窍于鼻,肺的募穴是中府;肝开窍于目,肝的募穴是期门;脾开窍于口,脾的募穴是章门。

"故曰,五脏不平,乃六腑元气闭塞之所生也",是讲五脏功能的紊乱是六腑元气闭塞不得敷布所致。

"又曰:五脏不和,九窍不通,皆阳气不足,阴气有余,故曰阳不胜其阴",是讲还有一种说法,五脏功能紊乱导致的九窍不通,都是阳气虚弱、阴气过盛所致。

"凡治腹之募,皆为元气不足,从阴引阳,勿误也",六腑疾病导致元气不足,都取腹部募穴来治疗。腹部是人体阴面,"从阴"就是针刺腹部募穴,"引阳"就是把内陷于脾的元气给激发出来。对于元气不足的情况就要这么治疗,千万不可搞错。

【原文】

若错补四末之腧,错泻四末之余,错泻者,差尤甚矣。按岐伯所说,况取穴于天上,天上者,人之背上五脏六腑之腧,岂有生者乎? 兴言及此,寒心彻骨!

【讲解】

"若错补四末之腧,错泻四末之余,错泻者,差尤甚矣",是讲如果元气不足,用补的手法针刺四肢的腧穴是不正确的,如果用指尖、趾尖刺血治疗就更是错上加错了。"按岐伯所说,况取穴于天上,天上者,人之背上五脏六腑之腧,岂有生者乎?"依照岐伯所警告,错误选取背部五脏六腑的腧穴,哪里还会治好啊。"兴言及此,寒心彻骨",谈到这里,如果真是这样治疗,实在是太让人寒心了。这是强调元气不足要取腹部穴位,不可以选用四肢和背部的穴位。

【原文】

若六淫客邪及上热下寒,筋骨皮肉血脉之病,错取穴于胃之合,及诸腹之募者必危,亦岐伯之言,下工岂可不慎哉。

【讲解】

外感六淫疾病、上热下寒、筋骨皮肉血脉诸病,如果取错穴位,取了胃经的合穴足三里穴、和五脏六腑腹部募穴,也会加重疾病。这也是岐伯所警告的,水平低下的医生一定要谨慎啊。

第二十讲 | 三焦元气衰旺

【原文】

《黄帝针经》云：上气不足，脑为之不满，耳为之苦鸣，头为之苦倾，目为之瞑。中气不足，溲便为之变，肠为之苦鸣。下气不足，则为痿厥心悗，补足外踝下留之。

此三元真气衰惫，皆由脾胃先虚，而气不上行之所致也。加之以喜、怒、悲、忧、恐，危亡速矣。

【讲解】

"《黄帝针经》云：上气不足，脑为之不满，耳为之苦鸣，头为之苦倾，目为之瞑"。这里的"上气不足"是指上焦元气不足，它会导致大脑萎缩、严重耳鸣、举头无力、眼前发黑。

"中气不足，溲便为之变，肠为之苦鸣"。这里的"中气不足"是指中焦元气不足，它会导致大小便异常、严重肠鸣。

"下气不足，则为痿厥心悗，补足外踝下留之"。这里的"下气不足"指的是下焦元气不足，它会导致肢体痿弱、气逆、胸闷。治疗可以用补益手法针刺申脉穴。

"此三元真气衰惫，皆由脾胃先虚，而气不上行之所致也。加之以喜、怒、悲、忧、恐，危亡速矣"，是讲上中下元气衰微全都是脾胃虚弱在先，谷气、营气、清气、胃气、元气等清阳之气不能上升导致的。如果再有过度的喜怒悲忧恐等情绪影响，疾病就会相当严重的。

第二十一讲 | 大肠小肠五脏皆属于胃　胃虚则俱病论

【原文】

《黄帝针经》云：手阳明大肠，手太阳小肠，皆属足阳明胃。小肠之穴，在巨虚下廉，大肠之穴，在巨虚上廉，此二穴，皆在足阳明胃三里穴下也。

【讲解】

"属"，联系、关联。手阳明大肠经、手太阳小肠经都有一个穴位在足阳明胃经上。"皆在足阳明胃三里穴下也"，外膝眼下面三寸是足三里，足三里下三寸是上巨虚，再下三寸就是下巨虚。与小肠相关的是下巨虚，与大肠相关的是上巨虚。

【原文】

大肠主津，小肠主液。大肠、小肠受胃之荣气，乃能行津液于上焦，溉灌皮毛，充实腠理。

【讲解】

"大肠主津，小肠主液"，大肠把水分吸收了，小肠主要是把营养成分给吸收了。"大肠、小肠受胃之荣气"，吃到胃里具有营养价值的水谷精微之气就是荣气。"乃能行津液于上焦"，才能把津液传递到上焦之肺。"溉灌皮毛，充实腠理"，才能传递到全身各处，充实腠理。"腠"，细胞与细胞之间的连接,凑在一起。"理",凑在一起的东西与另一个凑在一起的东西重新再往一起凑。比如肌肉内部之间是"腠"的联系,肌肉和肌肉之间就是"理"的联系了。腠是细小的,理是比较粗的,它们之间是毗连关系。

【原文】

若饮食不节,胃气不及,大肠、小肠无所禀受,故津液涸竭焉。

【讲解】

如果饮食不节制、不按规律,该吃不吃或是吃得多。"胃气不及",不及就是虚。"大肠、小肠无所禀受",饮食不节,胃气虚、胃的功能差,大肠、小肠就不能禀受来自胃的荣气所形成的津和液。

【原文】

《内经》云:耳鸣、耳聋,九窍不利,肠胃之所生也。

【讲解】

耳鸣、耳聋,九窍不利,都是肠胃病变所导致的。在我们内科教材里,讲到耳鸣、耳聋时很少和肠胃连在一起,我们以后治疗耳鸣、耳聋效果不好,别忘了还有李东垣依据《黄帝内经》讲的这些东西。可能一调理脾胃,胃肠道通畅了,耳鸣就没了。

【原文】

此胃弱不能滋养手太阳小肠、手阳明大肠,故有此证。

【讲解】

耳鸣、耳聋,九窍不利,是由于胃气虚不能滋养手太阳小肠、手阳明大肠。手太阳、手阳明的经脉都在耳朵的周围。

【原文】

然亦止从胃弱而得之,故圣人混言肠胃之所生也。或曰:子谓混言肠胃所生,亦有据乎? 予应之曰:《玉机真脏论》云:脾不及,令人九窍不通,谓脾为死阴,受胃之阳气,能上升水谷之气于肺,上充皮毛,散入四脏。

【讲解】

"然亦止从胃弱而得之,故圣人混言肠胃之所生也",止就是终止,这里是说病根都在胃弱。"子谓混言肠胃所生,亦有据乎?"疾病都是肠胃所生有什么凭据吗? 在《黄帝内经》的《玉机真脏论》中谈到脾不及就是脾虚,脾虚可让人九窍不通。"脾为死阴",阴性的东西不能保持人体生生不息的状态。"受胃之阳气",只有跟胃的阳气关联起来,才能够把水谷精微之气上输到肺,由肺输送给其他脏腑。

【原文】

今脾无所禀,不能行气于脏腑,故有此证,此则脾虚九窍不通之谓也。虽言脾虚,亦胃之不足所致耳。此不言脾,不言肠胃,而言五脏者又何也?予谓:此说与上二说无以异也,盖谓脾不受胃之禀命,致五脏所主九窍,不能上通天气,皆闭塞不利也,故以五脏言之。

【讲解】

"今脾无所禀"，胃弱则无津液，脾就无所禀受，不能够给其他脏腑提供水谷精微之气。"虽言脾虚，亦胃之不足所致耳"，虽说脾虚，根本还是胃虚。"盖谓脾不受胃之禀命，致五脏所主九窍，不能上通天气，皆闭塞不利也，故以五脏言之"，胃不给脾水谷精微之气，脾就不能把水谷精微之气给其他五脏，其他的五脏又不能给予它相对应的九窍，就会出现九窍的闭塞不利。

【原文】

此三者，止是胃虚所致耳。然亦何止于此，胃虚则五脏、六腑、十二经、十五络、四肢，皆不得营运之气，而百病生焉，岂一端能尽之乎。

【讲解】

"此三者，止是胃虚所致耳"是讲大肠、小肠、脾的疾病，终归都是胃虚所致。"胃虚则五脏、六腑、十二经、十五络、四肢，皆不得营运之气"，只要胃一虚，五脏六腑、十二经、十五大络和四肢都得不到营养之气。"而百病生焉，岂一端能尽知乎"，脾胃一虚，全身都生病了。

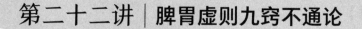

第二十二讲 | 脾胃虚则九窍不通论

《脾胃虚则九窍不通论》这一篇跟前一篇的意思相同,只不过李东垣又引用了大量的经文进行了论述。实际意思是说,这些内容不是李东垣创造的,他只是把《黄帝内经》里面的论述给理清楚了。

【原文】

真气又名元气,乃先身生之精气也,非胃气不能滋之。胃气者,谷气也,荣气也,运气也,生气也,清气也,卫气也,阳气也。

【讲解】

"真气又名元气,乃先身生之精气也",真气就是元气,元气就是抟聚的父母之精气。"非胃气不能滋之",如果胃气不充足,真气、元气就不足了。"胃气者,谷气也,荣气也,运气也,生气也,清气也,卫气也,阳气也",胃气指的就是水谷精微之气,人体先天的真气、元气必须靠水谷精微来壮大。荣气指的是它的作用,谷气指的是它的来源,运气指的是它的变化,生气指它的功能状态,清气是说它属于体内比较精微的物质,卫气是能够保护人体的抗病能力,阳气就是温热之气,等等这些都叫胃气。实际上所有的这些正气都叫胃气,都来源于水谷之气。

【原文】

又天气、人气、地气,乃三焦之气。分而言之则异,其实一也,不当作异名异论而观之。

【讲解】

"又天气、人气、地气,乃三焦之气",天气是指的自然界的天气,人气指的是人自身的气,地气是指地球的气,这三气乃三焦之气。"三焦",下边四点代表火,每一个焦有什么用呢？就是在那儿把东西加热以后,让它发生变化。上焦有上焦的功能,中焦有中焦的功能,下焦有下焦的功能,所以这个"焦"就相当于一个火炉子,不同的地方起不同的作用。"分而言之则异,其实一也",如果分开说好像是不同的,其实本质是一样的。"其实一也",我们说的自然界的气,都是"一气",只是在不同的地方有不同的命名。"不当作异名异论而观之",不要以为它们有多大差异,实际上它们就是有不同的名称、不同的论述而已,在本质上是一样的。

【原文】

饮食劳役所伤,自汗,小便数,阴火乘土位,清气不生,阳道不行,乃阴血伏火。

【讲解】

"饮食劳役所伤,自汗,小便数"。如果因为饮食劳役,可以导致出汗过多,小便频频。"阴火乘土位",饮食劳役所伤首先是损伤脾胃,导致清阳不升,火伏阴血之中。"清气不生",是指水谷之气由于胃虚不能转化成人体所需的精微物质。"阳道不行",在人体内,阳道就是手足三阳的经络,在自然界阳道就是指的木、火、春、夏,就是由春天到夏天,这个过程就叫阳道。"阳道不行",就是整个看不到生机,之所以看不到生机是因为阴血伏火,就是指内有伏火。阳道不通,所以就瘀闭在内、瘀闭在下。如果伏火能够顺着阳道走,那表现出来就是生机勃勃。

【原文】

况阳明胃土,右燥左热,故化燥火而津液不能停;且小便与汗,皆亡津液。津液至中宫变化为血也。脉者,血之府也,血亡则七神何依,百脉皆从,此中变来也。

【讲解】

"况阳明胃土,右燥左热",阳明胃土属于燥热,胃属于燥热的腑,是阳腑。"故化燥火而津液不能停",也就是说这个炉子里火太大,水往里一倒,就都汽化了,根本就不能停,也就是说你看不到进去的东西停留,它消化得很快。"且小便与汗,皆亡津液"。自汗、小便数损伤津液。"津液至中宫变化为血也",吸收进来的津液到血液里,从中焦开始进到血液里边就变成血,所以说精血同源。津液到底到哪里了?到脉里面了。"脉者,血之府也,血亡则七神何依,百脉皆从此中变来也",如果血液不足了,血亡了,七神还依附在哪里?所有的神都是基于血的。七神是什么?《黄帝内经》里专门讲过精、神、魂、魄、志、意、思、虑、智,七神是不是讲这其中的七个我还没弄清楚,因为他的原文里始终没有讲清楚。"百脉皆从,此中变来也",也就是说人体的所有血脉都是"津液至中宫变化"来的。

【原文】

人之百病,莫大于中风,有汗则风邪客之,无汗则阳气固密,腠理闭拒,诸邪不能伤也。

【讲解】

"人之百病,莫大于中风",人所生的各种病莫大于中风,这个中风不是现在的脑中风、半身不遂，而是指受风的意思。"客之"，外来的就是客，这里指风邪外袭。

【原文】

或曰：经言阳不胜其阴，则五脏气争，九窍不通。

【讲解】

"经"就是《黄帝内经》。"阳不胜其阴"就是阳气弱、阴气盛。这个时候"五脏气争"，"五脏气"就是五脏之气，"争"是什么呢？恐怕大家最容易解错，是争夺吗？不是，其实这个"争"是一个方言，就是差、欠、不足的意思。现在我们那个地方还有这个表达习惯，说"你争我一百块钱"，什么意思？就是你欠我一百块钱。欠就是不足，说吃饭没吃饱，还差一点儿，有的时候也用"争"。阳不胜其阴，五脏就虚弱，这时候就导致九窍不通。

有的时候读古文，还得懂点儿方言。比如《伤寒论》里面"桂枝不中与之"，"不中"是什么意思？就是不行。所以，如果你通过查字典来读这些书里的方言，根本解不通。还有，《伤寒论》里桂枝加葛根汤证，那个"项背强几几"，教材上讲的是秃尾巴鸟要飞，伸着脖子的样子，那是不准确的。"几几"就是难受，就那么一点儿，不是很厉害，跟秃尾巴鸟没有关系。不能因为是在脖子，你就要去找个秃尾巴鸟来形容。"五脏气争，九窍不通"，这篇文章也极有可能是来自于中原的某个作者，所以这样解下来就特别顺畅了。

【原文】

又脾不及则令人九窍不通，名曰重强；又五脏不和，则九窍不通；又头痛耳鸣，九窍不通利，肠胃之所生也。请析而解之？答曰：夫脾者，阴土也，至阴之气，主静而不动；胃者，阳土也，主动而不息。阳气在于地下，乃能生化万物。故五运在上，六气在下。

【讲解】

"脾不及"，就是脾虚。脾虚，五脏六腑皆虚，所以说"九窍不通"，跟"五脏气争"是一个意思。这种状态叫重强，也就是强上加强，也就是阴气更甚。李东垣说"夫脾者，阴土也，至阴之气，主静而不动"，这就是所谓的死阴，静而不动。"胃者，阳土也，主动而不息"，一直在变动，不停止。"阳气在于地下，乃能生化万物"，阳气必须藏于地下，才能够使万物生长。这也是一种负阴抱阳的形式，阳在里、阴在外才能生生不息。"故五运在上，六气在下"，"五运"就是指的五行生、长、化、收、藏，指的是五种变化；"六气之下"，自然界的万物生、长、化、收、藏，最后又没了，这是六气在下面起作用，"六气"指的是风、寒、暑、湿、燥、火。

【原文】

其脾长一尺，掩太仓，太仓者，胃之上口也。脾受胃禀，乃能熏蒸腐熟五谷者也。

【讲解】

"其脾长一尺，掩太仓，太仓者，胃之上口也"，这是讲解剖：脾一尺长，在胃的上口。古人为什么讲这个脾呢？我们现在讲的脾也是一个长的，但是它确实在胃旁边，而从现代解剖学上讲这个脾好像跟消化毫无关系，但是它在这儿"掩太仓"，"太仓"指的是胃。"太仓者，胃之上口也"，指贲门口，实际上，仓就是仓储、盛东西，"太仓"就是整个胃。脾和胃的联系是最近的。如果按照现在解剖学来讲，中医讲的脾应该不是现代西医讲的脾，应该是胰腺。因为只有胰腺是有运化功能的，所以我们吃进去的东西，最后的消化酶都是由胰腺分泌的，进入体内之后又由胰岛素来控制它的代谢，胰腺才是真真正正的脾。所以"脾长一尺"这个脾应该是胰腺。"脾受胃禀"，脾接受胃给它的东西。"乃能熏蒸腐熟五谷者也",如果没有胃参与,就不能够消化,在自然界就叫作"沤",就是把东西堆放在那儿让它发酵、给沤熟。食物进去之后也是这样的,它是在胃里边沤。

【原文】

胃者,十二经之源,水谷之海也,平则万化安,病则万化危。五脏之气,上通九窍。五脏禀受气于六腑,六腑受气于胃。六腑者,在天为风、寒、暑、湿、燥、火,此无形之气也。胃气和平,荣气上升,始生温热。湿热者,春夏也,行阳二十五度。

【讲解】

"胃者,十二经之源",胃是十二经气血生化之源。"水谷之海也",也就是水谷都在这儿。"平则万化安,病则万化危",如果胃不亢进也不低弱,万物就能够正常地化生,所以就叫"万化安"。"病则万化危",如果生病就亢进或者不足,就会出现万物化生的异常,指人体内的各种情况。"五脏之气,上通九窍,五脏禀受气于六腑,六腑受气于胃",五脏和六腑互为表里,五脏之气都从六腑来,这就叫"五脏之气,上通九窍",六腑之气又来源于胃,最后还是在强调胃的重要性。"六腑者,在天为风、寒、暑、湿、燥、火,此无形之气也",这儿讲的是阳气,"无形"是阳的一种状态。"胃气和平,荣气上升",如果胃正常,营养之气就可以供应全身,这时候"始生温热",感觉上是暖和、热,表现出来就是春夏,在人体内就是温暖而有生机。"行阳二十五度",两个二十五度就是各一半的意思,即在阳位是一半、在阴位是一半,白天是二十五,夜间也是二十五,在脏是二十五,在腑也是二十五。

【原文】

六阳升散之极,下而生阴,阴降则下行为秋冬,行阴道,为寒凉也。胃既受病,不能滋养,故六腑之气已绝,致阳道不行,阴火上行。

【讲解】

"六阳"指手足六条阳经,因为三阴三阳分布在手足,加起来就是六阳。"六阳升散之极",在人体内六阳升散之极是在头,"升散之极",就到极点了,聚集到上边就应该往下走了。"下而生阴",往阴经运行。"阴降则下行为秋冬",表现出秋、冬的状态,就像天气到最热的三伏天后就开始变冷。"为秋冬,行阴道",春夏是阳道,秋冬就是阴道,升的是阳道,降的是阴道,这就是阴道和阳道的区别,表现出来的就是寒凉。"胃既受病,不能滋养",如果胃有病,它就不能产生滋养人体的清气、水谷精微之气。"故六腑之气已绝,致阳道不行,阴火上行"。如果胃不足了,六腑之气就不足,肠道就不通畅,阴火就会出现。

【原文】

五脏之气,各受一腑之化,乃能滋养皮肤血脉筋骨,故言五脏之气已绝于外,是六腑生气先绝,五脏无所禀受,而气后绝矣。肺本收下,又主五气,气绝则下流,与脾土叠于下焦,故曰重强。胃气既病则下溜。

【讲解】

"五脏之气,各受一腑之化",脏和腑是互为表里的,每一脏对应一腑,小肠化的东西就是给心的,胃化的东西就是给脾的。"乃能滋养皮肤血脉筋骨",脏腑、皮肤、血脉、筋骨和五脏又是相关的,例如脉对的就是心、跟小肠相应。"故言五脏之气已绝于外,是六腑生气先绝",五脏气不足是因为先有六腑之气不足,因为五脏之气是从六腑之气化来的。所以"五脏无所禀受,而气后绝矣",吃进去的东西先到胃,胃到各个腑,腑到各脏,脏再到皮肤、筋骨、血脉,然后再到全身各处。如果胃气病,后面的就都病了。"肺本收下",

"收"是收敛,"下"是肃降。因为肺主清肃之气,肺对应的是秋,秋天就是清肃之气。"又主五气,气绝则下流",五气指五脏之气。因为肺主一身之气。"肺本收下",五脏之气都开始下行、不是生机勃勃了。"气绝则下流","下流"是向下移动。"与脾土叠于下焦,故曰重强",肺脾功能减退,导致水谷精微都淤积到下焦了。因为肺气不足就表现为宣发不足、肃降有余;胃弱了,脾也不能运化输布,水谷精微就都往下走;"叠于下焦","叠"就是"重",上焦中焦阴气都往下焦积聚,故叫"重强"。"胃气既病则下溜",是指胃一病,则水谷精微都往下走。

【原文】

经云:湿从下受之,脾为至阴,本乎地也。有形之土,下填九窍之源,使不能上通于天,故曰五脏不和,则九窍不通。

【讲解】

人体的下部比较容易感受湿气,在人体内湿邪最容易伤脾,因为脾是至阴。至阴就是最低的地方,最高的地方是至阳,"脾"字右边是"卑",卑贱、卑微就是下的意思,五脏里最低的就是脾。"本乎地也",它在最底下。"有形之土,下填九窍之源",有形之土就是看得见的"湿",九窍之源就是脾,胃禀受水谷消化吸收,然后给脾,才能够输布到全身。胃虚以后就影响到脾的运化,所以九窍之源等于断掉了。"不能上通于天",也就不能疏散到全身各处,这就叫五脏不和,这时候与五脏相关的所有体窍就不通了。

【原文】

胃者,行清气而上,即地之阳气也,积阳成天,曰清阳出上窍,曰清阳实四肢,曰清阳发腠理者也。脾胃既为阴火所乘,谷气闭塞而下流,即清气不升,九窍为之不利。

【讲解】

"胃者，行清气而上"，"行"是指胃的功能是让水谷中的清气往上走。"即地之阳气也"，就是土中的阳气，即胃阳。"积阳成天，曰清阳出上窍"，《黄帝内经》里面有"积阳为天，积阴为地"，就是天地分开，清阳往上走就变成了天，浊阴往下走就变成了地，这就是阴阳的分布。"曰清阳实四肢"，清阳之气在人体充斥到四肢；"曰清阳发腠理者也"，清阳之气到了全身除四肢以外的肌肤腠理。"脾胃既为阴火所乘"，脾胃一弱，阴火就盛了，"谷气闭塞而下流，即清气不升，九窍为之不利"，因为不能把水谷消化吸收，所以它就把六腑之道堵塞了，那它就下流，在临床上表现就是完谷不化、吃什么拉什么，因为没有把食物消化变成水谷精微之气，没有变成清气，所以清气不升，五脏不和就会九窍不利。

【原文】

胃之一腑病，则十二经元气皆不足也。气少则津液不行，津液不行则血亏，故筋骨皮肉血脉皆弱，是气血俱羸弱矣。劳役动作，饮食饥饱，可不慎乎。

【讲解】

"胃之一腑病，则十二经元气皆不足也"，这是说胃为元气的后天之根本。"气少则津液不行"，胃气、脾气不足，津液就不能够运行。"津液不行则血亏"，津液不行，血脉里的血就少。"故筋骨皮肉血脉皆弱，是气血俱羸弱矣"，气少导致津液、血亏，血亏导致筋、肉、骨、皮肉皆弱，然后就出现整个人体都比较虚弱。"劳役动作，饮食饥饱，可不慎乎？"不宜过劳、过役，饮食饥饱也要合适，在摄生养生方面需要把握这个度。

【原文】

凡有此病者,虽不变易他疾,已损其天年,更加之针灸用药差误,欲不夭枉得乎?

【讲解】

"凡有此病者,虽不变易他疾,已损其天年",如果胃气不足、胃病了,虽然不会变成其他的病。"已损其天年",但是他已经折寿了,"天年"就是他一出生就奠定了他能活多大,就像我们人按说应该活 120 岁左右,狗活十几年,猫活十几年,这就是它们的天年。如果你把胃气能保好,那你的天年就不容易受损。"更加之针灸用药差误,欲不夭枉得乎",如果再加上错用了针灸和药,想不早点死行吗?

整段讲完,就是说一定要养护你的胃气,才能够健康。用药也得考虑胃气,如果用错了,就无法活到最大寿数了。

第二十三讲 | 胃虚脏腑经络皆无所受气而俱病论

前面两篇是在讲所有病的根源都是脾胃。这篇是讲胃虚之后，脏腑经络得不到所需要的真气、元气等，因而生病。

【原文】

夫脾胃虚，则湿土之气溜于脐下，肾与膀胱受邪。

膀胱主寒，肾为阴火，二者俱弱，润泽之气不行。

【讲解】

"夫脾胃虚"，首先是脾胃虚，"则湿土之气溜于脐下，肾与膀胱受邪"，脾属土，主运化水湿，如果它虚了，水湿之气就不能够被运化，因而"溜于脐下"。继续往下走，膀胱和肾就要受到湿气的影响。"膀胱主寒"，足太阳膀胱经主寒水之气，是与外界寒相应的。"肾为阴火"，李东垣一直讲阴火是血中伏藏的火，往往是脾胃虚弱以后而产生的心火，内生的火就叫阴火。膀胱主寒，肾中藏有相火，一寒一热，"二者俱弱"指膀胱和肾都不足。"润泽之气"，只有膀胱和肾的功能正常，人体中该排出的能够排出，该蒸腾的得以蒸腾，此时人体就会出现润泽之象，也就是湿、津液才能够表现出润泽来。所以在临床上见到的肾脏病的病人，尤其是肾功能衰竭的病人，面容是黧黑且没有光泽的，这就是"润泽之气不行"的表现。"润泽之气不行"表现出来就是晦暗。

【原文】

大肠者,庚也,燥气也,主津。小肠者,丙也,热气也,主液。此皆属胃,胃虚则无所受气而亦虚,津液不濡,睡觉口燥咽干,而皮毛不泽也。

【讲解】

"大肠者,庚也",五脏六腑与十天干是对应的,大肠对应的是庚。"燥气也",指的是阳明大肠的功能是燥化,其中燥气盛。"主津",大肠将食物中稀的一部分吸收了。"小肠者,丙也",小肠和丙相对,丙在五行中也是属火,因此说"热气也"。"主液",指小肠主要是吸水谷中稠厚的这一部分营养。"此皆属胃",大肠、小肠都与胃相关,都离不开胃。"胃虚则无所受气而亦虚",完整地表达就是"胃虚则大小肠无所受气而亦虚",李东垣的书里面有不少这种省略,一省略大家就不容易读懂。"津液不濡",大小肠功能降低,津液就不能吸收,因此不能产生濡润的作用,具体表现为睡觉的时候觉得口燥咽干,这是津液不足,皮毛也不润泽了。这个"润"是津的作用,"泽"是液的作用。

【原文】

甲胆,风也,温也,主生化周身之血气;丙小肠,热也,主长养周身之阳气。亦皆禀气于胃,则能浮散也,升发也。

胃虚则胆及小肠温热生长之气俱不足,伏留于有形血脉之中,为热病,为中风,其为病不可胜纪,青、赤、黄、白、黑五腑皆滞。

【讲解】

"甲胆,风也,温也",甲和前面提到的庚、丙都是天干,甲对应的是温,丙对应的是火、热,胆在五行中属风。"主生化周身之血气",胆的功能是生化全身的血气。温胆汤就具有保持人体生机的功效,这就是此方中并无热药,但却命名"温胆"的原因。只要胆气旺,就有旺盛的生生之机。"丙小肠,热也,主长养周身之阳气",人体阳气从小肠化生而来。"则能浮散也,升发也",只有胃气足、胃不虚,小肠才能够主长养阳气,胆才能生化周身之气血,这一温、一热对应的就是自然界的春天和夏天,所以表现出来的是往上长的状态,也就是升发、浮散的状态。

反之,"胃虚则胆及小肠温热生长之气俱不足"。"伏留于有形血脉之中,为热病,为中风",本来阳热之气应该散出来,但因为胃虚,胆和小肠不能够把阳热之气升发出来,留于有形的血脉之中就会产生热病、中风。这里的"中风",主要是指外受风邪。"其为病不可胜纪",胃虚导致胆、小肠以及大肠有病、俱不足时,产生的病就太多了。"青、赤、黄、白、黑五腑皆滞",所有脏腑的功能都不能够正常地运转,出现停滞、瘀滞的病变。

【原文】

三焦者,乃下焦元气生发之根蒂,为火乘之,是六腑之气俱衰也。腑者,腑库之腑,包含五脏及形质之物而藏焉。

【讲解】

"三焦者,乃下焦元气生发之根蒂",李东垣讲的这个"三焦"是肺、胃、大肠、小肠,也就是整个内胚层来源的这些器官组织是下焦元气生发的根蒂。"下焦元气"指能够繁衍后代、使人体保持生机勃发的元气,就是先身生之精气。李东垣讲过:"元气者精气也"。"为火乘之,是六腑之气俱衰也","为火乘之"就是被火乘,也就是火气盛。"六腑之气"主要是胃、大小肠、三焦、胆、膀胱,因为胃虚,这些都有问题了。"腑者,腑库之腑",就是往里边藏、放东西的场所,比如车库停放车辆、粮库储存粮食,六腑就是往里边放水谷的地方。"包含五脏及形质之物而藏焉",五脏以及四肢百骸所需要都从这儿来，都先藏在这儿。

【原文】

且六腑之气，外无所主，内有所受。

感天之风气而生甲胆，感暑气而生丙小肠，感湿化而生戊胃，感燥气而生庚大肠，感寒气而生壬膀胱，感天一之气而生三焦，此实父气、无形也。

【讲解】

"且六腑之气，外无所主，内有所受"，后文还有"五脏之气，外有所主"，这是相对应的。"外无所主"，六腑不直接管人体的皮、肉、筋、骨、脉。"内有所受"，六腑里要受盛东西。"感天之风气而生甲胆"，六腑中，胆感应天之风气、温气；小肠感应自然界的热气；胃感应自然界的湿气；大肠与自然界的燥气相互感应；膀胱感应自然界寒气。前面说"六腑内有所受"，就是感受"风、暑、湿、燥、寒"。"感天一之气而生三焦"，"天一之气"就是全部、合起来的，合而为一，所有的这些就是三焦了。"此实父气、无形也"，母气可以看到形，父气就看不到形，就像母亲能生孩子，而父亲不能生孩子，但是没父亲不行。在古人看来，精子是看不到的，但是孕育的胎儿是能看到的，所以说"此实父气、无形也"。

【原文】

风、寒、暑、湿、燥、火，乃温、热、寒、凉之别称也，行阳二十五度，右迁而升浮降沉之化也，其虚也，皆由脾胃之弱。

【讲解】

风、寒、暑、湿、燥、火这些都是无形的，但是它们在起作用，所以说"风、寒、暑、湿、燥、火,乃温、热、寒、凉之别称也",也就是自然界温、热、寒、凉的不同组合变生了风、寒、暑、湿、燥、火六气,所以六气的根本就是寒、热、温、凉,再简化就是阴、阳。寒、热、温、凉的变化是"行阳二十五度",也就是白天在阳所主的这个时段是走二十五度,其实就是在阳分占一半。因为古人在度量阴阳的变化、气的运行时,说"昼行于阳二十五度,夜行于阴二十五度",所以说这是一半。

"右迁而升浮降沉之化",指自然界的变化,我们面南而立,左边主升,那么对应的是春、夏,往右运行就是降,就和太阳的运行是一样的。左升右降,这就是升浮降沉的过程。这个"化"就是变化的过程。"其虚也,皆由脾胃之弱",体内寒、热、温、凉变化,以及五脏六腑阴阳失调,导致不能够完成"升浮沉降"的有序变化,这是脾胃弱导致的。土居中央,都以土为中心,就像车轮子转动一样,如果中间的轴没有转,那车辐辘就不能转。

【原文】

以五脏论之,心火亢甚,乘其脾土曰热中,脉洪大而烦闷。

《难经》云:脾病,当脐有动气,按之牢若痛,动气筑筑然,坚牢如有积而硬,若似痛也,甚则亦大痛,有是则脾虚病也,无则非也。

更有一辨,食入则困倦,精神昏冒而欲睡者,脾亏弱也。

【讲解】

"以五脏论之,心火亢甚,乘其脾土曰热中","心火亢甚乘其脾土",是说脾胃虚弱的时候心火乘脾,这叫"热中"。热中的临床表现是"脉洪大而烦闷",脉大,心烦胸闷,这是脾虚心火盛。《难经》中讲脾病具体的表现是"当脐有动气",就是对着肚脐的这个地方,觉得里边跳动,这在《脾胃论》前面也讲过,说"当脐有动气,按之牢若痛",用手按上去很坚固叫"牢","若痛"是指好像有痛的反应一样,实际上就是因为太瘦弱了,医生一触按,病人腹肌就紧张,好像是疼痛反应一样,准确地说是比较敏感。实际上只有瘦弱的人才觉得当脐跳动，胖人一般是感觉不到的。

回到本篇，"动气筑筑然"就是动气很明显、很强。"筑"就是垒起来，比如我们常说的"建筑"。"坚牢如有积而硬，若似痛也"，这和前面讲的"按之牢若痛"是一个意思。"甚则亦大痛"，如果严重的，肚脐周围会有大痛，这才是真正的疼。"有是则脾虚病也"，《难经》里讲的"脾病"具有定位意义，就是在当脐，也就是脐周、脐腹部不舒服，我们就可以诊断是脾虚病了，"无是则非"，李东垣讲得很绝对，只有这个地方的不舒服才是真正的脾病。

"更有一辨"，分辨脾虚病的方法第一个是当脐硬痛，另外一种就是"食入则困倦，精神昏冒而欲睡者，脾亏弱也"，临床上常常可见到这种表现的，一吃东西就犯困。原因一个是脾气虚，一个是湿气盛。湿气盛也是阻碍了脾的运化，所以湿气盛的人吃进去食物就犯困，这类是胖人；还有一类是瘦人，吃完了饭也犯困。为什么吃完饭就犯困呢？一种解释是饭后血液都供给肠道来消化了，大脑缺血。但我认为更合理的解释是：吃进去食物以后，经过消化、吸收，变成乳糜血，血液变黏稠了，运行减慢，因此脑子供不上氧所以出现困倦。胖人是如此，那些甘油三酯很高的瘦人也是如此，他们饮食消化、吸收入血之后，血液的甘油三酯更高，所以都会出现"食入则困倦"。胖的往往是湿困脾胃，瘦的是脾胃本身气弱，这是脾虚的一个特征。

【原文】

且心火大盛，左迁入于肝木之分，风湿相搏，一身尽痛，其脉洪大而弦，时缓，或为眩运战摇，或为麻木不仁，此皆风也。

【讲解】

"且心火大盛，左迁入于肝木之分"，"肝木之分"就是肝的位置，肝所管的领域。春天应肝，夏天应心火，心火旺就要往两边走，一边是左迁，影响到肝；一方面就影响到脾。本来就脾虚，后来心火盛，反过来又影响到肝。肝主风,脾主湿,"风湿相搏,一身尽痛",基于脾虚的火旺,又出现了风湿相搏,表现的特征就是全身痛,因为脾主一身的肌肉。"其脉洪大而弦,时缓",脉是洪大脉,因为心火盛;"弦"是脉洪大而有力;"缓",有时候脉缓。"或为眩运战摇","眩"是头晕眼黑,"运"是天旋地转,"战摇"就是不稳、震颤。

"或为麻木不仁",或者感觉不灵敏,就是我们现在说的末梢神经炎或者脑梗,这时候会出现麻木不仁。社会学和医学中讲的"仁"是一样的,"仁"就是中正、不偏不倚。现在的语言中仍有痕迹,像桃仁、酸枣仁,所有叫"仁"的一定处于中间、中正不移的,所以"仁"是中正的意思。具体到感觉,就是感觉既不过敏也不迟钝,这叫"仁"。如果感觉迟钝了,叫麻木,还有感觉过敏,总而言之,这些感觉异常可以称为麻木不仁,就是以麻木为主,即以感觉迟钝为主的感觉异常。"此皆风也",上述的这些都认为是风,这个风是基于脾虚、心火旺而产生的。

【原文】

脾病,体重节痛,为痛痹,为寒痹,为诸湿痹,为痿软失力,为大疽大痈。若以辛热助邪,则为热病,为中风,其变不可胜纪。

【讲解】

"体重"就是觉得浑身沉重,"节痛"就是关节疼痛。"为痛痹,为寒痹",总而言之都是痹证,"为诸湿痹,为痿软失力,为大疽大痈",脾病的时候可以出现痛痹、寒痹、湿痹、痿证,还有痈疽。"若以辛热助邪",脾胃虚弱不能用辛热药、不能吃辣,因为辛热助邪"则为热病",如果吃辛热的,就容易导致热病、受风,"其变不可胜纪",会导致很多病。所以李东垣说脾病、心火旺,又风湿相搏的时候,最基本的治疗原则是甘温除热,绝不是用辛热。除了药物,在饮食方面也不能用辛热。

【原文】

木旺运行，北越左迁，入地助其肾水，水得子助，入脾为痰涎，自入为唾，入肝为泪，入肺为涕，乘肝木而反克脾土明矣。

【讲解】

"木旺运行"指木气的变化。刚才讲火气旺了，它会反过来影响木；木气旺了，它就反过来影响水。水生木，木生火。为什么叫"北越左迁"？正常是右迁，从左到右，倒着来就叫左迁。方位与五行相对，南边为火、东边为木、北边为水，由木影响到水，就对应从东往北走，这就叫北越，"北越"是从地理方位上来讲。"左迁"是从阳气的运行规律上来讲。"入地助其肾水"，往下走叫入地，木使肾水增强，也就是"水得子助"。

五行中水生木，木旺的时候，其母就盛，水就会泛溢，泛溢具体的表现是"入脾为痰涎"，水影响到脾，表现为痰涎。"自入为唾"，肾在液为唾，如果不影响别的脏腑，只影响自己，就是唾多。如果入肝，肝在液为泪，会泪多。到肺就是涕多。"乘肝木而反克脾土明矣"，当水盛的时候，水生木，水旺则木更旺，木旺克土，同时水也反克脾土，这就是水与木同克脾土。

【原文】

当先于阴分补其阳气升腾，行其阳道而走空窍，次加寒水之药降其阴火，黄柏、黄连之类是也。

先补其阳，后泻其阴，脾胃俱旺而复于中焦之本位，则阴阳气平矣。

【讲解】

"当先于阴分补其阳气升腾，行其阳道而走空窍"，脾、肾、肝都是阴分，

"先于阴分补其阳气"就是补肾阳、补肝阳来使阳气升腾。"行其阳道",左升是阳道,右降是阴道,"而走空窍",整个机体生机勃勃,这样体内各处、包括各孔窍才都能得到荣养,才能健康。用药时不能用辛热药,要用甘温。再加寒凉药除阴火,黄柏入肾经、除肾的阴火,黄连去心之阴火。因为脾胃虚弱、心火亢盛、肾中相火亢盛,在这种情况下要用黄连、黄柏。"先补其阳,后泻其阴,脾胃俱旺而复于中焦之本位,则阴阳气平",用甘温法恢复其阳气,这就是先补其阳;然后用寒凉的药泻其阴火,这是后泻其阴。这样脾胃就正常了,即恢复到其本位了,"阴阳气平矣"。

【原文】

火曰炎上,水曰润下,今言肾主五液,上至头,出于空窍,俱作泣、涕、汗、涎、唾者何也?

曰:病痫者,涎沫出于口,冷汗出于身,清涕出于鼻,皆阳跷、阴跷、督、冲四脉之邪上行,肾水不任煎熬,沸腾上行为之也。

此奇邪为病,不系五行阴阳十二经所拘,当从督、冲、二跷四穴中奇邪之法治之。

【讲解】

"火曰炎上",火往上走,"水曰润下",水往下走,这是讲火性和水性。"肾主五液,上至头,出于空窍,俱作泣、涕、汗、涎、唾者何也",这么多的表现是为什么?

"曰:病痫者",当癫痫发作的时候,"涎沫出于口,冷汗出于身,清涕出于鼻",李东垣说是由于阳跷、阴跷、督、冲这四条经脉的病变所引起。"肾水不任煎熬,沸腾上行为之也",里边的火太旺了,因而肾水不任煎熬,就表现出涎、汗、涕。"此奇邪为病",什么是"奇邪"? 不属于风、寒、暑、湿、燥、火六淫之气的就是奇邪;更重要的,这个奇邪是在奇经之邪。阴跷、阳跷、督脉、冲脉都属于奇经八脉。"不系五行阴阳十二经所拘",不受阴阳五行十二经脉的管制,而是"当从督、冲、二跷四穴中奇邪之法治之",督脉、冲脉、阴跷脉、阳跷脉是四条奇经,哪四个穴位中奇邪、如何操作,我没有考证到。

【原文】

五脏外有所主,内无所受,谓无所受盛,而外主皮毛、血脉、肌肉、筋骨及各空窍是也。

若胃气一虚,脾无所禀受,则四脏及经络皆病。

况脾全借胃土平和,则有所受而生荣,周身四脏皆旺,十二神守职,皮毛固密,筋骨柔和,九窍通利,外邪不能侮也。

【讲解】

前面讲过六腑是"外无所主,内有所受",这儿又讲"五脏外有所主,内无所受"。"内无所受",是讲五脏不受水谷、风寒暑湿燥火,不像大肠、小肠、胃能如盘子一样盛东西,五脏是"无所受盛"。"而外主皮毛、血脉、肌肉、筋骨及各空窍是也",是讲肺主皮毛,心主血脉,脾主肌肉,肝主筋,肾主骨,而且各个孔窍都是由五脏所主,六腑不主这些。"若胃气一虚,脾无所禀受",胃气不足,不能腐熟、消化、吸收水谷,脾就无以禀受,不能将水谷精微运化走,此时心、肝、肾、肺就都病了。

"况脾全借胃土平和,则有所受而生荣",脾的运化依赖于胃的正常,胃消化水谷以后交给脾,脾才能生机勃勃;脾将水谷精微运化到周身四脏才能够健壮,即"周身四脏皆旺"。"十二神守职",可以理解为六脏、六腑之神各司其职,"神"就是我们看不见的一些变化。"皮毛固密,筋骨柔和,九窍通利,外邪不能侮也",皮毛致密,筋柔、骨头坚硬,这些都是很健壮的,"九窍通利",哪儿都很好,这时候所有的病邪都不能侵犯人体。

这一篇是说胃虚而百病纷至沓来,强调胃虚在发病中的重要性。

第二十四讲 | 胃虚元气不足诸病所生论

这一篇的篇名就告诉我们,胃虚元气不足就会生出各种病来。这还是在强调胃的重要性,下面我们来具体地讲。

【原文】

夫饮食劳役皆自汗,乃足阳明化燥火,津液不能停,故汗出小便数也。邪之大者,莫若中风。风者,百病之长,善行而数变;虽然,无虚邪,则风雨寒不能独伤人,必先中虚邪,然后贼邪得入矣。

【讲解】

"夫饮食劳役皆自汗",吃饭出汗,过度的劳动也出汗,"乃足阳明化燥火,津液不能停,故汗出小便数也",原因是足阳明胃化燥化火,就是它的燥湿化饮能力非常强,像个炉子一样,水液、水谷到这儿迅速就蒸化了。"津液不能停",是讲胃肠道内津液不能停留,迅速被吸收,一方面表现为汗出增多,一方面尿液生成增多,所以小便也多了。

"邪之大者,莫若中风",外界最大的邪气就是风邪,"风者,百病之长",《黄帝内经》里讲所有的病邪都与风相伴而来。"虚邪"就是反时之邪,即与时令性质相反的病邪,比如夏天贪凉,空调开得很低而受凉,这就是虚邪。"无虚邪,则风雨寒不能独伤人",没有一个先和时令相反的病邪作用于你,那当下的这个病邪就不能起作用。比如冬天该寒冷,你去蒸桑拿了,蒸完桑拿就容易受寒邪。夏天炎热,你贪凉,出门就要中暑。也就是说,夏天越贪凉,越容易中暑;而冬天越贪温,就越容易受寒。

"贼邪"就是当下的、超过了正常限度的邪气,就是六淫。必须是先中了虚邪,有这么一个过程在前,然后才将贼邪给引进来。《黄帝内经》里开篇就讲"虚邪贼风,避之有时",夏天不要太贪凉,冬天不要太贪热,这就叫"避之有时",这才是养生之道。

【原文】

至于痿、厥逆,皆由汗出而得之也。且冬阳气伏藏于水土之下,如非常泄精,阳气已竭,则春令从何而得,万化俱失所矣。

在人则饮食劳役,汗下时出,诸病遂生。予所以谆谆如此者,盖亦欲人知所慎也。

【讲解】

"至于痿、厥逆,皆由汗出而得之也",痿证、厥证都是由于汗出、病邪侵入以后导致的。"且冬阳气伏藏于水土之下",是讲冬天阳气伏藏在地之下。"非常"就是过度,房事过度,阳气就容易耗竭。从自然界来讲,过度开采地下的水、油之类的东西,阳气也不能潜藏,就耗竭了。所以不要觉得丢失的是阴精,以为没有丢失阳气,阴阳本来就是分不开的。如果自然界阳气耗竭,"春令从何而得"?温暖、生长的这种表现就没有了,就会"万化俱失所矣",所有的东西都不能够正常地化生,因为没有了阴阳作支撑,没有生机了。

前面主要是讲自然界,下面是讲人。"在人则饮食劳役,汗下时出,诸病遂生",如果过多饮食、劳役,出汗过多、泄下过多,实际上就是"非常泄精",这种情况下就会生各种病。"予所以谆谆如此者,盖亦欲人知所慎也",我之所以一直在讲这些事情,是想让大家知道应该慎重做什么,不要饮食不节、不要过度劳役、不要过多地出汗、泄下,不要过多地做有损于身体的事情,就是强调保护胃气、保阴、保精的重要性。

第二十五讲│忽肥忽瘦论

"忽肥忽瘦",咱们前面没提到肥瘦的问题,这一篇是要讲有时突然变胖、有时突然变瘦的现象产生的原理,下面我们来看原文。

【原文】

《黄帝针经》云:寒热少气,血上下行。

夫气虚不能寒,血虚不能热,血气俱虚,不能寒热。而胃虚不能上行,则肺气无所养,故少气;卫气既虚,不能寒也。

下行乘肾肝助火为毒,则阴分气衰血亏,故寒热少气。

【讲解】

《灵枢经》在其中《寿夭刚柔第六》这一篇里提到了"寒热少气,血上下行",实际这前面还有一句"营之生病也",营气病了以后表现出来的特点是寒热少气、血上下行。营气、营血和脾胃之间的关系,在李东垣看来是非常密切的。阴火就藏在营血之中。

"夫气虚不能寒,血虚不能热,血气俱虚,不能寒热","能"念作"耐",就是"气虚不耐寒,血虚不耐热,血气俱虚,不耐寒热",如果人气虚就怕冷,血虚就怕热,如果是气血俱虚,就不耐寒热。临床上我们经常遇到两类人,一类是既怕冷又怕热,属于气血俱虚的,任何风吹草动,这类人都会生病。还有一类人是血瘀气滞,也表现出既怕冷也怕热,而且可能是同时存在,比如头上怕热、脚上怕冷,这是实证。"而胃虚不能上行",这里"能"不念"耐"了,"则肺气无所养,故少气",少气的原因是胃虚,不能将水谷精微上升于肺,就出现肺气不足而见少气。"卫气既虚,不能寒也",卫气分布于全身,有护卫肌表的作用,如果卫气不足,人就感觉怕冷。

"下行乘肾肝助火为毒,则阴分气衰血亏,故寒热少气",这里的主语依然是水谷精微之气,"下行"是指由于卫气不能上行,而水谷精微之气下行。李东垣说"乘肾肝助火为毒",这只是比较强硬的解释,实际确实存在这种情况。为什么下行就助火毒?为什么不助阴寒?从现代的生理学来理解:当体内应该有的东西不足的时候,会出现负反馈现象。最简单的例子就是饥饿,就得赶紧去找东西吃,没能量要赶紧补充能量。再比如,甲状腺功能减退了,会通过负反馈引起促甲状腺激素(TSH)增高。脾胃虚则水谷精微不足,必然会通过负反馈,结果是总感到饥饿、烦躁,表现为某地方亢进。如果是由亢进的不安静又安静下来了,那就是阴阳两虚,形成"则阴分气衰血亏"。这个过程就是:原本是脾胃虚弱、气血不足,一方面产生了火,一方面又产生了气虚。气虚有火,就会出现"寒热少气"。

【原文】

血上下行者,足阳明胃之脉衰,则冲脉并阳明之脉,上行于阳分,逆行七十二度,脉之火大旺,逆阳明脉中,血上行,其血冲满于上;若火时退伏于下,则血下行,故言血上下行,俗谓之忽肥忽瘦者是也。

【讲解】

"血上下行者"是指有时血行于上,有时血行于下,其形成原因是足阳明胃脉衰弱。"冲脉并阳明之脉",这里说的是经脉的走行,冲脉与阳明经是并行的。"上行于阳分",指冲脉是由下往上走的。"逆行七十二度","逆行"指冲脉之气走上后又逆行到阳明脉中,这里的"七十二度"我不知所云。

"脉之火大旺,逆阳明脉中",是说冲脉火旺,逆行到阳明脉中。进一步导致"血上行,其血冲满于上",气血都往上走,所以上边就一派火象。"若火时退伏于下",是讲火时而又往下退,沉伏在人体下部,那么就会出现"则血下行"，血就往下走了。"故言血上下行"，这里是说脾胃虚弱以后会出现虚火，虚火有的时候往上，有的时候向下，那么血也跟着上下。"俗谓之忽肥忽瘦者是也"，是讲在临床上见到的病人，这两天胖了，过两天又瘦了，短时间内胖瘦变化比较大，往往是脾胃虚弱、体内有火。

不管李东垣给出的解释是错是对，他描述的现象、给出的方法是有效的。

【原文】

经曰：热伤气。又曰：壮火食气。故脾胃虚而火胜，则必少气，不能卫护皮毛，通贯上焦之气而短少也。阴分血亏，阳分气削，阴阳之分，周身血气俱少，不能寒热，故言寒热也。《灵枢经》云：上焦开发，宣五谷味，熏肤充身泽毛，若雾露之溉，此则胃气平而上行也。

【讲解】

"经曰：热伤气。又曰：壮火食气"，是说《黄帝内经》里讲，热伤气，进一步又讲了壮火伤气。"故脾胃虚而火胜，则必少气，不能卫护皮毛，通贯上焦之气而短少也"，脾胃虚弱的时候，会出现火旺、气虚，气虚则不能温煦护卫皮毛、不能充养上焦心肺，导致短气。"阴分血亏，阳分气削"，就是气血阴阳都不足。"阴阳之分，周身血气俱少，不能寒热，故言寒热也"，周身的气血都少，所以不耐寒热。脾胃虚弱以后，就会导致怕冷、发热这些疾病。"《灵枢经》云：上焦开发，宣五谷味，熏肤充身泽毛，若雾露之溉"，这段讲的是水谷精微的代谢。吃进去食物之后，脾胃吸收消化，上输给上焦，上焦把送上来的水谷精微输布到全身各处，发挥"熏肤充身泽毛"的作用，就像雾下来一样，将整个人体滋润了一遍。"此则胃气平而上行"，是讲这是胃气正常并能上行输布的结果。

这一篇是非常重要的一篇,这是李东垣以五行学说来阐释其脾胃为中心的医学思想。下面我们来详细看看。

【原文】

《阴阳应象大论》云:"天以阳生阴长,地以阳杀阴藏"。然岁以春为首,正,正也;寅,引也。少阳之气始于泉下,引阴升而在天地人之上,即天之分,百谷草木皆甲坼于此时也。至立夏少阴之火炽于太虚,则草木盛茂,垂枝布叶,乃阳之用,阴之体,此所谓天以阳生阴长。经言岁半以前,天气主之,在乎升浮也。

【讲解】

在《阴阳应象大论》里只提到"阳生阴长,阳杀阴藏"。"天以阳生阴长,地以阳杀阴藏"实际出于《天元纪大论》,该篇首先指出"寒暑燥湿风火,天之阴阳也,三阴三阳上奉之。木火土金水,地之阴阳也,生长化收藏下应之"。紧接着才说"天以阳生阴长,地以阳杀阴藏"。这句话的意思应该是"天之风火暑主天地间万物的生生不息,天之寒燥湿主天地间万物的壮大。地之木火主天地间万物的凋亡,地之金水主天地间万物的成熟闭藏"。

"然岁以春为首",春季是一年的开头。这个"正,正也"指的是刚开头的一个标志,正也就是"子丑寅卯"的子。"寅,引也",实际上是李东垣自己的一个讲法,他认为"寅"等于"引",因为读音相近,李东垣就拿"引"来解释"子丑寅卯"的寅,这是有点牵强附会的。

"少阳之气始于泉下",这一年中阳气刚刚开始起作用,这就是少阳之气。"泉下"就是地下。"引阴升而在天地人之上,即天之分,百谷草木皆甲坼于此时也",这里的"引"本该是"寅",是由地向天转变、由冷向暖转变的时刻。李东垣理解是阳气把阴气带上来了,所以阳气开始生发的时候,阴也就跟着升,升到"天地人之上"的"天之分",即是天气所管辖的一个阶段,这个"分",就是一段、一部分。在春天刚刚开始的时候,"百谷草木",所有的植物,"皆甲坼于此时也"是什么意思? 植物的种子都有一个壳,这个壳就是它的"甲","坼"就是裂开了。到春天的时候,土壤中所有植物的种子开始破壳而出,生根发芽。

"至立夏少阴之火炽于太虚",少阳之火之后就是少阴之火。"炽"就是炽盛,炎热的意思,"太虚"就是整个宇宙。立夏的时候天气炎热,天地间万物就"草木盛茂,垂枝布叶",草木长得特别旺盛。

"乃阳之用,阴之体,此所谓天以阳生阴长",在讲天之阳气的作用是主导万物的生生不息,天之阴气的作用是主导万物的壮大。像油和火,煤和火一样,煤、油就是本体,火就是功用。体和用分不开,用是功能、体是存在形式。"体""用"的关系在古代书里面讲得非常多,在古代哲学里面也将其上升到了哲学范畴。

"经言岁半以前,天气主之,在乎升浮也",是说《黄帝内经》里讲过,一年当中,前半年是主要由天气主导,也就是生发之气主导。"在乎升浮也",表现出来的就是往上、往外长的一种状态。

【原文】

至秋而太阴之运,初自天而下逐,阴降而彻地,则金振燥令,风厉霜飞,品物咸殒,其枝独存,若乎毫毛。至冬则少阴之气复伏于泉下,水冰地坼,万类周密。阴之用,阳之体也,此所谓地以阳杀阴藏。经言岁半以后,地气主之,在乎降沉也。

至于春气温和,夏气暑热,秋气清凉,冬气冷冽,此则正气之序也。故曰:履端于始,序则不愆。升已而降,降已而升,如环无端,运化万物,其实一气也。

【讲解】

"至秋而太阴之运",这是一年的后半年开始。"太阴之运",太阴之气主令。"初自天而下逐",从天开始往下走了。"阴降而彻地",阴气下行逐渐往下深入地中,"则金振燥令",长夏湿气过去了,就开始燥起来,秋天就来了,这时候表现出来金性(刚性)渐足。"风厉霜飞,品物咸殒,其枝独存,若乎毫毛",秋风扫落叶,霜降了,叶子都掉了,所有的生机都不存在了。"品物咸殒",整个自然界都开始没有生机了,叶子已经不在了,只剩光杆了。

"至冬则少阴之气复伏于泉下","少阴之气"指的是肾,它里面对应的是火,就是少阴之火从春天开始升起来,那时叫少阳;又重新回来钻到地里面去,这叫"复伏于泉下"。"水冰地坼,万类周密",水结冰,地冻裂了,所有的东西都藏起来、没有了生机,这是"阴之用,阳之体也"。"阴之用"表现是收藏、下降,是阴,但其本还是阳,这就是"阳为体,阴为用"。"此所谓地以阳杀阴藏",阴阳配合起来,都是往下降的;而春夏时是阴阳配合起来,都是升的。"经言岁半以后,地气主之,在乎降沉也",是说《黄帝内经》里讲过,一年当中,后半年开始时地气主导,其表现特征是万物成熟凋零。

"至于春气温和,夏气暑热,秋气清凉,冬气冷冽,此则正气之序也"。"正气之序"是指春天就应该是温和的,到了夏天就应该是暑热,秋天就应该是清凉,而到冬天就应该是寒冷的,这就是正常气候的顺序。"故曰:履端于始,序则不愆","履"是运行,"序"是规矩,"愆"是错乱。如果从开始就是按照规矩运行、不发生错乱,那么"升已而降,降已而升,如环无端,运化万物",那就是升降不息的状态,万物都是这么变化的。"其实一气也",阴阳合在一起,就是一气,阴阳是一个整体的两个方面,两个方面表现成体阴用阳、体阳用阴,不要认为是两个事物。

【原文】

设或阴阳错综,胜复之变,自此而起。万物之中,人一也,呼吸升降,效象天地,准绳阴阳。盖胃为水谷之海,饮食入胃,而精气先输脾归肺,上行春夏之令,以滋养周身,乃清气为天者也;升已而下输膀胱,行秋冬之令,为传化糟粕,转味而出,乃浊阴为地者也。

【讲解】

"设"就是假设,假如阴阳出现错综胜负的变化,万物中的人也跟着呈现出一致的变化。"呼吸升降,效象天地,准绳阴阳","效象"就是与自然保持一致,我们呼吸的升降变化和自然界的升降变化是一样的;"准绳",就是以前木工干活的时候使用的墨斗里的线,作为一个基准。"准绳阴阳"就是按照阴阳变化的规矩来。

"盖胃为水谷之海,饮食入胃,而精气先输脾归肺",这就是饮食进去,整个从入胃、到脾、肺的变化。"上行春夏之令,以滋养周身",也就是像春天、夏天一样,人体内的春、夏滋养周身,"乃清气为天者也"同《阴阳应象大论》"清气为天、浊气为地"是一样的意思,就是说胃脾肺功能协调正常,人体内就清新温暖、生机勃勃。"升已而下输膀胱,行秋冬之令",水谷精微再由肺向下布散,经过消耗转化,形成尿液到达膀胱,好比这个"秋冬"的肃杀沉降特征。"为传化糟粕,转味而出",其目的就是促进糟粕的排泄。"乃浊阴为地者也"就是说膀胱等废物排泄器官功能协调正常,人体内就能保持正常的生理功能,这些排泄器官就好比大地一样。

这一段主要是讲了人体内也有和自然界一样的升降浮沉的过程。

【原文】

若夫顺四时之气,起居有时,以避寒暑,饮食有节,及不暴喜怒,以颐神志,常欲四时均平,而无偏胜则安。不然,损伤脾胃,真气下溜,或下泄而久不能升,是有秋冬而无春夏,乃生长之用陷于殒杀之气,而百病皆起;或久升而不降亦病焉。于此求之,则知履端之义矣。

【讲解】

　　这段是告诉我们应该怎么保持健康。"顺四时之气",顺应自然界的变化,天暖了就减衣服,天冷了就加衣服。"起居有时",按时作息。"避寒暑",主要是体现在增减衣物的方面。"饮食有节",饮食在量上要有节制,在时间上要有节律。"不暴喜怒",不突然地产生喜怒的情绪。人的喜怒往往是被动产生的,而"不暴喜怒"就是要提高内心的容忍度,有所准备,这样才能"不暴喜怒"。仅仅说"别高兴,也别生气"的话基本上是没有用的。"以颐神志","颐"就是"养"。"常欲四时均平,而无偏胜则安",如果一年四时、春夏秋冬都能保持一致,不要有所偏激,就能保持健康。如果不这样,就会"损伤脾胃,真气下溜,或下泄而久不能升",脾胃吸收能力差了,水谷精微之气就会下溜。"是有秋冬而无春夏",这时人体内就像是有秋冬的景象而没有春夏的景象,就是虚寒的表现。"乃生长之用陷于殒杀之气,而百病皆起",生长的功能下陷于殒杀之气,即春天的生发之气埋在了秋冬的殒杀之气里。这也是李东垣一直在讲的道理,水谷精微之气原本具有生长之机,是产生热的;现在不能上升发挥作用,就变成阴火,所以人体既有阳虚,又有阴火,这时候就"百病皆起"。

　　"或久升而不降亦病焉",另外,如果脾胃消化吸收功能过于旺盛,也会生病。就像春天夏天总是不结束,这也很麻烦,就像树木光长树枝和叶子,不结果实,这也是一种病态。"于此求之,则知履端之义矣",从这里体悟,就知道顺应四时之气,保持升降出入协调的意义了。"履端"就是行得正,从开始就要遵循正常顺序,把握适当尺度。

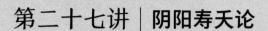

第二十七讲 | 阴阳寿夭论

这一篇在讲阴阳和人体健康之间的关系,因此叫《阴阳寿夭论》。

【原文】

《五常政大论》云:"阴精所奉其人寿,阳精所降其人夭"。夫阴精所奉者,上奉于阳,谓春夏生长之气也;阳精所降者,下降于阴,谓秋冬收藏之气也。且如地之伏阴,其精遇春而变动,升腾于上,即曰生发之气;升极而浮,即曰蕃秀之气,此六气右迁于天,乃天之清阳也。阳主生,故寿。天之元阳,其精遇秋而退,降坠于下,乃为收敛殒杀之气;降极而沉,是为闭藏之气,此五运左迁入地,乃地之浊阴也。阴主杀,故夭。

【讲解】

"阴精"就是脾胃水谷精微之气,"上奉于阳",阴精能随着阳气的变化而变化。"谓春夏生长之气也",如果体内的阴精充足,就能够"上奉于阳",这个功能是旺盛的,人就长寿健康,这就叫"阴精所奉其人寿",有阴才能化生成阳气,也就是说脾胃好的人能长寿。

"阳精所降者,下降于阴,谓秋冬收藏之气也"。"阳精所降者",是指秋冬之气、收藏之气,与春夏生长之气是相反的。阴精所奉,阳气就足;阳精所降,收藏之气就盛。

"且如地之伏阴,其精遇春而变动,升腾于上,即曰生发之气",地下的阴气也就是"阴精",到春天就会随少阳之气而变动,一起向上行化生万物,阳气作用于阴精就形成了自然万物产生和成长的动力。人的"阴精"也是如此,阴精随阳气的变动而变动,则人体内就会有勃勃生机。

"升极而浮,即曰蕃秀之气"是指长夏季节万物繁茂、郁郁葱葱,这是阳气作用于阴精最突出的时期,所以阳气作用于阴精又是万物壮大的动力。"此六气右迁于天",是古人描述太阳、地球的运行是从左到右、从阴到阳的过程。"乃天之清阳也,阳主生,故寿",阳气是主导生长的,所以人体内生机勃勃就能长寿。

"天之元阳,其精遇秋而退,降坠于下,乃为收敛殒杀之气",天的阳精到秋天就开始收敛沉降于下,万物开始成熟凋零,所以说阳精沉潜的秋冬对自然界的万物来讲就是殒杀。"降极而沉,是为闭藏之气",如果阳精沉降到极点了,那自然界的植物就不生长、动物冬眠,都处于闭藏的状态。"此五运左迁入地,乃地之浊阴也",是讲木火温热之气退去,金水肃降寒凉之气来临,这是来自于地的阴气所为。

"阴主杀,故夭",前面也说"阳精所降其人夭",夭是什么意思,"夭"不是死掉的意思,"夭"就是繁茂的状态,在植物是指很茂盛,在人是指很漂亮,所以说女人漂亮至极用的"妖"字就是"夭"的本意。《诗经》有言"桃之夭夭",那是形容桃树桃花很美好,可不是说桃树都死了。但"夭折"就是繁盛终止了,有升无降、有降无升,这就是夭折。这里的"阴主杀,故夭"则是李东垣理解的"阴气使万物夭折",错误地将"夭"等同于"夭折"了。"阳精所降其人夭"实际是阳精的敛藏使人气色健康。

【原文】

根于外者,名曰气立,气止则化绝。根于内者,名曰神机,神去则机息。皆不升而降也。

地气者,人之脾胃也,脾主五脏之气,肾主五脏之精,皆上奉于天。二者俱主生化,以奉升浮,是知春生夏长,皆从胃中出也。故动止饮食,各得其所,必清必净,不令损胃之元气,下乘肾肝,及行秋冬殒杀之令,则亦合于天数耳。

【讲解】

后面这一段展现的是《黄帝内经》里最精彩的部分之一。"根于外者，名曰气立"，如果我们画个圈，里面是体内，圈外面是体外，我们的人体和外界一定是发生关系的。比如：天冷了，人体就不出汗，而天热了就出汗，这是人体受外界影响而变化的方面。"气立"是人体的结构与外界相联系、发生变化的部分，即"根于外者"称为"气立"。"气止"就是讲人体与外界接触的部分不运作了，内外就不能够沟通，外界的东西就不能转化为人本身的东西，而人体内的东西也排不出去，这就要出现"化绝"，这个人就要死了。

"根于内者，名曰神机"，体内有一种可以转化外来食物的机制，比如人类吃了竹子、竹叶，不能将其转化为人体所需要的东西，但是熊猫吃了却可以。所以机体内有一个主导转化过程的存在，那就是"神机"，神机是在内的。体内与外界交流需要"气立"正常，内外共同的神机就是人体的中心，神机就在心，所以说"心藏神"，"心为五脏六腑之大主"。"机"就像是心脏，让心脏工作的就像是心神。心机和心神合在一起，心神驾驭心机才能保持人体的完整性。如果心神没了，心机也就停了，停了就要死了，所以说"神去则机息"。人有两种死法，一种是机体内在的原因，也就是里面的神机衰败了；另一种是内外的沟通交流停止了。"皆不升而降也"，就是化绝机息，不升不降了。

"地气者，人之脾胃也"，人的脾胃就相当于地气。"脾主五脏之气，肾主五脏之精"，这个气就是脾所主宰的水谷精微之气，精就是肾所藏之精。"皆上奉于天"，这个"天"不是外界的天，是讲人体内的主生发的肝和主神机的心，脾肾精气都是奉生长之需，也就是后面说的"二者俱主生化，以奉升浮"，"是知春生夏长，皆从胃中出也"，是讲令人体生长壮大的肝心元气都是从胃里面出来的，胃是根基。"故动止饮食，各得其所"，"动止"就是劳逸，饮食和劳逸都恰如其分。"必清必净，不令损胃之元气，下乘肾肝，及行秋冬殒杀之令，则亦合于天数耳"，如果饮食劳逸正常，身体心里都很清静，这样胃的元气就不会受到损伤，就不会影响肝肾、不会出现殒杀之气。如果能做到，就能活得的健康长寿。"天数"就是人一开始被赋予的天寿。

第二十八讲 | 五脏之气交变论

《黄帝内经》里专门有一篇讲气交变,讲的是天地气交,万物化生。人体的五脏,也是相互影响,变化出各种各样的生理病理表现。

【原文】

《五脏别论》云:五气入鼻,藏于心肺。《难经》云:肺主鼻,鼻和则知香臭。

洁古云:视听明而清凉,香臭辨而温暖。此内受天之气,而外利于九窍也。

【讲解】

"《五脏别论》云:五气入鼻,藏于心肺","五气"是腥臊香臭焦,五气入鼻,先到肺,后到心,这个不能完全从血液循环的角度去理解。《难经》云:肺主鼻,鼻和则知香臭","和"就是正常的意思,肺管着鼻子,鼻子功能正常,就能闻到香臭。

"洁古云:视听明而清凉,香臭辨而温暖。此内受天之气,而外利于九窍也",结合临床可以这么理解:一般耳目有病,多是上火,而当体内不上火的时候,视听就处于良好状态;体内阳气充足时,鼻子可以辨别香臭,而到寒冷的冬天,鼻子堵了,不能分辨气味了。

"此内受天之气,而外利于九窍也",我们接受阳光的热量与呼吸空气,这是外受,而非"内受","此内受天之气"是源自于脾胃的清阳之气,犹如清净的天气。"视听明""香臭辨"是九窍功能通利的表现,也就是体内清阳之气发挥作用的外在表现。

【原文】

夫三焦之窍开于喉,出于鼻。鼻乃肺之窍,此体也;其闻香臭者,用也。心主五臭,舍于鼻。盖九窍之用,皆禀长生为近。心,长生于西,西者肺,故知臭为心之所用,而闻香臭也。

【讲解】

"夫三焦之窍开于喉",喉部气机与三焦气机相通,在上"出于鼻",这个说法是很少见的,通常是五脏对应五窍,而三焦是六腑之一,我们很少谈腑和窍之间的关系。"鼻乃肺之窍,此体也",肺开窍于鼻,鼻是"体",属于形态的东西。"其闻香臭者,用也",能够辨别香臭,这是其作用。"心主五臭,舍于鼻","臭"通"嗅",鼻子是闻气味的,但是感觉到气味的是心。现在去理解,就是嗅觉神经必须要分布到鼻腔中去,才能通过它来接收气味的信号。"盖九窍之用,皆禀长生为近"当指九窍的功能,都是由直接长(Zhǎng)生所开窍脏腑的内脏来实现的。"心,长生于西,西者肺,故知臭为心之所用,而闻香臭也",这里我不知"西"的含义,但可以看出心是肺长生出来的,所以嗅觉是靠心来实现的,心可以感受气味。这里的心只能是大脑。这里的逻辑关系在古书中实难找到证据,需要进一步研究。

【原文】

耳者,上通天气,肾之窍也,乃肾之体,而为肺之用,盖肺长生于子,子乃肾之舍,而肺居其中,而能听音声也。

【讲解】

"耳者,上通天气"是指耳朵接收外界声音信息的意思。"耳者,上通天气,肾之窍也,乃肾之体,而为肺之用",这里是讲肾开窍于耳,是肾之体窍,但耳朵听力好坏则是靠肺的功能来实现的。"盖肺长生于子,子乃肾之舍,而肺居其中,而能听音声也",这里我不清楚"子"的真实含义,但可以看出肺是肾生长出来的,因此听觉是靠肺来实现的。举一个例子,我们经常有这样的体会:在飞机降落时,由于外界的气压发生变化,导致耳朵会听不见。

【原文】

一说,声者天之阳,音者天之阴。在地为五律,在人为喉之窍,在口乃三焦之用。肺与心合而为言出于口也,此口、心之窍开于舌,为体,三焦于肺为用,又不可不知也。

【讲解】

还有另外一个说法:"声者天之阳,音者天之阴",声是听得见的,是声音中的阳性部分,音是听不见的,是声音中阴性的部分。《道德经》中讲:"故有无相生,难易相成,长短相形,高下相倾,音声相和,前后相随",其中有"音声相和",自然界能听到的声音,就是声;而听不到的,那就是音,如自然界里的超声、次声即是音。同样提示"声"是能听得见阳性声音;"音"是听不见阴性声音,但这都是人的判断与划分,就像高下、远近等概念一样。

"在地为五律","五律"就是五种音调,即宫、商、角、徵、羽。"在人为喉之窍,在口乃三焦之用。肺与心合而为言出于口也,此口、心之窍开于舌为体,三焦于肺为用,又不可不知也",这是在讲人身声音的发出与喉、口、舌等都相关。发音需要气流,而气流形成依赖于肺。讲出有意义的话才能叫"言",这就需要有心,所以"肺与心合而为言"。李东垣在这里也分出了体用,语言之体为口、舌,三焦通过心肺让口舌实现语言的功能。

前面一直在强调肺的重要性,闻香臭离不开肺,听也离不开肺,语言也离不开肺。

【原文】

肝之窍通于目，离为火，能耀光而见物，故分别五色也，肝为之舍。肾主五精，鼻藏气于心肺，故曰主百脉而行阳道。经云：脱气者目盲，脱精者耳聋，心肺有病，而鼻为之不利。此明耳、目、口、鼻为清气所奉于天，而心劳胃损则受邪也。

【讲解】

"肝之窍通于目，离为火，能耀光而见物"，离是八卦之一，离属火，这里指是眼睛。"肝为之舍"，肝开窍于目。"肾主五精"，肾主五脏之精。"鼻藏气于心肺"，鼻子吸进去的气藏在心肺。"行阳道"是什么意思？生长之气，天气左升右降，春夏是升的是阳道，秋冬降的是阴道。

"经云：脱气者目盲，脱精者耳聋，心肺有病，而鼻为之不利"，如果气虚则目盲，比如血压低的时候，表现出来的就是严重气虚，这时候就会晕厥。精与气不是分开的，当眼睛看不见的时候，耳朵也听不见了。而精有相对的独立性，经常可以见到病人耳朵聋了，眼睛不花。耳朵聋了，补肾精，这是后代常用的治疗方法，来自《黄帝内经》的论述。心肺有病，鼻子的功能就差了。在临床上遇到鼻子堵了，不要光想着治肺，还要治心，治心就要通血脉，醒神。西医治鼻子不通就是鼻腔局部点麻黄素，血管一收缩，鼻子就通了。这不就是治心吗？

"此明耳、目、口、鼻为清气所奉于天，而心劳胃损则受邪也"，耳、目、口、鼻依靠来源于脾胃的清气来保持正常的功能。如果劳心、脾胃损伤，生化之源不足了，就开始有病了。心肺和鼻子的关系以及肝和眼睛的关系最后还是落实到脾胃上面。"五脏之气交变"要告诉我们的道理是：每一个事情都不是由单一的脏腑决定的，而是五脏之间的相互影响。

第二十九讲 ｜ 阴阳升降论

《阴阳升降论》从篇名来看并不难理解，但是实际上里面的内容在理解上还是有难度的。

【原文】

《易》曰：两仪生四象，乃天地气交，八卦是也。在人则清浊之气皆从脾胃出，荣气荣养于身，乃水谷之气味化之也。

【讲解】

《易》就是《周易》，"两仪生四象"，两仪是阴阳，四象是太阳、少阳、太阴和少阴，是阴阳的进一步划分。"乃天地气交，八卦是也"，一分为二是天和地，天地二气不断变化，所以就生出四象来，四象就是四卦，四卦再分就是八卦。"在人则清浊之气皆从脾胃出"，在《黄帝内经》里"浊"是人体内的油脂类和蛋白质，古人划分清、浊，类似于以分子的大小来划分，而代谢废物则用的是"污"这个字来表达。"清浊之气"就是人体所需要的各种营养成分，不管是水、矿物质、糖类、脂类、氨基酸，都是从脾胃化生来的，再荣养人身。"荣气"就是清浊之气，它的功能表现为荣养。"乃水谷之气味化之也"，是说清浊之气从饮食来。

【原文】

清阳为天，清阳成天。地气上为云，天气下为雨。水谷之精气也，气海也，七神也,元气也,父也。

清中清者,清肺以助天真。清阳出上窍,耳、目、鼻、口之七窍是也。

清中浊者,荣华腠理。清阳发腠理,毛窍也。清阳实四肢,真气充实四肢。

【讲解】

这是李东垣对清气更为细致的解释。

"清阳为天,清阳成天",清阳之气往上走,就成了天。"地气上为云,天气下为雨",地里面的水变化上升到空中是水气,遇冷的时候才变成云,在云之上的为天气,冷到一定时候,阳气不足的时候,水气变成了雨。"水谷之精气也,气海也,七神也,元气也,父也",在人体内,所有营养的来源是吃进去的水谷化生的精气。气聚焦的地方叫"气海"。"七神",没有找到确切的答案,可以理解为各种精神活动。气海,气为阳,它的变化是看不见的,看不见的变化就是神。"元气",这些东西是万物生化之源。"父也",就是阳的意思,所有的清阳之气的阳,表现出来的是气。元气,神气,都是水谷精微之气的一部分。

二仪生四象,四象生八卦,在清气里面又继续可分为"清中清者""清中浊者"。"清肺以助天真",清中清者这种气,在人体中,是在肺中。"清阳出上窍",这些精微之气都去管上窍的功能了,耳、目、鼻、口之类都属于上窍。

"清中浊者,荣华腠理",清中浊者,阳中之阴,作用是荣华皮肤脏腑的纹理。"清阳发腠理,毛窍也",腠理,最细小的连接缝隙。"清阳实四肢,真气充实四肢",是说清阳之气还能充实四肢。

【原文】

浊阴为地,垒阴成地。云出天气,雨出地气。五谷五味之精,是五味之化也。血荣也,维持神明也,血之府会也,母也。浊中清者,荣养于神。降至中脘而为血,故曰心主血,心藏神。浊阴出下窍,前阴膀胱之窍也,浊中浊者,坚强骨髓。浊阴走五脏,散于五脏之血也,养血脉,润皮肤、肌肉、筋者是也,血生肉者,此也。浊阴归六腑。

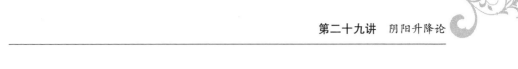

谓毛脉合精,经气归于腑者是也。

【讲解】

"浊阴为地",下面是对这一句展开解释。"垒阴成地",有形的东西积累到一定程度就变成了地。"云出天气,雨出地气",云在天上形成,雨是来源于地的。"五谷五味之精"中的"精"是精华之气。"是五味之化也",仍然是五味化来的。"血荣也,维持神明也",是讲能看见的和看不见的变化,都是浊阴中的血来维持。"血之府会也,母也",血之府,是血脉,血在脉内聚在一起,也就是浊阴聚集的意思。

"浊中清者,荣养于神",李东垣解释,"降至中脘而为血,故曰心主血,心藏神",浊中清者到了中脘就变成血了。脂类的物质属于浊,神经系统含脂最多,也可以说浊气形成人体的神经系统。古人虽然不知道这么去解释,但发现了"浊中清者"不足,神就不足。如果只吃粮食不吃肉,人的精神头儿就不行。古人发现了这种现象,至于解释道理的对与错可以暂不论。

"浊阴出下窍,前阴膀胱之窍也",在体内的浊阴是指脂类和蛋白类物质,代谢完了从尿液排出。"浊中浊者,坚强骨髓",骨髓要坚强,必须有脂类、矿物质、足够的胶原,这都是浊中浊者。"浊阴走五脏",是讲这些物质可以营养五脏。脂质等一是到神经系统,一是到五脏去了。"散于五脏之血也,养血脉,润皮肤、肌肉、筋者是也,血生肉者此也",筋、肉主要都是蛋白类的,所以,蛋白类物质消化吸收后经过五脏转化,可以营养血脉、润泽皮肤、形成筋肉,这就是血生肉的意思。

"浊阴归六腑",五脏六腑都是内脏,内脏里面都是浊阴形成的。"谓毛脉合精,经气归于腑者是也",《黄帝内经》原文是"毛脉合精,行气于府",对其理解的分歧比较多,我的理解是:小的血管汇成大的血管,这就叫"毛脉合精","府"是指血管,血之府也。李东垣拿"谓毛脉合精,经气归于腑"来解释"浊阴归六腑"是欠妥的。

【原文】

天气清静光明者也,藏德不止,故不下也。天明则日月不明,邪害空窍,阳气者闭塞,地气者冒明。云雾不精,则上应白露不下。交通不表,万物命故不施,不施则名木多死。恶气不发,风雨不节,白露不下,则菀藁不荣。风数至,豪雨数起,天地四时不相保,与道相失,则未央绝灭。唯圣人从之,故身无奇病,万物不失,生气不竭。

【讲解】

"天气清静光明者也,藏德不止,故不下也",清静光明、藏德不止都是天气的特点,所以天是掉不下来的。我们讲道德,道是事物的本性,德就是事物的容性。"藏德不止",就是天有无限的可容性。"天明则日月不明,邪害空窍,阳气者闭塞,地气者冒明",正常来说,一天中刚刚日出,月亮还没有下去的时候,那是天明。但是如果不是这个时候,表现出这个状态,这也叫天明。比如,雾蒙蒙的时候,但是雾没有那么厚,日月隐约可见,但是没有那么亮,也就是"日月不明"。"邪害空窍,阳气者闭塞,地气者冒明",因为自然界有了有害的东西,比如雾霾,就形成这种状态,阳光照不进来了,这就叫"阳气者闭塞"。"地气者冒明","冒"就是盖上的意思,天明被雾霾都笼罩了。

出现这种状态的时候,自然界也会有相应的表现:"云雾不精,则上应白露不下",本来天一凉,应该有白露,但是在这种状态下,恰恰不形成露水,而是云雾弥漫在空中。"交通不表"就是天地之间的沟通不顺畅了。"万物命故不施",生是内在存在的,命是靠外来指令的,生命体要受外来影响,内外有机相合才构成生命,如果"交通不表"了,外界给人体的影响就不起作用了。"不施则名木多死",自然界中的草木得不到阳光就死掉了,比如雾霾天气里,植物无法好好生长,人也会容易生病。

体内不好的东西要排泄出去,自然界也是这样。"恶气不发,风雨不节,白露不下",因为"交通不表"所以排不出去,应该下雨不下,应该有风来没有风,应该有露水没有露水。天地之间万物"则菀藁不荣","菀"是长不起来,"藁"指的是干枯。

"贼风数至,豪雨数起",这是更恶劣的天气,风雨代表一切自然的条件。"天地四时不相保,与道相失,则未央绝灭",天地之间四时的变化乱了,失去了本来的规律。"绝",隔绝,就是"交通不表"的意思,结果就是"灭"。"未",对应的是小,"央",对应的是大,也就是不管是大小植物都绝灭了。

"唯圣人从之故身无奇病。万物不失,生气不竭","从",适应的意思。只要按照自然规律来养生,就不会生病,如果按照自然规律来养万物,万物就不会死亡。圣人就是遵循自然规律的人,所以身体不得稀奇古怪的疾病。万物遵循自然规律,则生生不息。

【原文】

此说人之不避大寒伤形,大热伤气,四时节候更改之异气,及饮食失节,妄作劳役,心生好恶,皆令元气不行,气化为火,乃失生夭折之由耳。

【讲解】

这句是对前面的解释。"此说人之不避大寒伤形,大热伤气",如果人不避开大寒,形体就要受到损伤,不避开大热,就要伤人的气。"四时节候更改之异气,及饮食失节,妄作劳役,心生好恶,皆令元气不行,气化为火,乃失生夭折之由耳",古人讲节和候,二十四节气,"节"指像竹节一样,一年分成二十四节段。"候"是在某一个时间段表现出的物候特点,五天是一候,十五天一个节气。这里是讲,四时气候的异常变化、饮食失去了规律且无节制、劳役过度、好恶失度,这些都会影响到元气、胃气、水谷精微之气的生成和运行,导致阴火内生,这些就是生机萎靡、生命夭折的缘由。

第三十讲｜调理脾胃治验　治法用药若不明　升降浮沉差互反损论

调理脾胃治验就是治疗的案例；治法用药若不明，升降浮沉差互反损论，这是在讲如果治法用药不明，升降浮沉用得不对，反而会容易损害人体。

【原文】

予病脾胃久衰，视听半失，此阴盛乘阳，加之气短，精神不足，此由弦脉令虚，多言之过，皆阳气衰弱，不得舒伸，伏匿于阴中耳。

【讲解】

第一个案例就是李东垣本人。"予病脾胃久衰，视听半失"，李东垣说他自己脾胃衰弱的时间久了，视力、听力都差了一半。"此阴盛乘阳"，"阳"指的是上边，是因为人体上部的阴气太盛了。"加之气短，精神不足"，除了"视听半失"以外，还有气短、神疲。"此由弦脉令虚"，"弦脉"一般是指肝脉，就是肝木过盛损伤脾胃。"多言之过"，可能他平日说话过多，导致了这些疾病。

"皆阳气衰弱"，李东垣认为他自己的脾虚是肝盛导致的，再加上多言，最终导致阳气衰弱。但他并不认为阳气已经耗竭了，只是"不得舒伸，伏匿于阴中耳"，阳气不能够伸展，藏于"阴中"，就像热没有发出来一样，憋在里边了。这是他对自己体质的一个描述。

【原文】

癸卯岁六七月间，淫雨阴寒，逾月不止，时人多病泄利，湿多成五泄故也。一日，予体重、肢节疼痛，大便泄并下者三，而小便闭塞。思其治法，按

《内经》标本论：大小便不利，无问标本，先利大小便。又云：在下者，引而竭之，亦是先利小便也。又云：诸泄利，小便不利，先分利之。又云：治湿不利小便，非其治也。皆当利其小便，必用淡味渗泄之剂以利之，是其法也。噫！圣人之法，虽布在方册，其不尽者，可以求责耳。

【讲解】

我推算了一下，癸卯岁是1243年，这年李东垣63岁。在农历六七月份，当时一直在下雨，还冷，实际上就是寒湿比较重，这是在描述生病的大背景。"时人多病泄利，湿多成五泄故也"，"泄"就是腹泻，"利"包括痢疾，当时人们拉肚子的特别多，是湿气过盛而导致的。

有一天，"予体重、肢节疼痛"就是他浑身觉得沉重、疼痛，"大便泄并下者三，而小便闭塞"，也就是泄泻严重导致脱水了。

"思其治法"，李东垣开始想应该怎么治疗。想到《内经·标本论》中说的，"大小便不利，无问标本，先利大小便"，这里的篇名和引文都不严格。真正的原文是：《素问·标本病传论篇第六十五》"小大不利，治其标；小大利，治其本"。李东垣要表达的意思是：不管标本，先利大小便。"又云：在下者，引而竭之，亦是先利小便也"，如果病在下，可以用下法，还是要先利小便。"又云：诸泄利，小便不利，先分利之"，各种泄利出现的时候，要用分利的办法，使大便变干，小便通畅。"又云：治湿不利小便，非其治也"，如果治疗湿邪导致的疾病而不利小便，治法就是不对的。

"皆当利其小便"，因为泻下无度导致小便不通的，按照《内经》讲的，都应该先利小便。"必用淡味渗泄之剂以利之，是其法也"，《内经》里边讲要选"淡味渗泄"的药来利小便。"噫！圣人之法，虽布在方册，其不尽者，可以求责耳"，李东垣这段实际上就是说，泄泻不能够只是利小便。

【原文】

今客邪寒湿之淫，从外而入里，以暴加之，若从以上法度，用淡渗之剂以除之,病虽即已,是降之又降,是复益其阴,而重竭其阳气矣,是阳气愈削,而精神愈短矣,是阴重强而阳重衰矣,反助其邪之谓也。

【讲解】

这是他对自己的分析。"今客邪寒湿之淫,从外而入里,以暴加之","客邪"就是外来的邪气,李东垣说他的泄泻是突然感受寒湿。"若从以上法度,用淡渗之剂以除之",如果按照《黄帝内经》里讲的利小便的方法,那要用"淡渗"的方法来治疗寒湿。"病虽即已,是降之又降,是复益其阴,而重竭其阳气矣,是阳气愈削,而精神愈短矣",这么治疗以后病虽然好了,但是腹泻还使用利小便的下法,使体内的阴寒更重,阳气的耗损更重,阳气越来越不足,精神越来越萎靡。"是阴重强而阳重衰矣,反助其邪之谓也",这时阴寒更甚,阳气更虚了,实际上是助邪了。因此李东垣认为不应该用利小便的方法来治疗泄泻。

【原文】

故必用升阳风药即差,以羌活、独活、柴胡、升麻各一钱,防风根截半钱,炙甘草根截半钱,同㕮咀,水四中盏,煎至一盏,去粗,稍热服。

大法云:湿寒之胜,助风以平之。

又曰:下者举之,得阳气升腾而去矣。

又法云:客者除之,是因曲而为之直也。

【讲解】

"故必用升阳风药即差",李东垣讲的"风药"是羌活、独活、柴胡、升麻、防风之类的药物。实际上这些风药指的是能够祛除风邪的药,所以将风药的作用比喻成刮风把湿气给刮走,这个理解恐怕是不对的。风邪是百病之长,不同邪气跟它合在一起之后,就称为风寒、风热、风湿等。祛除了"百病之长",其他的病就好去了。所以"必用升阳风药"是要先祛风邪使阳气舒展开来,就能把其他的邪气祛除。

"大法云:湿寒之胜,助风以平之",这句话的出处我没找到,它的意思应当是,寒湿盛的时候,还是要祛风。"助风"应该是祛风邪,用的是祛风药,因为风并不能祛除自然界的寒湿,比如,越有风、越有湿的时候越觉得寒冷。要么是这么去理解,要么是李东垣引文有误、使用不当。"又曰:下者举之,得阳气升腾而去矣",原本阳气伏匿于下,使阳气上来,寒湿就容易去了。

"又法云:客者除之",外来的邪气,要除掉。"是因曲而为之直也",意思是祛除外邪,让阳气能够自然升腾。

【原文】

夫圣人之法,可以类推,举一而知百病者也,若不达升降浮沉之理,而一概施治,其愈者幸也。

【讲解】

圣人前边议论的这些方法是可以举一反三的,如果不明白升降浮沉气机的道理,不分别地去治疗,就算治好病,那也是侥幸的,而并不是说治疗的水平有多高。

李东垣 71 岁写的《脾胃论》,他写这段 63 岁时得的病,说明他的泄泻肯定是治好了。李东垣用羌活、独活、柴胡、升麻、防风、甘草治好了他这次的泄利无度,小便不利。那我们想到"荆防败毒散"这个方子,里边祛风邪的羌活,独活、柴胡、前胡都用了,那就是治疗泄泻的。这些祛风的药,实际上就是祛邪的药,这些药治疗消化道感染性疾病有疗效,但我们很少用,整天都是在用黄芩、黄连苦寒燥湿的,忽略了这些祛风药。

这里还需要给大家补充"防风"这味药。我认为防风是固大肠、升清阳的好药,可以治疗消化系统疾病,尤其是下消化道,结肠、小肠疾病,比如,"痛泻药方",一痛就拉肚子,这种表现一定是结肠、大肠的毛病;《医林改错》

里讲的"黄芪防风汤",治脱肛的,还是大肠的问题。

【原文】

戊申六月初,枢判白文举年六十二,素有脾胃虚损病,目疾时作,身面目睛俱黄,小便或黄或白,大便不调,饮食减少,气短上气,怠惰嗜卧,四肢不收。至六月中,目疾复作,医以泻肝散下数行,而前疾增剧。

予谓大黄、牵牛,虽除湿热,而不能走经络。下咽,不入肝经,先入胃中。大黄苦寒,重虚其胃;牵牛其味至辛,能泻气,重虚肺本,嗽大作,盖标实不去,本虚愈甚。

加之适当暑雨之际,素有黄证之人,所以增剧也。此当于脾胃肺之本脏,泻外经中之湿热,制清神益气汤主之而愈。

【讲解】

戊申年六月初,有一个人叫白文举,当时是 62 岁,他也是素体脾胃虚损的疾病。"目疾时作,身面目睛俱黄",老是闹眼病,全身黄,还有"小便或黄或白,大便不调,饮食减少,气短上气,怠惰嗜卧,四肢不收"等表现。"至六月中,目疾复作",到六月中的时候,眼病又犯了,医生就用"泻肝散下数行",用泻肝的办法下了数次,"而前疾增剧",结果病反而加重了。

"予谓大黄、牵牛,虽除湿热,而不能走经络",李东垣说,大黄和牵牛只能走脏腑除湿热,不能从经络除湿热。"下咽,不入肝经,先入胃中",咽下去之后还没入肝经,就先入胃了。"重虚其胃",本来就脾胃虚弱,用苦寒的大黄以后脾胃更虚弱了。"牵牛其味至辛,能泻气,重虚肺本,嗽大作",牵牛子辛味入肺,能泄气,使肺气更虚,咳嗽得厉害了。"盖标实不去,本虚愈甚",由于邪气还没有祛除,又经过泻下治疗,导致本更虚、邪更实。

"加之适当暑雨之际",正好是六月暑天,雨比较多,"素有黄证之人,所以增剧也",湿热黄疸,估计病人平时就有慢性的肝损害,这时外界的湿热重了,所以黄疸也加重了。"此当于脾胃肺之本脏,泻外经中之湿热,制清神益气汤主之而愈"，在调理肺、脾、胃的同时，还要泻经络中的湿热之邪，用清神益气汤就能好了。那么下面我们来看一下这个方子。

【原文】

清神益气汤

茯苓　升麻以上各二分　泽泻　苍术　防风以上各三分　生姜五分

此药能走经，除湿热而不守，故不泻本脏、补肺与脾胃本中气之虚弱。

青皮一分　橘皮　生甘草　白芍药　白术以上各二分　人参五分

此药皆能守本而不走经。不走经者，不滋经络中邪；守者，能补脏之元气。

黄柏一分　麦门冬　人参以上各二分　五味子三分

此药去时令浮热湿蒸

上件锉如麻豆大。都作一服，水二盏，煎至一盏，去粗，稍热，空心服。

【讲解】

李东垣把这个方子分为三组药。第一组药是茯苓、升麻、泽泻、苍术、防风和生姜，"此药能走经，除湿热而不守"，"不守"就是不入脏，这一组药走经络，只是除湿热，不入脏腑，所以"不泻本脏、补肺与脾胃本中气之虚弱"，不泻本脏，也不补脾胃气弱。

第二组药是青皮、橘皮、生甘草、白芍、白术和人参。"此药皆能守本而不走经"，能入肺脾胃，而不除经中湿热，是扶正培本的药物。"不走经者，不滋经络中邪"，不走经络，所以这些药不助经络中的邪气。"守者，能补脏之元气"，这几个药是补脏腑元气的。

第三组药就更有特征了，大家要记住的。黄柏、麦冬、人参、五味子，"此药去时令浮热湿蒸"，"浮热"是在暑湿季，这组药是治人在湿热最旺盛这种环境里蒸着的情况。一般讲麦冬、人参、五味子是补益气阴的，没有人说其能够祛湿热，就李东垣是这么讲的，非常值得留意。

这个方子就叫"清神益气汤",既有祛邪的,又有扶正的,又有除经络中湿热的,这张方子也算是李东垣比较有代表性的方子之一。

【原文】

火炽之极,金伏之际,而寒水绝体于此时也。故急救之以生脉散,除其湿热,以恶其太甚。肺欲收,心苦缓,皆酸以收之。心火盛则甘以泻之,故人参之甘,佐以五味子之酸。孙思邈云:夏月常服五味子,以补五脏气是也。麦门冬之微苦寒,能滋水之源于金之位,而清肃肺气,又能除火刑金之嗽,而敛其痰邪。复微加黄柏之苦寒,以为守位,滋水之流,以镇坠其浮气,而除两足之痿弱也。

【讲解】

那我们再来看对这个案例的分析以及引用的资料。"火炽之极",最热的时候,就像大暑,"金伏之际"指的是湿热最盛的时候,这时候收敛之气、秋气就像被压抑着一样,还没表现出功用来,"而寒水绝体于此时也",那寒水就离这时候还很远。"故急救之以生脉散,除其湿热",这里再次直接讲生脉散是除湿热的,值得我们注意,只知道生脉散是益气养阴是不够的。"以恶其太甚",就是怕他病更重,所以用生脉散除湿热、除外邪。

"肺欲收,心苦缓",心肺之气都应该以收为主,因此"皆酸以收之",也就是防止气的耗散。"心火盛则甘以泻之",李东垣用甘味药来泻心火,"故人参之甘,佐以五味子之酸",这是在讲生脉散药物配伍的道理。

接下来他引用了孙思邈的话,"夏月常服五味子,以补五脏气是也",正气足了就不容易感受暑湿。"麦门冬之微苦寒,能滋水之源于金之位,而清肃肺气,又能除火刑金之嗽,而敛其痰邪",麦冬是一个微苦、甘、微寒的药,能补肺阴,收敛肺气,治疗火邪伤肺导致的咳嗽,并且不生痰。

"复微加黄柏之苦寒",加一点苦寒的黄柏,"以为守位","守位"指入脏。"滋水之流",水之源是肺,在上边,就像自然界的水从高处流下来,流动的过程中,就形成了"流",这个"水之流"就是肾,用黄柏来"滋水之流","镇坠其浮气",使水湿不要扩散,"除两足之痿弱",这句话实际上跟前边讲的案例之间没有直接关系。"两足之痿弱",是痿证最常见的症状,李东垣治疗痿证时,知母、黄柏是主药。

【原文】

范天騋之内,素有脾胃之证,时显烦躁,胸中不利,大便不通。初冬出外而晚归,为寒气怫郁,闷乱大作,火不得升故也。医疑有热,治以疏风丸,大便行而病不减。又疑药力小,复加七八十丸,下两行,前证仍不减,复添吐逆,食不能停,痰唾稠粘,涌出不止,眼黑头旋,恶心烦闷,气短促上喘无力,不欲言。心神颠倒,兀兀不止,目不敢开,如在风云中。头苦痛如裂,身重如山,四肢厥冷,不得安卧。余谓前证乃胃气已损,复下两次,则重虚其胃,而痰厥头痛作矣。制半夏白术天麻汤主之而愈。

半夏白术天麻汤

黄柏二分 干姜三分 天麻 苍术 白茯苓 黄芪 泽泻 人参以上各五分 白术 炒曲以上各一钱 半夏汤洗七次 大麦蘖面 橘皮以上各一钱五分

上件㕮咀。每服半两,水二盏,煎至一盏,去相,带热服,食前。此头痛苦甚,谓之足太阴痰厥头痛,非半夏不能疗。眼黑头旋,风虚内作,非天麻不能除;其苗为定风草,独不为风所动也。黄芪甘温,泻火补元气;人参甘温,泻火补中益气;二术俱苦甘温,除湿补中益气;泽、苓利小便导湿;橘皮苦温,益气调中升阳;曲消食,荡胃中滞也;大麦蘖面宽中助胃气;干姜辛热,以涤中寒;黄柏苦大寒,酒洗以主冬天少火在泉发躁也。

【讲解】

范天騋的妻子,平素有脾胃疾病,胸闷、烦躁、大便不通。有一年冬天出去回家晚受寒了,出现严重的烦躁,火散不出去。看了一个医生,医生认为有热,用了疏风丸,从下文可以看出来是通便用的,用药后大便通了,但是病却没有减轻。再次增加药量,又拉了两次,烦躁、胸闷并没有缓解,还增加了呕吐,吃进去就呕吐,唾液痰涎黏稠且量多,黑蒙、视物旋转,伴随有恶心、气短、喘息、乏力,不想说话,眼睛不敢睁开,头晕、头痛好像要炸开,身体沉重,四肢凉,坐卧不安。李东垣认为前面的症状是因为胃气受损,又泻下了两次,使得胃气更虚了,导致痰厥头痛发作,应该用半夏白术天麻汤。

　　这方子是食前服,病人是晕吐,必须要先吃药止吐后才能进食。头痛分很多种,足太阴痰厥头痛痰多、恶心、眩晕,头痛非常厉害,一定要用半夏。虚风导致的黑蒙、视物旋转,常见于老人,一定要用天麻,现代有个成药天麻素就是治疗头晕的。天麻又名定风草,长出来没有叶子,一根独苗,风吹不动,所以古人认为可以定风,我觉得这样的思维方法的合理性是值得商榷的。

【原文】

　　戊申有一贫士,七月中病脾胃虚弱,气促憔悴,因与人参芍药汤。

人参芍药汤

　　麦门冬二分　当归身　人参以上各三分　炙甘草　白芍药　黄芪以上各一钱　五味子五个

　　上件㕮咀。分作二服,每服用水二盏,煎至一盏,去柤,稍热服。既愈。继而冬居旷室,卧热炕,而吐血数次,予谓此人久虚弱,附脐有形,而有大热在内,上气不足,阳气外虚,当补表之阳气,泻里之虚热。

【讲解】

　　戊申年有一个穷人,七月中旬的时候生病了,脾胃虚弱,呼吸急促,面容憔悴,因此给人参芍药汤。

人参芍药汤里人参、麦冬、五味子是治疗夏季暑湿较盛的基本用药,还用了当归补血汤和芍药甘草汤,组方很规矩。

病好了后,到了冬天住在空旷的房间,睡在热炕上,出现了多次吐血。李东垣说这个人素体虚弱,肚子里能摸到肿块,是因为有大热、上气不足、阳气外虚。治疗因为居住在空旷的地方受寒导致的阳气外虚,应该补阳气泻虚热。

【原文】

冬居旷室,衣服复单薄,是重虚其阳。表有大寒,壅遏里热,火邪不得舒伸,故血出于口。因思仲景太阳伤寒一证,当以麻黄汤发汗,而不与之,遂成衄血,却与之立愈,与此甚同,因与麻黄人参芍药汤。

麻黄人参芍药汤

人参益三焦元气不足而实其表也　麦门冬以上各三分　桂枝以补表虚　当归身和血养血,各五分　麻黄去其外寒　炙甘草补其脾　白芍药　黄芪以上各一钱
五味子二个,安其肺气

上件㕮咀。都作一服,水三盏,煮麻黄一味,令沸,去沫,至二盏,入余药,同煎至一盏,去柤,热服,临卧。

【讲解】

冬天住在空旷的房间,屋里冷穿得少使阳气更虚了。受凉里面还有郁热,寒包火,火邪不能散出来,火盛动血就吐血了。李东垣想到张仲景在太阳伤寒证里应该用麻黄汤发汗,结果没发汗就出现衄血,再给麻黄汤病就好了,与这个病人很相似,于是用麻黄人参芍药汤,就是在人参芍药汤的基础上加麻黄、桂枝。

注意煎服法里面,麻黄是需要先煮,煮开后去上沫,如果不去上沫就容易出现反复颠倒、烦躁不安,这是麻黄兴奋神经的作用。临床上还可以运用

这个上沫治病,比如打鼾、小儿遗尿就需要麻黄上沫兴奋神经的作用,使用时不必先煎去上沫。

【原文】

升阳散火汤

治男子妇人四肢发热,肌热,筋痹热,骨髓中热,发困,热如燎,扪之烙手,此病多因血虚而得之。或胃虚过食冷物,抑遏阳气于脾土,火郁则发之。

生甘草二钱　防风二钱五分　炙甘草三钱　升麻　葛根　独活　白芍药　羌活　人参以上各五钱　柴胡八钱

上件㕮咀。每服秤半两,水三大盏,煎至一盏,去粗,稍热服。忌寒凉之物及冷水月余。

【讲解】

升阳散火汤治"男子妇人四肢发热,肌热,筋痹热,骨髓中热,发困,热如燎,扪之烙手",就是各种发热、全身性的发热。李东垣认为因为血虚或者胃虚吃了太多凉的东西导致阳气郁遏,所以发散火郁就好了。回想一下临床发热的病例,一般会出现咳嗽、咽痛、恶心、呕吐、腹泻、尿频、尿急等等,总能找到感染灶,但是讲升阳散火汤时却没有确切的病灶,这时候要考虑两种病,一种是血液病如肿瘤、白血病、淋巴瘤,另一种是风湿免疫病,升阳散火汤就是治疗这两种发热的。所以临床上遇到血液病的发热或者结缔组织病的发热,就需要用到升阳散火汤,尤其是病程比较长的。还有文献报道用升阳散火汤治疗复发性口腔溃疡的文章,复发性口腔溃疡就有很多与自身免疫相关。

甘草二钱、炙甘草三钱在李东垣的方子用量里算比较大的,现代医学对于风湿免疫病治疗常用激素,而甘草就有类激素样作用。柴胡的用量最多,治疗这类发热,柴胡用量需要大。这张方子看起来没有什么特别的,但是治疗自身免疫类的发热是很有潜力的。另外外感发热也是可以用的,柴胡、葛根、羌活退热效果就很好。

【原文】

安胃汤

治因饮食汗出，日久心中虚，风虚邪令人半身不遂，见偏风痿痹之证，当先除其汗，慓悍之气，按而收之。

黄连拣净，去须　五味子去子　乌梅去核　生甘草以上各五分　熟甘草三分　升麻梢二分

上哎咀。分作二服，每服水二盏，煎至一盏，去相，温服，食远。忌湿面、酒、五辛、大料物之类。

【讲解】

一吃东西就出汗，病久觉得心里发虚，虚风之邪使人半身不遂，一侧身体麻木疼痛、肌肉萎缩等，治疗上就要先清胃火以止汗，收慓悍之气就是清胃火。

黄连、升麻是清胃散的成分，乌梅、五味子是敛汗的，还有甘草、炙甘草清心胃之火。服法上是"食远"，就是两顿饭之间服药。

【原文】

清胃散

治因服补胃热药，而致上下牙痛不可忍，牵引头脑满热，发大痛，此足阳明别络入脑也。喜寒恶热，此阳明经中热盛而作也。

真生地黄　当归身以上各三分　牡丹皮半钱　黄连拣净，六分，如黄连不好，更加二分；如夏月倍之。大抵黄连临时，增减无定　升麻一钱

上为细末。都作一服，水一盏半，煎至七分，去相，放冷服之。

【讲解】

吃热药后出现剧烈牙痛,牵着头痛、头胀、头热,这是足阳明胃经的病变,李东垣治疗头面部的病变多是从胃论治的。喜凉怕热,这是阳明经火热旺盛导致的。

清胃散组成大家都很熟悉,服法上要凉服,因为怕热喜冷。这个牙痛可以是牙髓炎,三叉神经痛也是可以的,有报道称清胃散可以治疗三叉神经痛。

【原文】

清阳汤

治口㖞,颊腮急紧,胃中火盛,必汗不止而小便数也。

红花　酒黄柏　桂枝以上各一分　生甘草　苏木以上各五分　炙甘草一钱　葛根一钱五分　当归身　升麻　黄芪以上各二钱

上件㕮咀。都作一服,酒三大盏,煎至一盏二分,去柤,稍热服,食前。服讫,以火熨摩紧结处而愈。夫口㖞筋急者,是筋脉血络中大寒,此药以代燔针劫刺,破血以去其凝结,内则泄冲脉之火炽。

【讲解】

一侧面瘫,另一侧面肌正常看起来肌肉紧张,李东垣认为是胃火旺,所以表现为汗多、尿频。

整个方子看不到清胃火的药,就只有黄柏能去火,显然这是脾胃虚弱导致的虚火。

煎服法上需要用酒煎药,因为脑部含脂类成分是最高的,脂溶性的药物就容易进入神经系统,水煎脂溶性的药物就不能溶出,所以要用酒煎。用火熨患侧面部拘紧疼痛的部位,我的经验用艾灸病变局部也是可以的。口角歪斜、局部疼痛是寒邪侵犯血络筋脉导致的，用药可以代替火针破血散结，泻冲脉之火。

这里的口歪实际是面神经炎，很多医家和李东垣都会用到一味药就是黄柏。综合黄柏的适应证，我们发现很多神经系统的疾病都能用到黄柏，更年期、神经功能紊乱出现的烘热、失眠、盗汗，还有痿证、烦躁、神经炎的各种感觉异常等都有不错的效果。

【原文】

胃风汤

治虚风证，能食，麻木，牙关急搐，目内蠕瞤，胃中有风，独面肿。

蔓荆子一分　干生姜二分　草豆蔻　黄柏　羌活　柴胡　藁本以上各三分　麻黄五分，不去节　当归身　苍术　葛根以上各一钱　香白芷一钱二分　炙甘草一钱五分　升麻二钱　枣四枚

上件锉如麻豆大。分二服，每服水二盏，煎至一盏，去粗，热服，食后。

【讲解】

胃风汤名字就取得好，阳明经受风后出现虚风证，病人饮食没问题，牙一会儿咬紧一会儿张开，眼球震颤，李东垣认为是胃经受风所致。由于胃经行于耳前面部，还会出现面部肿胀。结合现代临床所见，应该是面部感染影响到面神经、动眼神经、滑车神经、外展神经导致的面肌痉挛合并眼肌痉挛。已经有临床研究证明胃风汤加减治疗此类病效果良好。

胃风汤里蔓荆子值得关注，我之前在遇到脑鸣的时候不知道如何处理，后来翻阅大量文献后发现只有蔓荆子有治疗脑鸣的记载，张大昌有一个治疗面肌痉挛的方子，组成是蔓荆子、牛蒡子、苍耳子、白糖，里面也用到了蔓荆子，所以蔓荆子治疗面肌痉挛应该是有效的。

第三十一讲 | 阳明病湿胜自汗论

【原文】

或曰:湿之与汗,阴乎阳乎? 曰:西南坤土也,脾胃也,人之汗,犹天地之雨也。阴滋其湿,则为雾露为雨也。阴湿寒,下行之地气也。汗多则亡阳,阳去则阴胜也,甚为寒中。湿胜则音声如从瓮中出,湿若中水也。相家有说,土音如居深瓮中,言其壅也,远也,不出也,其为湿审矣。又知此二者,一为阴寒也。《内经》曰:气虚则外寒,虽见热中,蒸蒸为汗,终传大寒。知始为热中,表虚亡阳,不任外寒,终传寒中,多成痹寒矣。色以候天,脉以候地,形者,乃候地之阴阳也。故以脉气候之,皆有形无形可见者也。

【讲解】

"湿之与汗,阴乎阳乎",湿和汗,到底是阴还是阳?"西南坤土也,脾胃也",从方位上来讲,西南属于坤土,对应的就是脾胃。"人之汗,犹天地之雨也",人体的汗,就好比天地之间的雨。"天地之雨"讲得非常好,因为雨是天地共同形成的。"阴滋其湿,则为雾露为雨也",阴气胜就导致了湿的产生,湿气在地上我们看到的是雾露,在天上就是云,然后才有雨。

"阴湿寒,下行之地气也",阴导致的湿,产生的是寒象,都是往下走,这是由地来决定的,所以说是地气。"汗多则亡阳",由于阴阳是互根的,阴丢得多了,阳就丢得多了。"阳去则阴胜也,甚为寒中",如果汗多了亡阳,人体内阴气就胜了,甚至有严重的内寒。

"湿胜则音声如从瓮中出",瓮,口小的缸,声音从那里面出来是"嗡嗡"的声音,因为不畅,听上去好像离得比较远,这个音声应该是医生听到的音。"湿若中水也",湿就好比瓮中的水。"相家有说,土音如居深瓮中,言其雍也,远也,不出也",看相的人认为五行跟不同的声音是相应的,土音是如在瓮中里面堵着出不来形成的声音,听上去很遥远,就像我们听心音遥远一样。"其为湿审矣",这里是讲这个瓮音就是由湿气导致的。是不是湿气胜的病人,他说话的声音,我们就觉得像从瓮里出来的声音?这个我没有仔细去体会、分辨过。"又知此二者,一为阴寒也",这里是讲的汗和瓮音都是阴寒湿胜的表现。

《内经》曰:气虚则外寒",卫气不足就容易感觉到冷。"虽见热中,蒸蒸为汗,终传大寒",即使里面的阳气胜,觉得很热、出汗,却又因为老出汗,最终变成大寒。"知始为热中,表虚亡阳",开始为热中,因为热中出现大汗,出汗多了就怕冷,"不任外寒","终传寒中",就是热中和寒中之间的关系——寒中是由热中转化而来。"多成痹寒矣",如果出汗太多,阳气严重的虚弱,就容易出现寒凝气滞血瘀的身痛。

"色以候天,脉以候地",由于肺通于天气、所主皮毛暴露与空气和阳光,所以通过望诊人的气色可以判断人体肺气虚实,由于血脉中流动着来源于脾胃的气血津液,所以通过脉来判断人体脾胃虚实。"形者,乃候地之阴阳也"是讲通过形体胖瘦可以判断人体脾胃寒热。"故以脉气候之,皆有形无形可见者也",是讲通过诊脉望色,一切可见不可见的虚实寒热变化皆可以了如指掌。

出汗导致寒中这种危害是由热中开始,湿性的汗始终贯穿于两者之间,这种汗如何治疗?李东垣使用了一张叫调卫汤的方子。

【原文】

调卫汤

治湿胜自汗,补卫气虚弱,表虚不任外寒。

苏木　红花以上各一分　猪苓二分　麦门冬三分　生地黄三分　半夏汤洗七次　生黄芩　生甘草　当归梢以上各五分　羌活七分　麻黄根　黄芪以上各一钱　五味子七枚

上咬咀,如麻豆大。作一服,水二盏,煎至一盏,去粗,稍热服。中风证必自汗,汗多不得重发汗,故禁麻黄而用根节也。

【讲解】

调卫汤能补卫气虚弱,治湿胜自汗,所以它的适应证一个是"自汗",汗多,一个是"表虚不任外寒",也就是怕冷。

"苏木、红花",我们很少看到用苏木、红花治卫虚湿胜自汗,这也是李东垣比较特殊的地方,我觉得是因为湿气容易阻滞气机,阻滞气血运行,可能用它们来活血理气,所以用量也是最少。麻黄根、黄芪这两个药各一钱,是调卫汤中量最大的,也就是补气固表止汗是主要的。

我们来看看药物的组成,还是比较有意思的。因为是以阳明湿胜为基础的,湿胜然后又有虚,祛湿药选用了猪苓、半夏、羌活,卫气虚弱用了黄芪,还用麻黄根敛汗。同时阳明湿热郁热,用黄芩、当归、甘草清胃除热,生地黄、麦冬养阴除热。因为生脉散能祛湿热,五味子、麦冬再加上人参也是很好的选择。

"中风证必自汗,汗多不得重发汗,故禁麻黄而用根节也",注意这里中风是受风的意思,因为出汗多就不能再发汗了,所以要用麻黄根。

阳明湿热再加上卫气虚弱就是用这个方子。我查了查文献,这个方子实际中用的人很少,所以可借鉴的经验也不多,我用这个方子的时候也不多。我倒觉得有时候我们在遇到难治病案的时候,不妨一试。因为李东垣好多方子我们使用频率不高,但是一用,有的时候疗效是出奇的好。

第三十二讲 | 湿热成痿肺金受邪论

"湿热成痿"就是湿热导致痿证,肺金受邪就是肺与大肠受邪。所以该篇主要是讲痿证与肺、大肠受邪导致疾病的诊治。

【原文】

六七月之间,湿令大行,子能令母实而热旺,湿热相合,而刑庚大肠,故寒凉以救之。

燥金受湿热之邪,绝寒水生化之源,源绝则肾亏,痿厥之病大作,腰以下痿软瘫痪,不能动,行走不正,两足欹侧。以清燥汤主之。

清燥汤

黄连去须　酒黄柏　柴胡以上各一分　麦门冬　当归身　生地黄　炙甘草　猪苓　曲以上各二分　人参　白茯苓　升麻以上各三分　橘皮　白术　泽泻以上各五分　苍术一钱　黄芪一钱五分　五味子九枚

上㕮咀,如麻豆大。每服半两,水二盏半,煎至一盏,去粗,稍热,空心服。

【讲解】

阴历六七月,湿气最重,湿对应土,火生土,子令母实,土让火旺了,这就是热旺。火刑金,湿热盛就伤了大肠(金)。既然是火和湿为主,治疗的时候首先是针对火,要用寒凉药,把火压下去了,湿也就不厉害了。

"燥金受湿热之邪",燥是秋天的气候特点,如果湿热厉害了就会影响到燥金,因为长夏湿热时间长了,必然挤占后面秋天的时间。"绝寒水生化之源",因为只有秋天足够长的时候,才能进入冬天,如果是湿热盛挤占了秋天,那冬天就不易形成了。这里讲的是生长化收藏,当长化得厉害,该收的时候不收就没法藏,就不结果实,出现"源绝则肾亏"。因为没有收,肺、大肠就虚了,无物可藏就出现了肾亏。这讲的就是痿证的机制,也就是湿热损伤了肺肾。

"痿厥之病大作",如果出现了这样不正常的变化,痿厥的病就出现了。"腰以下痿软瘫痪",痿就是肌肉萎缩没有力。这个病在这个夏秋最多见,如各种病毒感染脑炎,多是蚊虫传播的疾病,这个季节蚊子最多就容易出现。另外,吉兰-巴雷综合征也是这个季节最多,一般都是先有消化道感染,或者肺部的感染,然后出现了神经炎就不能动了。"不能动,行走不正,两足欹侧",不能动了,走路走不正了,往一侧歪。"以清燥汤主之",痿证用清燥汤。我们在临床上遇到痿证的时候其实还有一张管用的方子,就是喻嘉言的清燥救肺汤。"清燥汤"实际上是清热燥湿,这和喻嘉言讲的清燥救肺汤不一样,清燥救肺汤治的是燥邪导致的痿证,清燥汤治的是湿热痿证。

李东垣一直在强调人参、甘草、黄芪是除湿热之圣药,除各种内热之圣药,所以方中的人参要理解为除湿热的药。

【原文】

助阳和血补气汤

治眼发后,上热壅,白睛红,多眵泪,无疼痛而瘾涩难开。此服苦寒药太过,而真气不能通九窍也,故眼昏花不明,宜助阳和血补气。

香白芷二分　蔓荆子三分　炙甘草　当归身酒洗　柴胡以上各五分　升麻　防风以上各七分　黄芪一钱

上㕮咀。都作一服,水一盏半,煎至一盏,去粗,热服,临卧。避风处睡,忌风寒及食冷物。

【讲解】

"治眼发后",眼发是急性结膜炎,"上热壅,白睛红,多眵泪,无疼痛而瘾涩难开",眼睛红热,眵泪多,醒了以后觉得眼眵多,眼睛不容易睁开,眼涩不痛,这是结膜炎的恢复期。助阳和血补气汤治疗的是结膜炎恢复期。"此服苦寒药太过,而真气不能通九窍也,故眼昏花不明",之所以出现这种情况,是因为吃的凉药太多了,导致真气不能布散,所以总觉得眼睛不亮,看东西不清楚。

这个方子中黄芪补气,当归、甘草和血,剩下的这些风药基本上都能够助阳胜湿。一般我们看到眼睛红都认为是上火了,白睛红,应清肺热,一般用泻白散。但是急性角膜炎恢复期的眼红,李东垣认为是脾胃虚弱,就该用这张方子。

在用法上我们还要注意,"去柤,热服,临卧",也就是准备要睡觉的时候喝,这是特殊的地方。因为清晨起来眼睛睁开比较困难,眼眵较多,可能在这个时候喝,眼眵就可以少一些。

【原文】

升阳汤

治大便一日三四次,溏而不多,有时泄泻,腹中鸣,小便黄。

柴胡　益智仁　当归身　橘皮以上各三分　升麻六分　甘草二钱　黄芪三钱　红花少许

上㕮咀。分作二服,每服水二大盏,煎至一盏,去柤,稍热服。

【讲解】

"治大便一日三四次,溏而不多,有时泄泻,腹中鸣,小便黄",这个表现用现在的诊断就是肠炎。升阳汤的适应证概括起来就是无痛性腹泻,肠鸣泄泻。像我们遇到这种无痛性腹泻,一般选用五苓散,参苓白术散,升阳汤则是李东垣独创的。李东垣治泄泻经常用益智仁,这是比较特殊的。

【原文】

升阳除湿汤

治脾胃虚弱,不思饮食,肠鸣腹痛,泄泻无度,小便黄,四肢困弱。

甘草　大麦蘖面如胃寒腹鸣者加　陈皮　猪苓以上各三分　泽泻　益智仁　半夏　防风　神曲　升麻　柴胡　羌活以上各五分　苍术一钱

上㕮咀。作一服,水三大盏,生姜三片,枣二枚,同煎至一盏,去粗,空心服。

【讲解】

“脾胃虚弱,不思饮食,肠鸣腹痛,泄泻无度,小便黄,四肢困弱”,这就是有痛性腹泻,是因为湿气太重,阳气损伤太厉害,用升阳除湿汤。我们如果不按李东垣的思维和习惯,一般选用理中汤或者使用藿香正气散。

整个方子以祛湿为主,加一点补益脾胃的,所以叫升阳除湿汤。升阳主要用的是风药,升麻、柴胡、羌活,因为脾胃虚弱是基础,湿邪盛是外邪,就加了姜枣补益脾胃,也是空着肚子时服用。之所以空心服,按照我们现在的理解,一是让药物能够和病邪充分地接触,直接把病邪杀死一部分,再就是让药物迅速起作用。

【原文】

益胃汤

治头闷,劳动则微痛,不喜饮食,四肢怠惰,躁热短气,口不知味,肠鸣,大便微溏黄色,身体昏闷,口干不喜食冷。

黄芪　甘草　半夏以上各二分　黄芩　柴胡　人参　益智仁　白术以上

各三分　当归梢　陈皮　升麻以上各五分　苍术一钱五分

上㕮咀。作一服,水二大盏,煎至一盏,去粗,稍热服,食前。忌饮食失节、生冷、硬物、酒、湿面。

【讲解】

"头闷,劳动则微痛,不喜饮食,四肢怠惰,躁热短气,口不知味,肠鸣,大便微溏黄色,身体昏闷,口干不喜食冷",没有拉肚子,主要是表现在上面,头不清楚,不想吃东西,有肠鸣但没有腹泻,大便溏,没有拉得那么厉害,这就是病情不重的胃肠炎,这时候就用益胃汤。

益胃汤主要是以补益脾胃为主,治疗脾胃虚弱为主的胃肠炎。服法相关禁忌有"忌饮食失节、生冷、硬物、酒、湿面",因为脾胃虚弱,所以就不能再胡乱吃了,不能过多或过少,不能吃生冷、不易消化的酒以及汤面。

【原文】

生姜和中汤

治食不下,口干虚渴,四肢困倦。

生甘草　炙甘草以上各一分　酒黄芩　柴胡　橘皮以上各二分　升麻三分　人参　葛根　藁本　白术以上各五分　羌活七分　苍术一钱　生黄芩二钱

上㕮咀。作一服,水二盏,生姜五片,枣二枚,劈开,同煎至一盏,去粗,稍热服之,食前。

【讲解】

生姜和中汤的适应证是"治食不下",就是不能吃,没有拉肚子,"口干虚渴",因为不能吃,水也不能喝,所以出现"口干虚渴,四肢困倦"。这就是食入即吐比较轻的表现。针对单纯食入即吐这么一个症状,张仲景经常用的也有好几个方子,其中一个叫大黄甘草汤,其他治疗痞证的方子都是可以用的。

生姜和中汤主要治的是胃炎,整个方子主要是以健脾升清为主加一点清热药。在临床上我们可以加减使用,苏叶和黄连都可以加。

【原文】

强胃汤

治因饮食劳役所伤,腹胁满闷短气,遇春口淡无味,遇夏虽热而恶寒,常如饱,不喜食冷物。

黄柏　甘草以上各五分　升麻　柴胡　当归身　陈皮以上各一钱　生姜　曲以上各一钱五分　草豆蔻二钱　半夏　人参以上各三钱　黄芪一两

上㕮咀。每服三钱,水二大盏,煎至一盏,去粗,温服,食前。

【讲解】

"治因饮食劳役所伤,腹胁满闷短气,遇春口淡无味,遇夏虽热而恶寒,常如饱,不喜食冷物",临床经常有这样的病人,没有疼就是胀,有点儿痞证的意思,这就是慢性胃炎。强胃汤就是治疗这种无痛性胃炎。

因为主要是胃弱,强胃汤仍然是在补的基础上加升麻、柴胡升清,半夏、生姜和胃止呕,草豆蔻温中,当归养血。

【原文】

温胃汤

专治服寒药多,致脾胃虚弱,胃脘痛。

人参　甘草　益智仁　缩砂仁　厚朴以上各二分　白豆蔻　干生姜　泽泻　姜黄以上各三分　黄芪　陈皮以上各七分

上件为极细末。每服三钱,水一盏,煎至半盏,温服,食前。

【讲解】

"专治服寒药多,致脾胃虚弱,胃脘痛",温胃汤就是治疗吃凉药过多导致脾胃虚弱的胃脘痛,是治胃炎疼痛的方子,以温补脾胃为主。

【原文】

和中丸

补胃进食。

人参　干生姜　橘红以上各一钱　干木瓜二钱　炙甘草三钱

上为细末,汤浸蒸饼为丸,如梧桐子大。每服三五十丸,温水送下,食前服。

【讲解】

和中丸,适应证是补胃进食,治疗胃虚、胃炎不想吃。方子里有个特殊的药就是木瓜,木瓜开胃进食的效果很好。我记得上大学实习的时候,一个儿科老师治疗小孩不想吃饭就用木瓜、石斛、山楂,疗效很好。古代有个方子叫思食饮,吃了食欲就能改善,里面也是有木瓜。

【原文】

藿香安胃散

治脾胃虚弱,不进饮食,呕吐不待腐熟。

藿香　丁香　人参以上各二钱五分　橘红五钱

上件四味为细末。每服二钱,水一大盏,生姜一片,同煎至七分,和相冷服,食前。

【讲解】

藿香安胃散治疗"脾胃虚弱,不进饮食,呕吐不待腐熟",脾胃虚弱,不想吃,呕吐,吐出来的都是未消化的食物。在临床上我们可以见到肿瘤病人(胃癌幽门梗阻)的病人会出现这种问题。

药物服用中"和租冷服",这个用法比较特殊,可能是方剂里面讲的热药冷服防止格拒,也可能是东西凉了以后,味道没那么大,还没感觉到就喝进去了。但是我觉得既然是脾胃虚弱,还是温服比较好。

【原文】

异功散

治脾胃虚冷,腹鸣,腹痛,自利,不思饮食。

人参　茯苓　白术　甘草　橘皮以上各五分

上为粗散。每服五钱,水二大盏,生姜三片,枣二枚,同煎至一盏,去租,温服,食前。先用数服,以正其气。

【讲解】

最后一个方子大家比较熟。"脾胃虚冷,腹鸣,腹痛,自利,不思饮食",有肠鸣、腹痛、泄利、不思饮食,这是有肠炎痛泻的,实际上是中阳不足了,平时我们自己选理中汤。

"先用数服,以正其气",我的理解是先喝几次,让胃气顺畅了,然后再喝下其余的药。

第三十三讲 │ 饮食伤脾论

【原文】

《四十九难》曰:饮食劳倦则伤脾。又云:饮食自倍,肠胃乃伤。肠澼为痔。夫脾者,行胃津液,磨胃中之谷,主五味也。胃既伤,则饮食不化,口不知味,四肢倦困,心腹痞满,兀兀欲吐而恶食,或为飧泄,或为肠澼,此胃伤脾亦伤明矣。大抵伤饮伤食,其治不同。伤饮者,无形之气也,宜发汗,利小便,以导其湿。伤食者,有形之物也,轻则消化,或损其谷,此最为妙也,重则方可吐下。今立数方,区分类析,以列于后。

五苓散

治烦渴饮水过多,或水入即吐,心中淡淡,停湿在内,小便不利。

桂一两　茯苓　猪苓　白术以上各一两五钱　泽泻二两五钱

上为细末。每服二钱,热汤调服,不拘时候,服讫,多饮热汤,有汗出即愈。如瘀热在里,身发黄疸,浓煎茵陈汤调下,食前服之。如疸发渴,及中暑引饮,亦可用水调服。

【讲解】

下面讲的是饮食损伤脾胃导致疾病的治疗。

"《四十九难》曰:饮食劳倦则伤脾",脾胃损伤的主要因素是饮食和劳倦。"又云:饮食自倍,肠胃乃伤",吃得过多肠胃就伤了。"肠澼为痔",肠澼日久可引起痔疮。

"夫脾者,行胃津液,磨胃中之谷,主五味也",脾把胃承受的东西消化完后运走,帮助胃消化,整个饮食的消化吸收都是在脾胃的作用下完成的,而且主要是脾。"胃既伤,则饮食不化,口不知味,四肢倦困,心腹痞满,兀兀欲吐而恶食",如果胃伤了,吃进去消化不了,口不知道味道,四肢无力,还觉得稍微恶心想吐,厌食。"或为飧泄,或为肠澼,此胃伤脾亦伤明矣",或者是完谷不化,或者肠澼便血,这些都是胃伤以后脾也伤的表现。

"大抵伤饮伤食,其治不同",伤饮和伤食治疗方法不一样。"伤饮者,无形之气",饮属于无形之气,"宜发汗,利小便,以导其湿",就是通过发汗利小便的方法祛湿治疗。"伤食者,有形之物也",吃进去有形的食物,这是伤食的一个特征,"轻则消化,或损其谷,此最为妙也,重则方可吐下"如果伤得轻就用消导的办法,或者让他少吃饭或不吃饭,重了才用吐下。

"治烦渴饮水过多",指治疗严重口渴多饮。"或水入即吐",指刚喝下水就呕吐,是由于吃了不洁饮食引起的急性胃炎。"心中淡淡",感觉胃里填满了水一样。"停湿在内,小便不利",体内湿气盛就会出现小便不利,因为呕吐和腹泻后小便必然是少的。

五苓散是一个祛除湿邪的好方子,不能把它当成利尿剂。肉桂、茯苓、猪苓、白术和泽泻实际上都有很好的祛邪作用,抗病毒抗感染的作用很好。胃肠炎很多都是病毒性的,尤其是像秋季腹泻,病毒性的肠炎,春天病毒感染性腹泻,用五苓散就很好。吃了五苓散以后,一方面祛除了胃肠道的病邪,另一方面起到自输液的作用,把肠道的水分吸收到循环系统增加血容量,血容量多了,肾脏灌注就足了,所以尿就多了,这些症状也没了。

五苓散中"桂"实际上是肉桂,《伤寒论》里用的桂枝都是肉桂,因为它的炮制里提到"桂"去皮,桂枝细小,如果桂枝去皮就成桂心了,所以肯定不是桂心。只有肉桂才能去皮,因为肉桂是比较致密的那层树皮,去的是肉桂外边容易掉的那一层皮。

因为水入即吐,喝得太多肯定不舒服,所以它的用法比较特别——"不拘时候",一会儿喝点,一会儿喝点。"服讫,多饮热汤",从这句话得知,病不是体内水多,是缺水需要补液。此外,"有汗出即愈",实际上有汗的时候就有小便了,这说明液体补足了。

"如瘀热在里",瘀血与热交织在一起,实际上是血热血瘀。"身发黄疸",这里应是病毒性黄疸型肝炎。有黄疸的时候,用茵陈五苓散,用茵陈煮水把五苓散送下去,说明茵陈和五苓散合起来抗病毒效果是很不错的。其实茵陈本身抗病毒的作用可能并不强,但茵陈本身保肝的作用很强,促进胆汁排泄作用很强。

"食前服之",得了肝炎后,人们都是恶心不想吃,吃完饭后就不想喝药了,所以要求是食前服。

第三十四讲 | 论饮酒过伤

该篇重点论述饮酒过度、饮食过度伤胃导致的疾病。

【原文】

夫酒者,大热有毒,气味俱阳,乃无形之物也。若伤之,止当发散,汗出则愈矣;其次莫如利小便,二者乃上下分消其湿。今之酒病者,往往服酒癥丸,大热之药下之,又有用牵牛、大黄下之者,是无形元气受病,反下有形阴血,乖误甚矣!酒性大热,已伤元气,而复重泻之,况亦损肾水,真阴及有形阴血俱为不足,如此则阴血愈虚,真水愈弱,阳毒之热大旺,反增其阴火,是以元气消耗折人长命;不然,则虚损之病成矣。酒疸下之,久久为黑疸。慎不可犯。以葛花解酲汤主之。

葛花解酲汤

治饮酒太过,呕吐痰逆,心神烦乱,胸膈痞塞,手足战摇,饮食减少,小便不利。

莲花青皮去穰,三分　木香五分　橘皮去白　人参去芦　猪苓去黑皮　白茯苓以上各一钱五分　神曲炒黄色　泽泻　干生姜　白术以上各二钱　白豆蔻仁　葛花　砂仁以上各五钱

上为极细末,秤,和匀。每服三钱匕,白汤调下。但得微汗,酒病去矣。此盖不得已而用之,岂可恃赖日日饮酒,此方气味辛辣,偶因酒病服之,则不损元气,何者?敌酒病也。

【讲解】

"夫酒者,大热有毒,气味俱阳",喜欢喝酒或者喝酒过多的人都知道,喝完了不怕冷,酒从气从味都是热性。"若伤之,止当发散,汗出则愈矣",人体自身有个机制,喝酒多了会出汗多,自身都会把它排出去,如果伤了酒这种热的东西,机体就必须让它出来。"其次莫如利小便",除了发汗,还可以利尿。"二者乃上下分消其湿","上"指的是皮肤,就是发汗的意思,"下"就是利尿,使湿有出路。

"今之酒病者,往往服酒癥丸","酒癥丸"组成不明,但可以肯定是治疗酒病或是能解酒,更大的可能是治疗饮酒导致的肝癌或肝硬化后出现的脾肿大。"大热之药下之,又有用牵牛、大黄下之者,是无形元气受病",用热药下之,又用凉药下之,这些办法伤人体的元气。"反下有形阴血,乖误甚矣",酒是无形之物,而泻下的都是有形的东西,错得太厉害了。"酒性大热,已伤元气,而复重泻之,况亦损肾水,真阴及有形阴血俱为不足",已经伤了元气,又用泄的方法伤了肾阴,导致真阴阴血不足。"如此则阴血愈虚,真水愈弱,阳毒之热大旺,反增其阴火,是以元气消耗折人长命",这样治疗后,阴血越不足,酒的热毒反而更厉害,再这么治疗就损寿了。"不然,则虚损之病成矣",即便不是这样,也会得虚损病。"酒疸下之,久久为黑疸",喝酒引起的黄疸,这是酒精性的肝损伤,使用下法治疗,慢慢就形成了黑疸,黑疸就是肝硬化。在临床上见到的黑疸,就是发黄发青,一般在肝硬化的时候或是肝癌时可见。"慎不可犯",喝酒喝醉了决不能用泻下的办法。"以葛花解酲汤主之","酲"是古代人完成运粮的差事后庆祝时候喝的酒,所以"解酲"就是解酒。

"莲花青皮,去穰",把果实里的穰去了,剩青皮,我没有去考证莲花青皮,认为还是青皮。整个方子是以健脾、利湿、利尿为主。

"但得微汗,酒病去矣",这个方子是像五苓散一样补足水分来发汗,一出汗,酒病就轻了。"此盖不得已而用之",注意,李东垣专门提了,这是不得已而用之,"岂可恃赖日日饮酒",不可以说有这个方子就天天喝酒了。"此方气味辛辣,偶因酒病服之,则不损元气,何者? 敌酒病也",这个方子整个偏于辛辣的,因为能治疗酒伤,偶尔因为喝酒而服之就不损元气,如果天天喝,那它和前面的热药也就没什么差异了。

【原文】

枳术丸

治痞,消食,强胃。

枳实麸炒黄色,去穰,一两　白术二两

上同为极细末,荷叶裹烧饭为丸,如梧桐子大。每服五十丸,多用白汤下,无时。

白术者,本意不取其食速化,但令人胃气强,不复伤也。

【讲解】

这是最具代表的治疗伤食且祛邪的方子。

它可治疗"痞",就是堵、满、不通,作用是"消食、强胃",即帮助消化饮食,强壮胃气,相当于现在的胃动力药和多酶片。

这个方子就两味药,枳实和白术。白术趋向于健脾,枳实更倾向于理气,即胃动力药。在中药里面最具有代表性的胃动力药是枳实。

"白术者,本意不取其食速化",取白术不是为了让饮食消化快,如果迅速消化可使用消导药,如山楂、神曲、麦芽,"但令人胃气强,不复伤也",是为了扶正,使胃强壮,不再受到过量饮食的损伤。

【原文】

橘皮枳术丸

治老幼元气虚弱,饮食不消,脏腑不调,心下痞闷。

枳实麸炒,去穰　橘皮以上各一两　白术二两上件为细末,荷叶烧饭为丸,如梧桐子大。每服五十丸,温水送下,食远。

夫内伤用药之大法,所贵服之强人胃气,令胃气益厚,虽猛食、多食、重食而不伤,此能用食药者也。此药久久益胃气,令不复致伤也。

【讲解】

枳术丸第一个加减就是橘皮枳术丸。这个方子中李东垣将橘皮和健脾药白术合起来用,使得橘皮具有补元气的作用。

橘皮枳术丸的服法"食远"就是两餐之间服用。

"夫内伤用药之大法,所贵服之强人胃气,令胃气益厚",有内伤后,用药去治病,最好的是健胃以强人胃气,使胃气更加壮实。"虽猛食、多食、重食而不伤,此能用食药者也",胃强壮后,猛吃、多吃胃也没事,这是能让你吃饭的药方。因此小孩不想吃饭,胃比较弱,时不时就食积,平时吃这个就很好。

【原文】

半夏枳术丸

治因冷食内伤。

半夏汤洗七次,焙干　枳实麸炒黄色　白术以上各二两

上同为极细末,荷叶裹烧饭为丸,如梧桐子大。每服五十丸,添服不妨,无定法。如热汤浸蒸饼为丸亦可。

如食伤,寒热不调,每服加上二黄丸十丸,白汤下。

更作一方,加泽泻一两为丸,有小便淋者用。

【讲解】

"半夏汤洗七次,焙干",这个是生半夏,因为炮制的半夏就不需要汤洗

7次了。众所周知生半夏有小毒,小毒的表现是吃进去有扎嗓子的感觉。实际半夏没毒。这类含有黏液的食物都有这个特点,比如生山药、生芋头吃了一定是觉得嘴里扎得慌,但是它们并没有毒。其实半夏也是这样的,汤洗就是为了洗掉生半夏的黏液。生半夏我曾经用到60~90g,一点事都没有,而且对食道癌梗阻疗效极好。

"如食伤,寒热不调",注意,一般吃多了,绝不会恶寒发热的,所谓古人说的伤食出现寒热不调,是食物被细菌污染了,吃进去以后引起的胃肠道炎症,不是一个单纯的食积。吃了不洁之物导致的怕冷发烧,"每服加上二黄丸十丸","二黄"是黄芩黄连,这是抗胃肠道细菌感染的常用药对。

【原文】

木香干姜枳术丸

破除寒滞气,消寒饮食。

木香三钱　干姜五钱,炮　枳实一两,炒　白术一两五钱

上为极细末,荷叶烧饭为丸,如梧桐子大。每服三五十丸,温水送下,食前。

【讲解】

"破除寒滞气,消寒饮食",实际是寒凝气滞以及寒凉伤胃。因为受凉以后,最多表现的就是疼,所以里面加了木香理气止痛,干姜温中止吐,然后加上枳术丸。

【原文】

木香人参生姜枳术丸

开胃进食。

干生姜二钱五分　木香三钱　人参三钱五分　陈皮四钱　枳实一两,炒黄

白术一两五钱

上为细末,荷叶烧饭为丸,如梧桐子大。每服三五十丸,温水送下,食前。忌饱食。

【讲解】

它加了人参、生姜以开胃进食。枳术丸本就可以健胃,加上人参、生姜补益脾胃作用更强。木香和枳实合起来理气作用更强,枳实促进胃肠蠕动主要侧重在胃肠平滑肌的收缩,木香止痛是侧重在平滑肌的舒张。两者一伸一缩,胃肠功能更好了,就能起到一个开胃进食的作用。用法基本同前,另外注意空腹服用,忌饱食。

【原文】

和中丸

治病久虚弱,厌厌不能食,而脏腑或秘或溏,此胃气虚弱也。常服则和中理气,消痰去湿,厚肠胃,进饮食。

木香二钱五分　枳实麸炒　炙甘草以上各三钱五分　槟榔四钱五分　陈皮去白,八钱　半夏汤洗七次　厚朴姜制,以上各一两　白术一两二钱

上为细末,生姜自然汁浸蒸饼为丸,如梧桐子大。每服三五十丸,温水送下,食前或食远。

【讲解】

和中,就是使脾胃保持一个很好的状态。

"治病久虚弱,厌厌不能食,而脏腑或秘或溏",身体虚弱,吃不进去,拉稀或者大便不通皆可用。"常服则和中理气,消痰去湿,厚肠胃,进饮食",既治痰又治湿,又理气,起到补益肠胃,促进吃饭的作用。

这里有两个新药,槟榔和厚朴,加强了理气降逆的作用,使整个胃肠道

保持通畅。治病的时候不能光看到哪治哪,就像屋里植物不健康了,别光想它缺什么,先把窗户、门打开使空气流通,似乎不是治它的,但是绝对是有利于它的。对人体来讲,保持呼吸、消化整个系统的通畅,病就容易好,看上去没治病,实际上有利于病的治疗。

【原文】

交泰丸

升阳气,泻阴火,调荣气,进饮食,助精神,宽腹中,除怠惰嗜卧,四肢不收,沉困懒倦。

干姜炮制,三分　巴豆霜五分　人参去芦　肉桂去皮,以上各一钱　柴胡去苗　小椒炒去汗,并闭目,去子　白术以上各一钱五分　厚朴去皮,锉,炒,秋冬加七钱　酒煮苦楝　白茯苓　砂仁以上各三钱　川乌豆炮,去皮脐,四钱五分　知母四钱,一半炒,一半酒炒。此一味,春夏所宜,秋冬去之　吴茱萸汤洗七次,五钱　黄连去须,秋冬减一钱五分　皂角水洗,煨,去皮弦　紫菀去苗,以上各六钱

上除巴豆霜另入外,同为极细末,炼蜜为丸,如梧桐子大。每服十丸,温水送下,量虚实加减。

【讲解】

交泰,在《易经》六十四卦里就有泰卦、否卦,"泰"是上下交通,交泰是上下能够有一个正常的沟通。

"升阳气,泻阴火",交泰丸能使上面的阴火往下走,脾胃的阳气往上走。"除怠惰嗜卧,四肢不收,沉困懒倦",治疗神疲乏力,在临床上这种情况下就要选用交泰丸。

交泰丸的功效,一是升举阳气,《脾胃论》里始终强调"升阳";二是"泻阴火","补脾胃泻阴火升阳汤"主要就是讲的升阳和泻阴火;三是"调荣气,进饮食",促进饮食,开胃进食;四是"助精神,宽腹中",在中医里面的"精"指的是具体的物质;"神"讲的是物质之间的关系。"精神"是物质充足,它们

之间能够发生关系，"助精神"，就是促进物质和物质之间的联系，"宽腹中"就是让不思饮食的人想吃东西。

这个方子现在很少用到了，因为巴豆霜原药很难买到，但这个东西确实是非常有用的。

"人参，去芦"，去芦主要是怕容易引起吐，但是现在证明人参实际上不用去芦，芦的有效成分和人参也差不多。"柴胡，去苗"，把柴胡地上的那部分去掉，说明用的是柴胡根。"小椒，炒去汗，并闭目，去子"，把花椒油炒出去，把里面的籽去掉，只用花椒皮。"川乌豆，炮，去皮脐"，用炮过的川乌，把川乌上面的皮和脐去掉。"皂角，水洗，煨，去皮弦"，皂角外面有一层非常光亮的皮，把它刮掉。皂角和豆角一样，两边都有一条筋，"去皮弦"就是把那个筋去掉。

【原文】

三棱消积丸

治伤生冷硬物，不能消化，心腹满闷。

丁皮　益智以上各三钱　巴豆炒，和粳米炒焦黑去米　茴香炒　陈皮　青橘皮以上各五钱　京三棱炮　广茂炮　炒曲以上各七钱

上件为细末，醋打面糊为丸，如梧桐子大。每服十丸至二十丸，温生姜汤送下，食前。量虚实加减。得更衣，止后服。

【讲解】

三棱消积丸是消积滞的，用于体内存的东西太多，尤其是吃了"生冷硬物"，消化不了导致的"心腹满闷"。

这里面也涉及巴豆，所以现在临床上我们很少用原方。方中"丁皮"是丁香树皮，现在也很少能买到其饮片。"茴香"没讲是小茴香还是大茴香，一般来讲，入药我们用的都是小茴香，这儿应该还是小茴香。

【原文】

备急丸

治心腹百病,卒痛如锥刺,及胀满不快,气急,并治之。

锦纹川大黄为末　　干姜炮,为末　　巴豆先去皮膜心,研如泥霜,出油用霜

上件三味等分,同一处研匀,炼蜜成剂,臼内杵千百下,丸如大豌豆大。夜卧温水下一丸;如气实者,加一丸。如卒病,不计时候服。妇人有孕不可服。如所伤饮食在胸膈间,兀兀欲吐,反复闷乱,以物探吐去之。

【讲解】

备急丸在《金匮要略》里又叫"三物备急丸"。

"心腹百病",就是胸腹部所有的病。"卒痛如锥刺,及胀满不快,气急,并治之",就像锥子扎一样疼,这个疼痛就非常厉害,肚子胀得很厉害,呼吸急促,所有的这些备急丸都能够治疗。实际上,这应该是包括腹腔各种疾病,尤其是出现气急可能影响到膈肌的时候,或者是出现腹膜炎呼吸加快的时候。

巴豆"去皮膜心,研如泥霜,出油用霜",去皮就是把外面的硬壳儿去掉,去膜就是去掉在巴豆仁外面的那层膜。"去心"是什么呢? 大家见过豆子,豆子掰开以后里面有一个小芽,就是将来长成叶子的那部分,那个就叫心。把皮、膜、心这些都去掉,然后"研成泥霜"。"出油",把油除去,只用霜。出油有好多种炮制方法,炒或者用油纸把油吸干。这三味药,大黄、干姜我们经常用,还不至于那么厉害,但是这个巴豆确实厉害。

"如卒病,不计时候服",如果是突然来的病,不计时候,只要疼,马上吃。"妇人有孕不可服",这是禁忌证。"如所伤饮食在胸膈间,兀兀欲吐,反复闷乱",实际上就是恶心。"以物探吐去之",用个东西在嗓子里搅和搅和,让它"哗"的吐出来。以前用长点的鸡毛去嗓子眼儿一探就可以催吐,现在用压舌板也一样。

【原文】

神保丸

治心膈痛,腹痛,血痛,肾气痛,胁下痛,大便不通,气噎,宿食不消。

木香　胡椒以上各二钱五分　巴豆十枚,去皮油心膜,研　干蝎七枚

上件四味为末,汤浸蒸饼为丸,麻子大,朱砂三钱为衣。每服五丸。如心膈痛,柿蒂、灯心汤下;如腹痛,柿蒂、煨姜煎汤下;如血痛,炒姜醋汤下;如肾气痛、胁下痛,茴香酒下;如大便不通,蜜调槟榔末一钱下;如气噎,木香汤下;如宿食不消,茶、酒、浆、饮任下。

【讲解】

神保丸,一是治"心膈痛",剑突下这个部位痛;二是治"腹痛",整个肚子痛;三是治"血痛",但是无法明确具体是什么痛;四是治"肾气痛",应该指的是腰痛;五是治"胁下痛",是指两胁处痛;六是治"大便不通",吃进去消化不了,肚子胀;七是治"气噎",吃东西咽得费劲儿。

"如气噎,木香汤下",这个给我一个启发。我们最近有一个贲门失弛症病人来复诊。我们一般用旋覆花、代赭石这样的药,并没有想到用木香。但是我看完这个以后,下一次病人来的时候我会给她加上木香。贲门失弛症实际上是吞咽得慢,木香能理气止痛,加上木香后,并且让病人吃饭前服药,贲门就能够松弛。因为这个方子有行气止痛的作用,当她吃进去东西以后,食管、贲门就能够抵抗外面的刺激,舒张伸展,就不会出现噎了。

如果宿食不消,吃进去老不消化,"茶、酒、浆、饮任下"。实际上,我们在临床上如果遇到宿食不消,胃不好的时候,如果要用茶送服,用红茶可以,但是不要用绿茶。我们一般也不会用酒送,都是用粥、米汤和水送服。

【原文】

雄黄圣饼子

治一切酒食所伤,心腹满不快。

雄黄五钱　巴豆一百个,去油心膜　白面十两,重罗过

上件三味,内除白面八、九两,余药同为细末,共面和匀,用新水和,作饼子如手大,以浆水煮,煮至浮于水上,漉出,控,旋看硬软,捣作剂,丸如梧桐子大,捻作饼子。每服五、七饼子。加至十饼、十五饼,嚼破一饼,可利一行,二饼利二行,茶、酒任下,食前。

【讲解】

雄黄圣饼子,这个现在几乎用不上了,但是我们还是要知道。以后这些药如果允许用,我们可以自制来用。

"治一切酒食所伤,心腹满不快",饮食导致的所有伤害,如出现胃脘部不舒服,都可以用。

白面"重罗过",因为以前的白面都是人力或者畜力磨出来的,得要过罗,然后再磨。

"用新水和,作饼子如手大",新水就是刚从井里打出来的水。用新水把上面的面做成手掌大小。"以浆水煮",浆水应该是淘米水,用淘米水煮。"煮至浮于水上",煮熟了,它就漂上去了。"漉出,控,旋看硬软",把它捞出来,把水分控干后,根据它的软硬程度,把药捏成饼子而不是丸,我想可能是捏成饼子以后,它干得快,而且吃的时候比较好咬。"嚼破一饼,可利一行。二饼利二行",吃一个饼子拉一次,吃两个就得拉两次。"茶、酒任下",用酒或者茶都行,也是在空腹时吃。

实际上,我们平时说的酒食所伤,往往都是因为吃凉菜,把肚子吃坏了,而且还是感染性的。雄黄、巴豆这些中药抗感染的作用是很强的,而且它有泻下的作用,这些坏东西在体内存的时间长不了,很快就被拉出去了,病也

就好得快了。

【原文】

蠲饮枳实丸

逐饮消痰,导滞清膈。

枳实麸炒,去穰　半夏汤洗　陈皮去白,以上各二两　黑牵牛八两,内取头末,三两

上为细末,水煮面糊为丸,如梧桐子大。每服五十丸,食后生姜汤下。

【讲解】

这个方子在临床上是不常用的。蠲饮枳实丸,"逐饮消痰,导滞清膈",使胃肠道保持通畅,使水饮和痰都消失。

陈皮"去白",就是去掉橘络。黑牵牛,"内取头末",把黑牵牛捣碎了以后,取最先捣碎的最细的那部分。

"食后"服,因为不是急性的"酒食所伤",是胃肠道功能的紊乱,所以是在吃完饭后用生姜汤送下。

【原文】

感应丸

治虚中积冷,气弱有伤,停积胃脘,不能传化;或因气伤冷,因饥饱食,饮酒过多,心下坚满,两胁胀痛,心腹大疼,霍乱吐泻,大便频,后重迟涩,久痢赤白,脓血相杂,米谷不消,愈而复发。又治中酒,呕吐痰逆,恶心喜唾,头旋,胸膈痞闷,四肢倦怠,不欲饮食。又治妊娠伤冷,新产有伤。若久有积寒,吃热药不效者,并悉治之。又治久病形羸,荏苒岁月,渐致虚弱,面黄肌瘦,饮食或进或退,大便或秘或泄,不拘久新积冷,并皆治之。

干姜炮制,一两　南木香去芦　丁香以上各一两五钱　百草霜二两　肉

豆蔻去皮,三十个 巴豆去皮心膜油,研,七十个 杏仁一百四十个,汤浸去皮尖,研膏

上七味,除巴豆粉、百草霜、杏仁三味,余四味捣为细末,却与三味同拌,研令细,用好蜡匮和,先将蜡六两溶化作汁,以重绵滤去粗,更以好酒一升,于银、石器内煮蜡溶,滚数沸,倾出,候酒冷,其蜡自浮于上,取蜡秤用丸。春夏修合,用清油一两,于铫内熬令沫散香熟,次下酒煮蜡四两,同化作汁,就锅内乘热拌和前项药末,秋冬修合,用清油一两五钱,同煎煮熟,作汁,和匮药末成剂,分作小锭子,以油单纸裹之,旋丸服耳。

【讲解】

感应丸,虽然是用不上,但我们还是要了解一下。

它的适应证太广了。"治虚中积冷,气弱有伤,停积胃脘",有脾胃虚弱和积冷两个因素,既有气虚又有食伤,食积不能传化。"或因气伤冷,因饥饱食,饮酒过多"就是因为生气伤冷食、因饥饿暴饮暴食、喝酒过多。"心下坚满,两胁胀痛,心腹大疼,霍乱吐泻,大便频,后重迟涩,久痢赤白,脓血相杂,米谷不消,愈而复发。"这段话讲的就是急慢性胃肠炎以及痢疾。"又治中酒,呕吐痰逆,恶心喜唾,头旋,胸膈痞闷,四肢倦怠,不欲饮食",这又是喝酒后引起的一类问题。"又治妊娠伤冷,新产有伤。若久有积寒,吃热药不效者,并悉治之",感应丸能治上面所有的这些病。还有"又治久病形羸,荏苒岁月,渐致虚弱,面黄肌瘦,饮食或进或退,大便或秘或泄,不拘久新积冷,并皆治之",就是病的时间久,身体越来越瘦弱,只要是有积冷,感应丸也是可以治疗。实际胃肠道感受各种外邪后的问题,感应丸都能治。

百草霜就是锅底黑,因为以前做饭都烧柴、烧草,所以锅底一层黑,刮下来就是百草霜。

这个方子药性峻烈,现在一说有毒就都不敢用了,这不对,关键是把握好用量。

【原文】

神应丸

治因一切冷物、冷水及潼乳酪水所伤,腹痛肠鸣,米谷不化。

丁香　木香以上各二钱　巴豆　杏仁　百草霜　干姜以上各五钱　黄蜡二两

上先将黄蜡用好醋煮去粗秽,将巴豆、杏仁同炒黑烟尽,研如泥;余四味为细末。将黄蜡再上火,春夏入小油五钱,秋冬入小油八钱,溶开,入在杏仁、巴豆泥子内同搅,旋下丁香、木香等药末,研匀,搓作铤子,油纸裹了旋丸用。如芥子大,每服三、五十丸,温米饮送下,食前,日三服,大有神效。

【讲解】

"治因一切冷物、冷水及潼乳酪水所伤",不管大人小孩,只要是这些凉东西伤着了,食积了,出现"腹痛肠鸣,米谷不化",都可以用神应丸。

"巴豆、杏仁同炒黑烟尽",巴豆因为有油,所以在炒的时候会冒烟。古人在教做巴豆霜的时候,人一定要在上风口,不能在下风口。若在下风口,一炒,烟就顺风而下,一下就把人给呛坏了。

"温米饮送下,食前",只要涉及外邪导致的疾病,都是空腹吃药,空腹时药物浓度大,细菌才容易被杀死。

【原文】

白术安胃散

治一切泻痢,无问脓血相杂,里急窘痛,日夜无度。又治男子小肠气痛,及妇人脐下虚冷,并产后儿枕块痛;亦治产后虚弱,寒热不止者。

五味子　乌梅取肉炒干,以上各五钱　车前子　茯苓　白术以上各一两米谷三两,去顶蒂穰,醋煮一宿,炒干上为末。每服五钱,水一盏半,煎至一盏,去柤,空心温服。

【讲解】

白术安胃散在临床上还是可用的。"治一切泻痢,无问脓血相杂,里急窘痛,日夜无度",也就是治所有的痢疾。"又治男子小肠气痛,及妇人脐下虚冷,并产后儿枕块痛","产后儿枕块痛"就是产后子宫复原不行引起的疼痛。"亦治产后虚弱,寒热不止者",就是外感。从这知道白术安胃散能治胃肠道、生殖道的疾病。

"米谷三两,去顶蒂穰,醋煮一宿,炒干"的意思是用小米谷子三两,去掉顶蒂和糠皮,炒干应用。

中医里面常说泄泻、痢疾、咳嗽不要用收涩的药,其实罂粟壳作为收涩药可以放心使用,因为它本身就有很好的抗感染的作用,现在好像作为毒麻药管理了,需要遵守相关规定。乌梅抗感染的效果也是很好的,五味子酸涩,也能治痢疾,五味子、乌梅治疗咳嗽也非常好用。

【原文】

圣饼子

治泻痢赤白,脐腹撮痛,久不愈者。

黄丹二钱　定粉　舶上硫黄　陀僧以上各三钱　轻粉少许

上细锉为末,入白面四钱匕,滴水和如指尖大,捻作饼子,阴干。食前温浆水磨服之,大便黑色为效。

【讲解】

"泻痢赤白,脐腹撮痛,久不愈者",时间很长的肚子疼,实际上就是慢性痢疾。

定粉是铅粉,"舶上硫磺",外来进口的硫黄,陀僧就是密陀僧,轻粉也是有毒的,是含汞的制剂,这个药驱邪的作用很强。

圣饼子我们现在基本上也用不到了,这个药更像中医外科用的药。

【原文】

当归和血散

治肠澼下血,湿毒下血。

川芎四分　青皮　槐花　荆芥穗　熟地黄　白术以上各六分　当归身

升麻以上各一钱

上件为细末。每服二、三钱,清米饮汤调下,食前。

【讲解】

"肠澼下血"就是大便稀水带血,"湿毒下血"可能就带污浊的东西,就用当归和血散。

该方与凉血地黄汤都使用了熟地、当归、青皮,此方用了槐花,凉血地黄汤用了槐子。可知这五味药是治疗大肠病变的要药。

【原文】

诃梨勒丸

治休息痢,昼夜无度,腥臭不可近,脐腹撮痛,诸药不效。

诃子五钱,去核称　椿根白皮一两　母丁香三十个

上为细末,醋面糊丸,如梧桐子大。每服五十丸,陈米饭汤入醋少许送下,五更,三日三服效。

【讲解】

"治休息痢,昼夜无度,腥臭不可近,脐腹撮痛,诸药不效",是讲腹泻一

段时间,停止一段时间,然后又接着腹泻,这就叫休息痢,腹泻时昼夜无度,还很腥臭,肚脐周围揪着疼,吃什么药都没用,就要用诃梨勒丸。

椿根白皮就是椿树根皮,把外面那一层皮刮掉,里边那一层就是椿根皮。中药丁香里面有两个,公丁香和母丁香,公丁香是花蕊,不结果,母丁香是丁香的果实。

"陈米饭汤入醋少许送下",用陈米,"仓廪散"里面也用的陈仓米,用放陈了的米来止泻,再用醋少量杀菌。醋治疗湿邪、湿毒确实是很好的一个药。消化道感染疾病基本上都属于湿毒、湿邪导致的,所以是要用醋的。

另外用法也很特殊,五更时用,就是在天快亮之前,那不还是空腹用嘛!"三日三服"就是每天五更的时候吃一次,连用三天就见效了。

第三十五讲 | 脾胃损在调饮食适寒温

该篇重点讲解各种病邪损伤脾胃的诊治经验。

【原文】

《十四难》曰：损其脾者，调其饮食，适其寒温。又云：夫脾、胃、大肠、小肠、三焦、膀胱，仓廪之本，营之所居，名曰器，能化糟粕，转味而出入者也。若饮食，热无灼灼，寒无怆怆，寒温中适，故气将持，乃不致邪僻。或饮食失节，寒温不适，所生之病，或溏泄无度，或心下痞闷，腹胁䐜胀，口失滋味，四肢困倦，皆伤于脾胃所致而然也。肠胃为市，无物不受，无物不入，若风、寒、暑、湿、燥，一气偏胜，亦能伤脾损胃，观证用药者，宜详审焉。

【讲解】

"损其脾者，调其饮食，适其寒温"，脾胃病的治疗原则就是调节饮食以及寒温，注意寒温不仅指饮食的寒温，还包括穿衣服的多少。"脾、胃、大肠、小肠、三焦、膀胱，仓廪之本，营之所居，名曰器"，这指的都是具体的器官。"能化糟粕，转味而出入者也"，"糟粕"不能完全理解成排泄的废物，因为吃完消化吸收后剩下的才是糟粕，不同人消化能力不一样，所以糟粕也不能一概认为是废物。

如果谈到饮食，应该"热无灼灼，寒无怆怆，寒温中适"，吃的不要太烫也不要太冰，温度要适中。"故气将持，乃不致邪僻"，只有寒温适中的时候，人体的正气才不会被扰乱，外邪就不能够侵犯到人体。"或饮食失节，寒温不适，所生之病，或溏泄无度，或心下痞闷，腹胁䐜胀，口失滋味，四肢困倦，皆伤于脾胃所致而然也"，概括地讲，饮食失去节制、饮食冷热失宜导致的疾病，或腹泻无度，或胃脘部觉得胀满、整个肚子都是膜胀、饮食无味、或四肢困倦等，都是脾胃损伤所致。

"肠胃为市，无物不受"，"市"是交换物品的地方，肠胃就是所有的东西都要汇聚的地方，没有什么不接受的。"若风、寒、暑、湿、燥，一气偏胜，亦能伤脾损胃"，如果风、寒、暑、湿、燥外邪中任何一种邪气偏胜，都可以损伤脾胃。"观证用药者，宜详审焉"，根据病人临床症状选药要非常仔细。

【原文】

　　脾胃右关所主，其脉缓。如得：

　　弦脉，风邪所伤。甘草芍药汤、黄芪建中汤之类；或甘酸之剂，皆可用之。

　　洪脉，热邪所伤。三黄丸、泻黄散、调胃承气汤；或甘寒之剂，皆可用之。

　　缓脉，本经太过，湿邪所伤。平胃散加白术、茯苓，五苓散；或除湿渗淡之剂，皆可用之。

　　涩脉，燥热所伤。异功散加当归，四君子汤加熟地黄；或甘温甘润之剂，皆可用之。

　　沉细脉，寒邪所伤。益黄散、养胃丸、理中丸、理中汤，如寒甚加附子；甘热之剂，皆可用之。

　　前项所定方药，乃常道也，如变则更之。

【讲解】

　　按照脏腑定位，脾胃的脉是在右关，正常脉是缓脉。如果脉象是弦脉，是中了风邪，用甘草芍药汤、黄芪建中汤之类，"或甘酸之剂，皆可用之"，这就完全是凭脉来用药。如果出现洪脉，是热邪所伤，用三黄丸、泻黄散、调胃承气汤，"或甘寒之剂，皆可用之"。如果见到缓脉，是本经太过，也就是湿气太过，以除湿为主，用平胃散加白术、茯苓，五苓散，"或除湿渗淡之剂，皆可用之"。那么见到涩脉，燥热所伤，用异功散加当归，或者用四君子汤加熟地黄，"或曰温甘润之剂，皆可用之"。如果见到沉细脉，是寒邪所伤，用益黄散，养胃丸，理中丸，理中汤，如果严重还可以加附子，只要甘味、热性的方剂都可以使用。

"前项所定方药，乃常道也"，前边定的这些规矩是常道，一般情况下就是这么来选药、选方，"如变则更之"，可以进行加减。

一定要把这些背下来，这样在治病的时候就不会觉得无从下手了。下边是他讲的变化后所用的一些基本方。

【原文】

胃风汤

治大人小儿，风冷乘虚，入客肠胃，水谷不化，泄泻注下，腹胁虚满，肠鸣疞痛；及肠胃湿毒，下如豆汁，或下瘀血，日夜无度，并宜服之。

人参去芦　白茯苓去皮　芎藭　桂去粗皮　当归去苗　白芍药　白术以上各等分

上为粗散。每服二钱，以水一大盏，入粟米数百余粒，同煎至七分，去粗，稍热服，空心，食前。小儿量力减之。

【讲解】

脉弦是风，可用甘草芍药汤、黄芪建中汤，这还有胃风汤。"治大人小儿，风冷乘虚，入客肠胃，水谷不化，泄泻注下，腹胁虚满，肠鸣疞痛；及肠胃湿毒，下如豆汁，或下瘀血，日夜无度，并宜服之"，是讲无论大人小儿，当身体虚弱，风寒外邪侵袭胃肠，出现完谷不化、腹泻、腹胀、肠鸣、腹痛；及湿毒侵入肠胃，导致严重腹泻便血水、大便血块，见到这些都可以使用胃风汤。

假如一个腹泻的病人来了，可以根据大便的形态和伴随症状来判断病变部位。如果是胃和小肠的感染，表现就是恶心、呕吐、腹泻，而且是完谷不化，所以见到完谷不化的病人一定要从胃肠开始治疗。结肠有问题了，小肠没毛病,那它拉出来的也是稀的,但是结肠炎症往往有结肠黏膜的脱落,所以会出现大便白脓。直肠病变就会出现里急后重,除了大便稀,也有可能下血,也有可能有肠黏膜脱落,甚至脱肛。

【原文】

三黄丸

治丈夫、妇人三焦积热。上焦有热,攻冲眼目赤肿,头项肿痛,口舌生疮;中焦有热,心膈烦躁,不美饮食;下焦有热,小便赤涩,大便秘结。五脏俱热,即生痈、疽、痔。及治五般痔疾,肛门肿痛,或下鲜血。

黄连去芦　黄芩去芦　大黄以上各一两

上为细末,炼蜜为丸,如梧桐子大。每服三十丸,用熟水吞下;如脏腑壅实,加服丸数。小儿积热,亦宜服之。

【讲解】

三黄丸是非常常用的方剂,现在的三黄片基本上就是三黄丸演变来的。

“治丈夫、妇人三焦积热”,三焦积热就用三黄丸。“上焦有热,攻冲眼目赤肿,头项肿痛,口舌生疮”,上焦积热就是脖子以上有肿痛的表现,注意不需要每一个症状都有。“中焦有热,心膈烦躁,不美饮食”,中焦积热就是心下、胸部下边和上腹部这个部位不适,吃饭没有滋味。下焦有热的表现是“小便赤涩,大便秘结”。“五脏俱热,即生痈、疽、痔”,“痈”是比较大的化脓性感染,“疖”是小的化脓性感染,“疮”是开放性的皮肤感染,李东垣书里很少谈湿疹,湿疹皮肤是平的,这种平的病变就叫“痔”,但这是个推测。三黄丸还可以治疗“五般痔疾”,就是各种肛门疾病,包括肛周的湿疹、内痔、外痔、混合痔以及瘘,还有肛门肿痛、肛周的脓肿、便血等等。三黄丸止血的效果也是极好的,治疗整个消化道的出血,从胃一直到肛门每个地方的出血都好用,这里每一味药的止血效果都很好。

三黄丸既简单便宜又有效,适应证还非常广,值得推广,必须牢记。

【原文】

白术散

治虚热而渴。

人参去芦　白术　木香　白茯苓去皮　藿香叶去土　甘草炒,以上各一两
干葛二两

上件为粗末。每服三钱至五钱,水一盏,煎至五分,温服。如饮水者,多
煎与之,无时服。如不能食而渴,洁古先师倍加葛根;如能食而渴,白虎汤加
人参服之。

【讲解】

"白术散"这个方子大家一般不知道,它治虚热而渴,这是脾胃虚弱导
致的。实热的渴就用三黄丸。

方中藿香去脾胃虚火,"泻黄散"里就有它。干葛生津止渴,所以"不能
食而渴,洁古先师倍加葛根",遇到不能吃又口渴的时候,往往是加大葛根的
用量。

【原文】

加减平胃散

治脾胃不和,不思饮食,心腹胁肋,胀满刺痛,口苦无味,胸满短气,呕哕
恶心,噫气吞酸,面色萎黄,肌体瘦弱,怠惰嗜卧,体重节痛,常多自利,或发
霍乱,及五噎、八痞、膈气、反胃。

甘草锉,炒,二两　厚朴去粗皮,姜制炒香　陈皮去白,以上各三两二钱　苍术
去粗皮,米泔浸,五两

上为细末。每服二钱,水一盏,入生姜三片,干枣二枚,同煎至七分,去
粗,温服;或去姜、枣,带热服,空心、食前。入盐一捻,沸汤点服亦得。常服

调气暖胃,化宿食,消痰饮,辟风寒冷湿,四时非节之气。

如小便赤涩,加白茯苓、泽泻;如米谷不化,食饮多伤,加枳实;如胸中气不快,心下痞气,加枳壳、木香;如脾胃困弱,不思饮食,加黄芪、人参;如心下痞闷,腹胀者,加厚朴,甘草减半;如遇夏,则加炒黄芩;如遇雨水湿润时,加茯苓、泽泻;如遇有痰涎,加半夏、陈皮;凡加时,除苍术、厚朴外,依例加之,如一服五钱,有痰加半夏五分;如嗽,饮食减少,脉弦细,加当归、黄芪,用身;如脉洪大缓,加黄芩、黄连;如大便硬,加大黄三钱,芒硝二钱,先嚼麸炒桃仁烂,以药送下。

【讲解】

平胃散是非常重要的方子,它的整个加减也是我们学习的重点。

"治脾胃不和",只要是脾胃不和,大多数都是湿导致的。"不思饮食,心腹胁肋,胀满刺痛",主要是上腹部不舒服。"口苦无味"就是嘴苦,吃东西没有味道。"胸满短气",实际上是肚子胀了,膈肌活动受限就觉得胸满气短了。"呕哕恶心,噫气吞酸,面色萎黄,肌体瘦弱,怠惰嗜卧,体重节痛,常多自利",就是呕吐恶心,打饱嗝,吐酸水,脸色发黄,消瘦,神疲乏力,身痛觉得沉重,关节疼痛,大便偏稀。"或发霍乱",古人讲的霍乱就是急性胃肠炎,呕吐泄泻都有了,不是现在传染病讲的霍乱弧菌感染引起的"二号传染病"。"五噎、八痞、膈气、反胃",各种原因导致的吞咽困难、痞满、嗳气、朝食暮吐。

"入盐一捻",就是用一点点的盐,因为吐、泻、不想吃,往往会有低钠的存在,李东垣觉得病人用上盐水以后,这些症状改善得更快,与现代临床认识非常契合。"常服调气暖胃,化宿食","经常吃可以调养脾胃,治疗消化不良、食积,"消痰饮","痰饮"指慢性胃炎,胃里面积液比较多,觉得胀,也用平胃散。"辟风寒冷湿",要避开风寒冷湿。"四时非节之气",一般每个节气都有其气候特点,如果没有出现,那它就要致病,所以尽量地避开这些邪气对你造成的伤害。

"如小便赤涩",喝水少,或者胃肠道吸收不了水,或者拉肚子有体液缺失,尿生成少了,所以尿很黄,小便赤色说明胃肠道病变比较重,白茯苓、泽泻是治疗胃肠道感染吐泻的两个重要的药物。"如米谷不化,食饮多伤",吃进去的东西完谷不化,消化不好,加枳实。"胸中气不快,心下痞气",胸中堵得慌,胸脘胀满,实际上那是胃肠道病变引起的胸痛,加枳壳跟枳实一样增进胃蠕动,还可以加木香理气止痛。"如脾胃困弱,不思饮食",就要加黄芪、人参健脾了。"如心下痞闷,腹胀者,加厚朴,甘草减半",如果肚子胀得厉害,还可以加厚朴、甘草减半。在《伤寒论》里桂枝加厚朴杏子汤治疗喘,说明厚朴能降肺气;它能治腹胀,说明它能降胃气,所以厚朴是使整个消化道、呼吸道气顺以降的好药。厚朴、枳实相当于现在的胃动力药,但是远远比胃动力药要好。我们学中药的时候,一直说甘草甘缓容易影响脾胃的运化,其实这是错误的认识。甘草能促进胃肠道的分泌,使胃更胀,但胃分泌增多是利于消化、吸收以及杀灭病原微生物,所以甘草又是很好的胃黏膜保护剂。因此甘草只是减半,如果配上其他药也不一定要减。

"如遇夏,则加炒黄芩",因为夏天更容易感染微生物,加黄芩杀菌作用是很好的。"如遇雨水湿润时,加茯苓、泽泻",外界雨水湿气比较重的时候,微生物最容易繁殖,所以还要用茯苓、泽泻。"如遇有痰涎,加半夏、陈皮",呼吸道、消化道分泌多就可以加用半夏陈皮。半夏、陈皮不仅能减少呼吸道、胃肠道的过度分泌,还能通过抑制杀灭病原微生物减轻呼吸道胃肠道黏膜的炎症。"如嗽,饮食减少,脉弦细,加当归、黄芪,用身","用身"指黄芪身粗壮的部分。

【原文】

散滞气汤

治因忧气结,中脘腹皮底微痛,心下痞满,不思饮食,虽食不散,常常有痞气。

当归身二分　陈皮三分　柴胡四分　炙甘草一钱　半夏一钱五分　生姜五片　红花少许

上件锉如麻豆大。都和一服,水二盏,煎至一盏,去粗,稍热服,食前。忌湿面、酒。

【讲解】

散滞气汤治"因忧气结,中脘腹皮底微痛,心下痞满,不思饮食",因为忧虑、忧愁导致的气机不畅,心中郁结满闷,上腹壁压痛,心下堵闷,不想吃饭。"虽食不散,常常有痞气",虽然不想吃,但吃完了也觉得气不能够散开,说明腹皮痛、痞满是持续性的。

散滞气汤里当归活血,陈皮、柴胡理气,甘草、半夏、生姜和胃,红花活血,通过活血理气来散滞气,气血调畅胃就好。心下痞满胃又没有毛病,就选散滞气汤。

【原文】

通幽汤

治幽门不通,上冲吸门不开,噎塞,气不得上下,治在幽门闭,大便难,此脾胃初受热中,多有此证,名之曰下脘不通。

桃仁泥　红花以上各一分　生地黄　熟地黄以上各五分　当归身　炙甘草　升麻以上各一钱

上咬咀。都作一服,水二大盏,煎至一盏,去柤,稍热服之,食前。

【讲解】

通幽汤治幽门不通。胃上口是贲门,下口是幽门,吃进去东西以后从贲门进去,从幽门出去。如果幽门不通,"上冲吸门不开",就是胃内食物往上反,想往外吐还吐不出来,时而导致会厌不能敞开。"噎塞,气不得上下",吞咽困难,胸部堵塞感。"治在幽门闭,大便难",治疗幽门不通,因为下不去,腹腔没东西,所以大便就困难了。"此脾胃初受热中,多有此证",热邪伤胃导致的胃炎、幽门炎症多数以此为特征,这叫"下脘不通",通幽汤就是治疗下脘不通的。

生地黄、熟地黄在《神农本草经》里记载能活血祛瘀"逐血痹"。通幽汤整体组成以化瘀为主。

【原文】

润肠丸

治饮食劳倦,大便秘涩,或干燥,闭塞不通,全不思食,及风结、血秘,皆能闭塞也。润燥和血疏风,自然通利也。

大黄去皮　当归梢　羌活以上各五钱　桃仁汤浸,去皮尖,一两　麻子仁去皮取仁,一两二钱五分

上除桃仁、麻仁另研如泥外,捣罗为细末,炼蜜为丸,如梧桐子大。每服五十丸,空心用白汤送下。

【讲解】

润肠丸治"饮食劳倦,大便秘涩",大便秘涩就是大便困难,并不一定大便干燥。"或干燥,闭塞不通",也可以是大便干硬,大便不通。"全不思食,及风结、血秘",完全没有食欲,风结就是风邪导致的大便干硬,血秘就是血虚血瘀导致的大便不通。润肠丸里大黄、当归梢养血润肠,羌活15g就具有非常强的通便作用,桃仁、麻子仁养血、活血、通便。

【原文】

导气除燥汤

治饮食劳倦,而小便闭塞不通,乃血涩致气不通而窍涩也。

滑石炒黄　茯苓去皮,以上各二钱　知母细锉,酒洗　泽泻以上各三钱　黄柏去皮,四钱,酒洗

上㕮咀。每服半两,水二盏,煎至一盏,去粗,稍热服,空心。如急,不拘时候。

【讲解】

导气除燥汤,治疗"饮食劳倦,而小便闭塞不通",提示饮食劳倦导致脾胃虚弱以后可以出现小便闭塞,李东垣认为这是"血涩致气不通而窍涩也",血涩就是血瘀。

导气除燥汤中看不到有除燥或导气的药物。既然是小便闭塞不通,一般单纯饮食少,小便应该是量少。如果是尿涩或者肚子憋尿不出来,那一定是合并有感染了,用清热利湿的药就没有问题。滑石就是治疗泌尿系感染最好的中药之一,《医林改错》的黄芪滑石汤就是证明。茯苓治疗呼吸道、泌尿系感染,泽泻、黄柏清热利湿通淋更没有问题,知母也能消肿。更需要注意的是"知母、黄柏"是治疗瘀热的药,这在前面已经讲过。

【原文】

丁香茱萸汤

治胃虚呕哕吐逆,膈咽不通。

干生姜 黄柏以上各二分 丁香 炙甘草 柴胡 橘皮 半夏以上各五分 升麻七分 吴茱萸 草豆蔻 黄芪 人参以上各一钱 当归身一钱五分 苍术二钱

上件锉如麻豆大。每服半两,水二盏,煎至一盏,去粗,稍热服,食前。忌冷物。

【讲解】

丁香茱萸汤治"胃虚呕哕吐逆,膈咽不通",以呕吐为主,吞咽不顺。呕吐、恶心大多数还是有局部炎症,比如幽门螺杆菌感染引起的慢性胃炎。

方子里黄芪、人参、苍术、甘草都是治虚的,配伍柴胡、升麻升清,剩下都是降逆的药如干姜、丁香、橘皮、半夏、吴茱萸、草豆蔻,降逆的主要药物是丁香、吴茱萸,整个方子是偏温的,适用于脾胃虚寒的恶心呕吐、吞咽不利。

【原文】

草豆蔻丸

治脾胃虚而心火乘之,不能滋荣上焦元气,遇冬肾与膀胱之寒水旺时,子能令母实,致肺金大肠相辅而来克心乘脾胃,此大复其仇也。经云:大胜必大复。故皮毛血脉分肉之间,元气已绝于外,又大寒大燥二气并乘之,则苦恶风寒,耳鸣,及腰背相引胸中而痛,鼻息不通,不闻香臭,额寒脑痛,目时眩,目不欲开。腹中为寒水反乘,痰唾沃沫,食入反出,腹中常痛,及心胃痛,胁下急缩,有时而痛,腹不能努,大便多泻而少秘,下气不绝,或肠鸣,此脾胃虚之极也。胸中气乱,心烦不安,而为霍乱之渐。膈咽不通,噎塞,极则有声,喘喝闭塞。或日阳中或暖房内稍缓,口吸风寒则复作。四肢厥逆,身体沉重,不能转侧,头不可以回顾,小便溲而时躁。此药主秋冬寒凉大复气之药也。

泽泻一分,小便数减半　柴胡二分或四分,须详胁痛多少用　神曲　姜黄以上各四分　当归身　生甘草　熟甘草　青皮以上各六分　桃仁汤洗,去皮尖,七分　白僵蚕　吴茱萸汤洗去苦烈味,焙干　益智仁　黄芪　陈皮　人参以上各八分　半夏一钱,汤洗七次　草豆蔻仁一钱四分,面裹烧,面熟为度,去皮用仁　麦蘖面炒黄,一钱五分

上件一十八味,同为细末,桃仁另研如泥,再同细末一处研匀,汤浸蒸饼为丸,如梧桐子大。每服三五十丸,熟白汤送下,旋斟酌多少。

【讲解】

草豆蔻丸“治脾胃虚而心火乘之,不能滋荣上焦元气,遇冬肾与膀胱之寒水旺时,子能令母实,致肺金大肠相辅而来克心乘脾胃,此大复其仇也”,是讲草豆蔻丸的适应证是脾胃虚弱、心火旺、肺肠寒盛。上中下三焦都有元气,李东垣在前边专门讲过,胃气、元气、卫气、营气都是一气,告诉我们上焦

元气也是来源于脾胃清阳之气,脾胃虚弱则心火旺,进一步导致肺气不足,这就是"不能滋荣上焦元气"。"遇冬肾与膀胱之寒水旺时,子能令母实,致肺金大肠相辅而来克心乘脾胃,此大复其仇也",是讲冬天肾与膀胱之寒气盛,金生水,水气旺则令金气盛,导致肺、大肠燥气加重。五行讲火克金,金气盛则侮火,这是反克;土克水,水气盛则反克土。冬季水金俱旺就会影响心火脾土,出现严重的反克,这叫"大复其仇"。这就是《黄帝内经》讲的"大胜必大复"。

在上焦元气不足的情况下,肺卫不能护卫肌肤,出现"故皮毛血脉分肉之间,元气已绝于外",人体的正气在全身都空虚。"大寒大燥二气并乘之",体虚又受秋冬燥邪寒邪的侵袭,就会出现"苦恶风寒",恶风寒很厉害。"耳鸣,及腰背相引胸中而痛,鼻息不通,不闻香臭,额寒脑痛,目时眩,目不欲开",还有耳鸣,胸腰背都疼,鼻塞,打喷嚏,嗅觉减退,头疼,眼前还发黑,眼不想睁开。

"腹中为寒水反乘,痰唾沃沫,食入反出,腹中常痛,及心胃痛,胁下急缩,有时而痛,腹不能努,大便多泻而少秘,下气不绝,或肠鸣,此脾胃虚之极也",是讲本来脾胃虚弱,又受寒气侵袭,就会导致痰唾泡沫状,吃进去立即吐出来,腹痛,剑突下痛,胁下疼挛,规律性腹痛,腹痛不敢用劲排便,大便稀,放屁不断,肠鸣(肠鸣意味着肠道感染),这是脾胃非常虚弱的状态。

"胸中气乱,心烦不安,而为霍乱之渐",是讲胸中不适、心烦,是霍乱病的开始。

"膈咽不通,噎塞,极则有声,喘喝闭塞。或日阳中或暖房内稍缓,口吸风寒则复作",是讲吞咽不顺利,吞咽困难,严重时可以食管内气逆作声,呼吸急促胸闷,这些表现在晒晒太阳或者到温暖屋里症状可以改善,吸点冷空气就又加重。

"四肢厥逆,身体沉重,不能转侧,头不可以回顾,小便溲而时躁",是讲四肢逆冷,身体沉重,不能转侧身体,不能扭头,排尿时心烦。

以上都是草豆蔻丸的适应证。"主秋冬寒凉大复气之药也",可知草豆蔻丸是治疗脾胃虚弱又感受秋冬寒凉后所致各种疾病的。

"草豆蔻仁,面裹烧",用面裹上然后烧,就是煨法。半夏、人参、陈皮、黄芪、益智仁,生甘草、熟甘草同用,补脾胃;柴胡升清阳;姜黄温中散寒、通络止痛,治疗头项颈椎病经常用;当归养血;青皮、陈皮理气;桃仁、当归化瘀;吴茱萸、半夏温中降逆;益智仁补肾。僵蚕、姜黄是升降散的一部分,调理气机、寒热并用治疗感染导致的发热性疾病以及身上的疼痛都很好。

【原文】

神圣复气汤

治复气乘冬,足太阳寒气,足少阴肾水之旺。子能令母实,手太阴肺实,反来侮土,火木受邪。腰背胸膈闭塞疼痛;善嚏,口中涎,目中泣;鼻中流浊涕不止,或如息肉,不闻香臭;咳嗽痰沫;上热如火,下寒如冰;头作阵痛,目中流火,视物䀮䀮,耳鸣耳聋,头并口鼻或恶风寒,喜日阳,夜卧不安;常觉痰塞,膈咽不通;口失味,两胁缩急而痛;牙齿动摇,不能嚼物;阴汗出,前阴冷;行步欹侧,起居艰难;掌中寒,风痹麻木;小便数而昼多夜频,而欠;气短喘喝,少气不足以息,卒遗失无度;妇人白带,阴户中大痛,牵心而痛,黧黑失色;男子控睾牵心腹,阴阴而痛;面如赭色;食少,大小便不调,烦心霍乱,逆气里急而腹痛;皮色白,后出余气,腹不能努,或肠鸣;膝下筋急,肩胛大痛。此皆寒水来复,火土之仇也。

黑附子炮裹,去皮脐　干姜炮,为末,以上各三分　防风锉如豆大　郁李仁汤浸去皮尖,另研如泥　人参以上各五分　当归身酒洗,六分　半夏汤泡七次　升麻锉,以上各七分　甘草锉　藁本以上各八分　柴胡锉如豆大　羌活锉如豆大,以上各一钱　白葵花五朵,去心,细剪入

上件药都一服,水五盏,煎至二盏,入:

橘皮五分　草豆蔻仁面裹烧熟,去皮　黄芪以上各一钱

上件入在内,再煎至一盏,再入下项药:

生地黄二分酒洗　黄柏酒浸　黄连酒浸　枳壳以上各三分

以上四味,预一日另用新水浸,又以:

细辛二分　川芎细末　蔓荆子以上各三分

预一日用新水半大盏,分作二处浸。此三味并黄柏等煎正药作一大盏,

不去粗,入此浸者药,再上火煎至一大盏,去粗,稍热服,空心。又能治啮颊、啮唇、啮舌,舌根强硬等证,如神。忌肉汤,宜食肉,不助经络中火邪也。大抵肾并膀胱经中有寒,元气不足者,皆宜服之。

【讲解】

神圣复气汤我临床很少用。治"复气乘冬",寒气伤人,到冬天时候,寒气更冷。此时"足太阳寒气,足少阴肾水之旺",是讲足太阳、足少阴水气过旺。"子能令母实,手太阴肺实,反来侮土,火木受邪",水旺,金生水,所以肺金也旺;土克水,水旺反侮土,所以脾胃受伤了;水克火,所以火木受损。如此一来,人体阴寒大盛、阳气大虚,一派阳虚阴寒症状就会显现。

"腰背胸膈闭塞疼痛;善嚏,口中涎,目中泣;鼻中流浊涕不止,或如息肉,不闻香臭;咳嗽痰沫;上热如火,下寒如冰",是讲胸膈腰背都疼,老打喷嚏,口中流涎,泪多,鼻子里流浊鼻涕,好像有息肉堵着鼻子出现鼻塞、不闻香臭,咳嗽咳痰,上半身自觉发热严重、下半身自觉严重怕冷,上热下寒。

"头作阵痛,目中流火,视物䀮䀮,耳鸣耳聋,头并口鼻或恶风寒,喜日阳,夜卧不安",头痛,眼红,眼热,眼睛看不清,耳鸣耳聋,头部及口鼻怕冷,喜晒太阳即是喜暖,夜间睡不好觉。

"常觉痰塞,膈咽不通;口失味,两胁缩急而痛;牙齿动摇,不能嚼物",是讲嗓子里痰多,吞咽困难;吃东西没有味道,两胁缩急而痛,牙齿动摇,不能嚼物。

"阴汗出,前阴冷;行步敧侧,起居艰难;掌中寒,风痹麻木",是讲外阴汗出,前阴觉冷;走路歪向一侧,起卧困难;脚掌凉,胳膊腿疼伴有麻木。

"小便数而昼多夜频,而欠;气短喘喝,少气不足以息,卒遗失无度",是讲昼夜小便次数和尿量很多,打哈欠,气短,呼吸急促,还大小便失禁。

"妇人白带,阴户中大痛,牵心而痛,黧黑失色",是讲女性病人白带多,阴道疼伴心中疼痛,人又黑又瘦。大多数见于肾上腺皮质功能减退的艾迪生病。

"男子控睾牵心腹,阴阴而痛",睾丸疼痛伴有少腹隐痛。

"面如赭色;食少,大小便不调,烦心霍乱,逆气里急而腹痛",是讲面色黯红,黯红色就不是热,往往都是寒凝血瘀,吃得少,有时拉肚子,有时不大便,心烦,或出现呕吐腹泻,嗳气、腹痛。

"皮色白,后出余气,腹不能努,或肠鸣;膝下筋急,肩胛大痛",是讲面色煞白,放屁多,肚子疼不敢用劲排便;小腿抽筋,肩胛疼痛剧烈。消化不良的病人,体质比较弱的病人,尤其是老年人,腹泻严重病人,往往游离钙降低,就容易出现小腿抽筋、肩胛肌肉痉挛疼痛。

"此皆寒水来复,火土之仇也",是讲以上诸多表现都是由于严冬寒气损伤脾胃阳气。

该方"又能治啮颊、啮唇、啮舌,舌根强硬等证,如神",治疗咬腮帮子、咬嘴唇、咬舌头、舌根僵硬效果很好。

"大抵肾并膀胱经中有寒,元气不足者,皆宜服之",是强调肾阳不足导致的各种寒证都可以用。

因此,对于严重脾肾阳虚导致的复杂疑难病,这是一张值得重视的方子。

第三十六讲 | 脾胃将理法

脾胃将理就是讲调理脾胃的注意事项。

【原文】

白粥、粳米、绿豆、小豆、盐豉之类,皆淡渗利小便,且小便数不可更利,况大泻阳气,反行阴道。切禁湿面,如食之觉快,勿禁。

【讲解】

大米、绿豆、小豆、盐豉都是淡渗利湿的,病人脾胃虚弱小便次数多、拉肚子都不能用,泻人体阳气。"反行阴道",一年四季里生长是阳道,收藏是阴道,脾胃应该是生发的,收藏这就错了。"切禁湿面,如食之觉快,勿禁",湿面是指没有发酵过的面食,比如面条、饺子、烙大饼,如果吃了以后觉得舒服,也可以不禁。

【原文】

药中不可服泽泻、猪苓、茯苓、灯心、琥珀、通草、木通、滑石之类,皆行阴道,而泻阳道也;如渴,如小便不利,或闭塞不通则服,得利勿再服。

【讲解】

脾胃虚弱的时候尽量不用泽泻、猪苓、茯苓、灯心草、琥珀、通草、木通、滑石等药物。但是茯苓在四君子汤里就有,性平,所以我觉得茯苓是可以用的。"行阴道,而泻阳道",是说促进收藏的力量、抑制生长生发的力量。"如渴,如小便不利,或闭塞不通则服,得利勿再服",如果口渴、小便不利,或小便不通就可以服。在前边讲过只有血容量足了小便才能通,所以这点不太同意李东垣,尤其是茯苓的使用。

【原文】

忌大咸,助火邪而泻肾水真阴;及大辛味,蒜、韭、五辣、醋、大料物、官桂、干姜之类,皆伤元气。

【讲解】

脾胃病不能吃太咸,一般说咸寒,但吃的盐多往往觉口渴,助火邪伤肾。另外也不要多吃辛味的蒜、韭菜、醋、干姜、大料物、官桂之类,会伤元气。其实脾胃病的时候,我们还用这些药。

【原文】

若服升沉之药,先一日将理,次日腹空服,服毕更宜将理十日;先三日尤甚,不然则反害也。

【讲解】

这里是讲,不要单独直接服用具有升提(催吐)、沉降(攻下)作用的药物,要提前一天调理脾胃,次日才可以空腹服用。服药之后,还要调理十天,头三天更要注意,不然会造成伤害。

【原文】

夫诸病四时用药之法，不问所病，或温或凉，或热或寒，如春时有疾，于所用药内加清凉风药；夏月有疾，加大寒之药；秋月有疾，加温气药；冬月有疾，加大热之药，是不绝生化之源也。钱仲阳医小儿，深得此理。《内经》：必先岁气，毋伐天和，是为至治。又曰：无违时，无伐化。又曰：无伐生生之气。皆此常道也。用药之法，若反其常道，而变生异证，则当从权施治。假令病人饮酒，或过食寒，或过食热，皆可以增病。如此，则以权衡应变治之。权变之药，岂可常用乎。

【讲解】

春天有病，在方子中加清凉风药，防止升发太过；夏月有病，要用性大寒的药；秋天有病，要加温药；冬天加大热药。这是"不绝生化之源也"的用药技巧，这样才能正常地生长化收藏。"钱仲阳医小儿，深得此理"，是讲钱乙治小儿病，就深有体会。《黄帝内经》讲"必先岁气，毋伐天和，是为至治。又讲"无违时，无伐化"。这里的"岁"是年岁，是讲治病必须首先考虑当年的运气特点，要与自然保持一致，不能跟天对着干，不能戕害自然之气对人体生长化收藏的帮助，这才是最好调治。又讲"无伐生生之气，皆此常道也"，是说不要伤害人体生生之气、不要抑制它，这些都是常道。"用药之法，若反其常道，而变生异证，则当从权施治"，是讲如果违背以上原则，则会导致新问题，就需要采取相应的对策了。"假令病人饮酒，或过食寒，或过食热，皆可以增病。如此，则以权衡应变治之。权变之药，岂可常用乎"，是讲如果病人喝酒，或过食寒凉，或过食辛热，都可以致病，如果有这些问题，就要随机应变了。

第三十七讲 │ 摄 养

摄养就是养生。

【原文】

忌浴当风,汗当风。须以手摩汗孔合,方许见风,必无中风中寒之疾。

遇卒风暴寒,衣服不能御者,则宜争努周身之气以当之,气弱不能御者病。

如衣薄而气短,则添衣,于无风处居止;气尚短,则以沸汤一碗熏其口鼻,即不短也。

如衣厚于不通风处居止而气短,则宜减衣,摩汗孔令合,于漫风处居止。

【讲解】

第一,洗浴时不要受风,出汗了不要站在风口上,必须用手按摩皮肤的汗孔让汗孔闭合不出汗,只有这样才不会受风受寒。

第二,突然刮大风或降温,穿少了,不能够抵挡风寒,就要跺跺脚、跑跑步,赶紧把身上暖和起来,衣裳薄了,只能靠运动来御风寒。体质虚弱扛不住风寒,加上运动也扛不住风寒就会生病。

第三,衣服太少,呼吸快,气短促,这时候就要多穿点,要在无风的地方停下来。如果还气短,拿一碗热汤闻一闻就暖和了。

第四,如果穿得太多又不通风出现气短,这时候应该把衣服脱了,按摩皮肤使毛孔闭合,不出汗了。"于漫风处居止",在空旷的地方刮过来的风才叫漫风,而且那个风柔和,所以可以待在微风的地方。

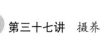

【原文】

如久居高屋,或天寒阴湿所遏,令气短者,亦如前法熏之。

如居周密小室,或大热而处寒凉,气短,则出就风日。凡气短,皆宜食滋味汤饮,令胃调和。

【讲解】

如果居住在比较高的位置,通风好容易受凉,天气寒冷湿气又比较重,这个在南方比较多见,也可以出现气促、气短,多喝点热汤,吸点热空气就好了。

如果住在不通风的小屋里,或者大热天居住寒凉地方,出现了气短,就要离开周密的小屋,在阳光下被暖风吹拂。

所有的气促,都适合吃可口的热汤,保持胃肠道的健康。

【原文】

或大热能食而渴,喜寒饮,当从权以饮之,然不可耽嗜。如冬寒喜热物,亦依时暂食。

夜不安寝,衾厚热壅故也,当急去之,仍拭汗;或薄而不安,即加之,睡自稳也。饥而睡不安,则宜少食;饱而睡不安,则少行坐。

遇天气变更,风寒阴晦,宜预避之。大抵宜温暖,避风寒,省语,少劳役为上。

【讲解】

天气热口渴,喜冷饮,夏天常常见到这种情况,是可以喝点冷饮的,但不能喝太多。如果冬天冷喜欢吃热的,也可以依时吃一点,但是也不要吃多了。夜里睡觉不安稳,因为被子太厚了,把热壅在被窝里边了,把被子拿掉就行了,还要把汗擦干净了。盖得薄也睡不安稳,加被子就睡安稳了。还有饿了睡不着,少吃一点就行了。如果吃撑了睡不着,就可以起来走一走,活动活动。如果天气忽冷忽热,阴冷潮湿,应该提前做好准备,总而言之要穿得厚一些,不要被风寒伤着了,不说那么多话,不要劳累过度。

第三十八讲 | 远　欲

远欲就是远离欲望，把欲望尽量减少。

【原文】

名与身孰亲，身与货孰多？以隋侯之珠，弹千仞之雀，世必笑之，何取之轻而弃之重耶！残躯六十有五，耳目半失于视听，百脉沸腾而烦心，身如众派漂流，瞑目则魂如浪去，神气衰于前日，饮食减于曩时，但应人事，病皆弥甚，以己之所有，岂止隋侯之珠哉！安于淡薄，少思寡欲，省语以养气，不妄作劳以养形，虚心以维神，寿夭得失，安之于数，得丧既轻，血气自然谐和，邪无所容，病安增剧？苟能持此，亦庶几于道，可谓得其真趣矣。

【讲解】

名誉和身体谁跟你最近呢？钱财和身体哪个重要呢？历史上有两件传世之宝，一个是和氏璧，一个是隋侯珠，拿隋侯珠去打八千尺高的麻雀，世间人一定笑话他把最重要的扔掉去换不重要的。李东垣说自己65岁了，耳朵聋了，眼睛也看不清了，身上到处都觉得不舒服，心烦意乱，一闭上眼睛就魂不守舍了，精神头不如从前了，吃饭也不行了，还是能够与别人交流，各种病也逐渐加重了。

所有的东西都没了，只剩下疾病缠身。不要什么事都看得太重，别想那么多，少说话养气，不过度劳作养形，减少欲望养神，寿命极限是天定的，不要想太多。得失看得很轻，血气自然谐和。"苟"是一种小草，比作普通人。普通人能够照着这个来做，就渐近于道了，得到养生的真谛了。

第三十九讲 | 省 言 篇

省言养气，下边讲少说话养气的重要性。

【原文】

气乃神之祖，精乃气之子。气者，精神之根蒂也。大矣哉！积气以成精，积精以全神，必清必静，御之以道，可以为天人矣。有道者能之，予何人哉，切宜省言而已。

【讲解】

气生神，气又生精，是精神的根蒂。看不见摸不着的东西聚集在一起就成精了，精气足神就旺盛了。人的神志必须保持清净，养精气神都需要遵道，按照自身的规律来运行才能够完全地走完一生，打个比方，汽车出厂能跑 1 万公里，只要跑够 1 万公里就到它的天寿，跑不到就是夭折，如果出厂设置是能跑 10 万公里，它跑 9 万公里都是夭折的。得道之人才可以做到，才可以成为天人，我又是谁呢，哪能做那么好？切记应该少说话养气。

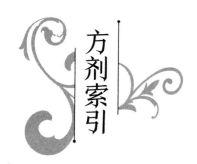

方剂索引

A

安胃汤 / 251

B

补脾胃泻阴火升阳汤 / 61

白术安胃散 / 281

白术散 / 289

半夏白术天麻汤 / 247

半夏枳术丸 / 271

备急丸 / 276

补中益气汤 / 111

C

草豆蔻丸 / 295

除风湿羌活汤 / 131,132

D

当归和血散 / 283

导气除燥汤 / 293

丁香茱萸汤 / 294

G

感应丸 / 279

葛花解酲汤 / 268

H

诃梨勒丸 / 283

和中丸 / 263,273

黄芪人参汤 / 122

藿香安胃散 / 263

J

加减平胃散 / 289

交泰丸 / 274

橘皮枳术丸 / 270

蠲饮枳实丸 / 279

L

凉血地黄汤 / 161

M

麻黄人参芍药汤 / 249

木香干姜枳术丸 / 272

木香人参生姜枳术丸 / 272

Q

羌活胜湿汤 / 81

强胃汤 / 262

清神益气汤 / 245

清暑益气汤 / 142

清胃散 / 251

清阳汤 / 252

清燥汤 / 257

R

人参芍药汤 / 248

润肠丸 / 293

S

三黄丸 / 288

三棱消积丸 / 275

散滞气汤 / 291

神保丸 / 277

神圣复气汤 / 297

神应丸 / 281

升阳除湿防风汤 / 164

升阳除湿汤 / 260

升阳散火汤 / 250

升阳汤 / 259

升阳益胃汤 / 64

生姜和中汤 / 261

圣饼子 / 282

T

调卫汤 / 255

调中益气汤 / 133

通气防风汤 / 80

通幽汤 / 292

W

胃风汤 / 253,287

温胃汤 / 262

五苓散 / 265

X

雄黄圣饼子 / 278

Y

异功散 / 264

益胃汤 / 260

Z

枳术丸 / 270

助阳和血补气汤 / 258